ஆரோக்கியம் ஒரு பிளேட்

5

ஆரோக்கியம் ஒரு பிளேட்

டாக்டர் அருண்குமார்

விகடன்
பிரசுரம்

Title: AROGYAM ORU PLATE
© Dr. ARUNKUMAR
ISBN: 978-93-94265-10-3

விகடன் பிரசுரம்: **1100**

நூல் தலைப்பு:
ஆரோக்கியம் ஒரு பிளேட்

நூல் ஆசிரியர்:
© டாக்டர் அருண்குமார்

எழுத்தாக்கம்:
எஸ்.கே.மௌரீஷ்

முதற்பதிப்பு : **டிசம்பர், 2022**
நான்காம் பதிப்பு : **ஜூன், 2025**
விலை : **₹ 260**

பதிப்பாளர்:
பா.சீனிவாசன்

துறைத் தலைவர்:
எம்.அப்பாஸ் அலி

முதன்மைப் பொறுப்பாசிரியர்:
அ.அன்பழகன்

தலைமை உதவி ஆசிரியர்:
ப.சுப்ரமணி

தலைமை வடிவமைப்பு:
மா.முகமது இம்ரான்

இந்தப் புத்தகத்தின் எந்த ஒரு பகுதியையும் பதிப்பாளரின் எழுத்துபூர்வமான முன் அனுமதி பெறாமல் மறுபிரசுரம் செய்வதோ, அச்சு மற்றும் மின்னணு ஊடகங்களில் மறுபதிப்பு செய்வதோ காப்புரிமைச் சட்டப்படி தடை செய்யப்பட்டதாகும். புத்தக விமரிசனத்துக்கு மட்டும் இந்தப் புத்தகத்திலிருந்து மேற்கோள் காட்ட அனுமதிக்கப்படுகிறது.

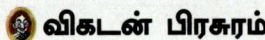

விகடன் பிரசுரம்
757, அண்ணா சாலை, சென்னை-600 002.

மொபைல்: 80560 46940 / 95000 68144
Website: https://books.vikatan.com
e-mail: books@vikatan.com

பதிப்புரை

உணவே மருந்து என்பது எல்லோருக்கும் எல்லா காலத்திலும் பொருந்தும், மறுக்க முடியாத உண்மை. எந்த உணவு சாப்பிட்டால் என்ன நன்மை அல்லது என்ன விளைவு ஏற்படும் என்ற எண்ணம் இல்லாமல் வேகமாக நகரும் வாழ்க்கையில் நினைத்த உணவை சாப்பிடுகிறோம்.

தற்போதைய காலகட்டத்தில் மனிதன் அவதியுறும் பெரும்பாலான நோய்களான உடல் பருமன், சர்க்கரை நோய், அதீத ரத்தக் கொழுப்பு, உயர் ரத்த அழுத்தம், பெண்களுக்கான குழந்தையின்மை போன்ற பற்பல வாழ்வியல் நோய்களுக்கும் உணவுக்கும் நேரடி சம்பந்தம் இருக்கின்றது என்பதை நாம் உணர்வதே இல்லை. உணவு முறையில் தொலைத்த ஆரோக்கியத்தை மருந்துகளில் தேடிக்கொண்டிருக்கிறோம்.

உணவுப் பொருள்களின் தன்மை, அந்த உணவுகள் நம் உடலுக்குத் தரும் நன்மை, தீமை என்பவை பற்றி விளக்கி ஆனந்த விகடனில் வெளியான 'ஆரோக்கியம் ஒரு பிளேட்' கட்டுரைகளின் தொகுப்பு நூல் இது.

ஒரே வார்த்தையில் நன்மை, தீமை என்று பேசாமல், நாம் அன்றாடம் பயன்படுத்துகிற எல்லா உணவுப் பொருள்களையும் பகுத்தறிந்து, நவீன உணவுகள் மட்டுமல்ல, பாரம்பர்ய உணவுகள் குறித்த சாதக பாதகங்களையும் சாமானியனுக்கும் புரியும் வகையில் விளக்கமாகக் கூறும் நூல் இது.

உங்கள் உணவுத் தட்டை ஆரோக்கியமாக மாற்றி, ஆனந்தமாக வாழ இந்த நூல் வழிகாட்டுகிறது!

முன்னுரை

உணவு குறித்து பல்வேறு கோணங்களில் பல்வேறு ஊடகங்களில் நான் தொடர்ந்து பேசி வந்தாலும், ஆனந்த விகடனில் ‘ஆரோக்கியம் ஒரு பிளேட்’ எனும் பெயரில் அதை ஒரு தொடராக எழுத வேண்டும் என்று ஆசிரியர் திரு. முருகன் கூறியபோது, எனது மனம் குதூகலித்தது. ஏனெனில் பள்ளிப் பருவம்தொட்டே விகடனின் வாசகனான எனக்கு, அதே விகடனில் ஒரு தொடரை எழுதுவது என்பது மனதிற்கு எண்ணிலடங்கா மகிழ்ச்சியைத் தந்தது.

பேச்சு வடிவில் பல தளங்களில் பல விஷயங்களைப் பகிர்ந்து இருந்தாலும் எழுத்து வடிவில் கருத்துகளைப் பதியும்போது அதன் ஆழமும் அது ஏற்படுத்தும் விளைவுகளும் தனி என்பது எனது திண்ணமான கருத்து.

உணவு பற்றி ஏற்கெனவே தமிழில் பல்வேறு கட்டுரைகளும் நூல்களும் எழுதப்பட்டு இருந்தாலும், மேலோட்டமாக இது நல்லது, இது கெட்டது, இதை எடுத்தால் இந்த நோய்கள் சரியாகும் என்று கூறாமல், ஓர் உணவின் வரலாறு தொடங்கி, அதன் சத்துகளை ஆழமாகப் பகுத்து ஆராய்ந்து, அதை எந்த முறையில் எப்படிப் பயன்படுத்தினால் நடைமுறையில் வாழ்வியல் நோய்களைக் கட்டுப்படுத்தலாம் என்றெல்லாம் அலச வேண்டும் என்பதே இந்தத் தொடரின் நோக்கமாக இருந்தது.

உடல் பருமன், சர்க்கரைநோய், உயர் ரத்த அழுத்தம், பெண்களுக்கான மாதவிடாய் மற்றும் குழந்தையின்மை பிரச்னைகள், ரத்தத்தில் அதிக கொழுப்பு, கல்லீரல் கொழுப்பு, அலர்ஜி, ஆஸ்துமா மற்றும் ஆட்டோ இம்யூன் வியாதிகள் உள்ளிட்ட, நாம் தினசரி கேள்விப்படும் அல்லது அவதியுறும் பெரும்பாலான நோய்கள் எந்த அளவுக்கு நமது உணவு முறையுடன் வாழ்க்கை முறையுடன் தொடர்புடையவை, அதேபோல நாம் செய்யும் எளிய அறிவியல்பூர்வமான உணவு முறை மாற்றங்கள் எந்த அளவுக்கு இந்த நோய்களைக் கட்டுப்படுத்தும் என்பதை அறிவியல்பூர்வமாகவும் அனுபவரீதியாகவும் இந்தத் தொடரில் பகிர்ந்தேன்.

பொதுமக்கள் முதல் மெத்தப் படித்த மருத்துவர்கள் வரை அனைவருக்கும் உணவு குறித்த முற்றிலும் ஒரு மாறுபட்ட தளத்தில் விழிப்புஉணர்வை இந்தத் தொடர் ஏற்படுத்தியதாக வாசகர்கள் பகிர்ந்துகொண்டனர். தமிழ்நாட்டின் எங்கோ மூலையில் இருக்கும் 60 வயது பெரியவர் ஒருவர் தொலைபேசியில் அழைத்து 15 வருடங்களாக கட்டுப்பாட்டுக்கு வராத அவரது நீரிழிவு நோய், நான் பகிர்ந்த எளிய உணவு முறை மாற்றத்தின் மூலம் அருமையாக கட்டுக்குள் அடங்கியதை மகிழ்ச்சியுடன் கூறினார். பத்து வருடங்களாகக் குழந்தைப்பேறு இன்மை காரணமாக விவாகரத்து வரை சென்ற ஒரு பெண்மணி, அவரது உடல்பருமன் மற்றும் கருப்பை நீர்க்கட்டிப் பிரச்னையை தொடரில் பகிர்ந்த எளிய உணவு முறை மாற்றத்தின் மூலம் கட்டுப்படுத்தி குழந்தைப்பேறு அடைந்ததாகவும், அவரது வாழ்க்கையைப் புரட்டிப்போட்டதில் இந்தத் தொடருக்கு முக்கியப் பங்கு உள்ளது என்பதையும் நெகழ்ச்சியுடன் பகிர்ந்தார்.

இதுபோன்ற பல மக்களின் அனுபவங்களும் வாழ்க்கை மாற்றங்களும்தான் இந்தத் தொடரின் மிகப்பெரும் வெற்றியாக நான் கருதுகிறேன். உணவு அரசியல் காரணமாக எப்படி நாம் பல்வேறு நல்ல உணவுகளை விட்டு விலகிச் சென்றுவிட்டோம் என்பதையும் இந்தத் தொடரில் நிறையவே பேசி வருகிறோம்.

மக்களின் ஏகோபித்த வரவேற்பைப் பெற்ற இந்தத் தொடரின் முதல் 26 கட்டுரைகள் மட்டும் இப்போது 'ஆரோக்கியம் ஒரு பிளேட்' எனும் பெயரில் நூல் வடிவம் பெறுகிறது. இந்த நூல் வடிவம் மூலம் மேலும் உலகெங்கும் இருக்கும் கோடான கோடி தமிழ் நெஞ்சங்களின் உள்ளங்களுக்கு இந்தத் தொடர் சென்றடையும் என்றெண்ணுகிறேன். உணவு குறித்த பல்வேறு தவறான நம்பிக்கைகள் நீங்கி, பல்வேறு வாழ்வியல் நோய்களை உணவுமுறை மூலம் வென்று, ஆரோக்கியமான எதிர்காலத்தை உருவாக்கும் புரட்சிக்கு இந்த நூல் வித்தாக அமையும் என்று ஆழமாக நம்புகிறேன்.

இந்த தருணத்தில், இந்தத் தொடரை ஆனந்த விகடனில் எழுத எனக்கு வாய்ப்பு கொடுத்த ஆசிரியர் திரு. முருகன் அவர்களுக்கும், இந்தத் தொடரின் ஆரம்பத்தில் இருந்து என்னுடன் பக்கபலமாக இணைந்து பணியாற்றி இந்தத் தொடரை மெருகேற்ற உதவி செய்யும் திரு. நீலகண்டன் அவர்களுக்கும், இந்தக் கட்டுரைகளை எழுத்து வடிவம் ஆக்கியதில் மிகவும் உதவிபுரிந்த திரு.மௌரீஷ் அவர்களுக்கும், பெயர் தெரியாமல் பின்னணியில் இருந்து இந்தத் தொடருக்காக உழைக்கும் விகடன் டீமுக்கும், பல்வேறு ஊடகங்களில் எனக்கு இதுவரை பேசவும் எழுதவும் வாய்ப்பு கொடுத்த ஊடக நண்பர்கள் அனைவருக்கும், உணவு பற்றிய எனது பார்வையை மாற்றியதில் பெரும் பங்கு வகித்த ஆரோக்கியம் நல்வாழ்வு குழுமத்தின் நிறுவனர் திரு. நியாண்டர் செல்வன் அவர்கள் மற்றும் குழு நண்பர்கள், என்னுடைய அனைத்து பதிவுகளையும் விமர்சித்து மற்றும் தொடர்ந்து ஊக்கப்படுத்திவரும் சக மருத்துவர்கள் மற்றும் எனது பள்ளி, கல்லூரி நண்பர்கள், அறிவைப் புகட்டிய எனது பள்ளி, இளநிலை மற்றும் முதுநிலை படிப்பின் ஆசிரியர்களுக்கும், என் வாழ்க்கையின் இந்த நிலைக்கு அடிப்படை காரணமாக விளங்கும் எனது தாய், தந்தையர் திரு. அன்பழகன் மற்றும் திருமதி மணிமேகலை அவர்களுக்கும், எனது அனைத்து அன்பு உறவினர்களுக்கும் நல் நெஞ்சங்களுக்கும், என்னுடன் துணைநின்று பயணிக்கும் மனைவி திருமதி சரண்யா, வாழ்க்கைக்கு சுவையூட்டும் மகன்கள் இளன் மற்றும் அகன் ஆகியோருக்கும், எல்லோருக்கும் மேலாக என்னைத் தொடர்ந்து ஊக்கப்படுத்திவரும் எனது வாசகர்கள் மற்றும் எனது சமூக ஊடக நண்பர்கள் அனைவருக்கும் கோடான கோடி நன்றிகளை தெரிவித்துக்கொள்கிறேன்.

அன்புடன்,

Dr. அ. அருண்குமார், MBBS, MD(Pediatrics),
Mob: 90477 49997
ask.doctorarunkumar@gmail.com

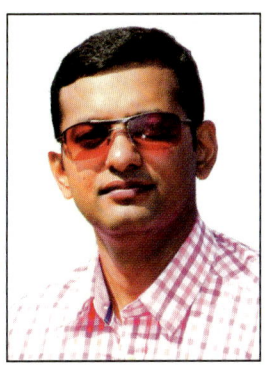

டாக்டர் **அருண்குமார்**

ஈரோட்டைச் சேர்ந்த குழந்தை நல மருத்துவர். உடல் பருமன், சர்க்கரை, அதீத கொழுப்பு, குழந்தையின்மை போன்ற நோய்களுக்கு உணவு முறை மூலமாகவே தீர்வு காண பல்வேறு மக்களுக்கு ஆலோசனை வழங்கியும், அது தொடர்பாக ஆராய்ச்சிகளை மேற்கொண்டும் வருகிறார். சர்வதேச மருத்துவ இதழ்களில் ஏராளமான மருத்துவ ஆராய்ச்சிக் கட்டுரைகளை எழுதியுள்ள இவர், மாநில, தேசிய அளவிலான மருத்துவ மாநாடுகளில் சிறப்புப் பேச்சாளராக உரையாற்றியுள்ளார்.

பொதுவெளியில் இருக்கும் மருத்துவம், உணவு, உடல்நலம் பற்றிய பல்வேறு விஷயங்களைப் பற்றி தொடர்ந்து எழுதியும், பல்வேறு தொலைக்காட்சி, சமூக ஊடகங்களில் பேசியும், மக்களிடையே விழிப்புஉணர்வை ஏற்படுத்தி வருகிறார். தமிழக அரசின் சத்துணவுத் திட்டத்தை மேம்படுத்த அமைக்கப்பட்ட ICDS உயர்மட்டக் குழுவில் சிறப்பு ஆலோசகராகவும் பங்கு பெற்றுள்ளார்.

பன்னிரெண்டாம் வகுப்பில் மாவட்ட அளவில் இடம், இளநிலை MBBS மருத்துவப் படிப்பை சென்னை அரசு ஸ்டான்லி மருத்துவக் கல்லூரியில் பயின்றபோது டிஸ்டிங்சன் (distinction) உடன் தேர்ச்சி, குழந்தைகள் நல சிறப்பு MD முதுகலை படிப்பை அரசு பெங்களூரு மருத்துவக் கல்லூரியில் பயின்றபோது, 'சிறந்த முதுகலைப் பட்டதாரி' விருது என்று பள்ளி, கல்லூரி காலம்தொட்டே பல விருதுகளுக்கு சொந்தக்காரரான இவர், தற்போது ஈரோடு பேபி மருத்துவமனையில் குழந்தைகள் நல சிறப்பு மருத்துவர் மற்றும் உணவு ஆலோசகராகப் பணிபுரிகிறார்.

1

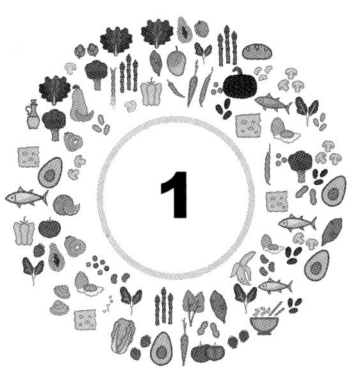

விகடன் வாசகர்களுக்கு வணக்கம்.

'ஆரோக்கியம் ஒரு பிளேட்' தலைப்பைப் பார்த்தவுடன், 'இதைத்தான் தினம்தினம் வாட்ஸப்பிலும் பேஸ்புக்கிலும் பார்க்கிறோமே... நீங்க என்ன புதுசாச் சொல்லப்போறீங்க' என்று நீங்கள் கேட்கலாம்.

* இந்த உணவைச் சாப்பிட்டால் இதயத் துடிப்பும் ரத்த அழுத்தமும் சீராகும்!

* இதை எங்கே பார்த்தாலும் உடனடியாக வாங்கிச் சாப்பிடுங்கள்... உங்கள் வம்சத்துக்கே சர்க்கரை நோய் வராது!

* இந்த நான்கையும் அரைத்துச் சாப்பிட்டால் எலும்புத் தேய்மானம், எலும்பு முறிவு, நரம்பு பலவீனம், இதய பலவீனம் எல்லாமே சரியாகிவிடும்!

* இறைவனின் அரிய படைப்பான இந்த விதையை மட்டும் அரைத்துச் சாப்பிட்டால் 48 மணி நேரத்தில் புற்றுநோய் குணமாகிவிடும்!

வாட்ஸப்பைத் திறந்தாலே இப்படியான செய்திகள் வந்து கொட்டுகின்றன. எதையுமே யோசிக்காமல் இதையெல்லாம்

பத்து குரூப்களுக்கு ஃபார்வர்டு செய்துவிட்டு, ஏதோ பெரும் சேவை செய்ததாகத் திருப்தி அடையும் வாட்ஸப் டாக்டர்கள் அதிகம் உண்டு நம்மிடையே!

உணவு பற்றிக் காலம் காலமாகப் பேசிக்கொண்டேதான் இருக்கிறோம். இன்று யூடியூப் வீடியோ பார்த்துவிட்டு இளைஞர்கள் சவர்மா, பக்லாவா பற்றியெல்லாம் பேசுகிறார்கள் என்றால், சங்க காலக் கவிஞர்கள் ஊன்சோறு எனப்படும் பிரியாணி வரைகூட நிறைய பாடியிருக்கிறார்கள். திருவள்ளுவர்கூட, 'சரியான உணவைச் சாப்பிட்டால் உடலுக்கு மருந்தே தேவையில்லை' என்று சொல்கிறார். உடல் ஆரோக்கியமாக இயங்கவும், மனம் உற்சாகமாகச் செயல்படவும் உணவே அடிப்படையாக இருப்பதால்தான் அந்தக் காலத்தில் இருந்து இந்தக் காலம் வரை உணவு பற்றிப் பேசிக்கொண்டேயிருக்கிறோம். சமீப காலங்களில் அடுத்தடுத்து வந்து தாக்குகிற வைரஸ் நோய்களில் இருந்து மீளவும் தற்காத்துக்கொள்ளவும் ஆயுதமாகவும் கேடயமாகவும் இருக்கிறது உணவு. அதனால்தான் வாட்ஸப்பிலும் சமூக ஊடகங்களிலும் வருகிற உணவு பற்றிய செய்திகள் நம் கவனத்தை ஈர்க்கின்றன. அவற்றின் உண்மைத்தன்மையை ஆராயாமல் அப்படியே நம்புகிறோம்.

பிரச்னை என்னவென்றால், விழிப்புஉணர்வு என்ற பெயரில் சமூக ஊடகங்களில் பரப்பப்படுகிற இதுமாதிரியான செய்திகளில் பெரும்பாலானவை கற்பனையாகவும் உண்மைக்கு அப்பாற்பட்டதாகவும் இருக்கின்றன. அதுபற்றி விழிப்புஉணர்வு ஊட்டுவதற்காகத்தான் இந்தக் கட்டுரைகள்.

புதிது புதிதாக உணவுப்பொருள்கள் வந்துகொண்டிருக்கின்றன. ஒரு பக்கம் கிரீன் டீ; இன்னொரு பக்கம் நாம் பார்த்தும் சுவைத்தும் அறிந்திராத வண்ண வண்ணப் பழங்கள்; வெளிநாடுகளிருந்து வந்திறங்கும் ஓட்ஸ், பெனோவா, கிரனோலா போன்ற பேக்கிங் உணவுகள்; புரோட்டீன் பவுடர்கள், வைட்டமின் மாத்திரைகள் என உணவு, உணவு சார்ந்த பொருள்கள் சந்தைகளில் விதவிதமாகக் குவிகின்றன. இவற்றைப் பற்றி வசீகரமாகவும், ஆரோக்கியம் பற்றிய ஆசை அல்லது அச்சத்தைத் தூண்டும் விதத்திலும் விளம்பரங்கள் செய்யப்படுகின்றன. இன்னொரு தரப்பினர், மரபு சார்ந்த நம் பாரம்பர்ய உணவுகளைத் தேடிச்சென்று கொண்டிருக்கிறார்கள். அவர்களும், 'இந்த உணவில் இந்த

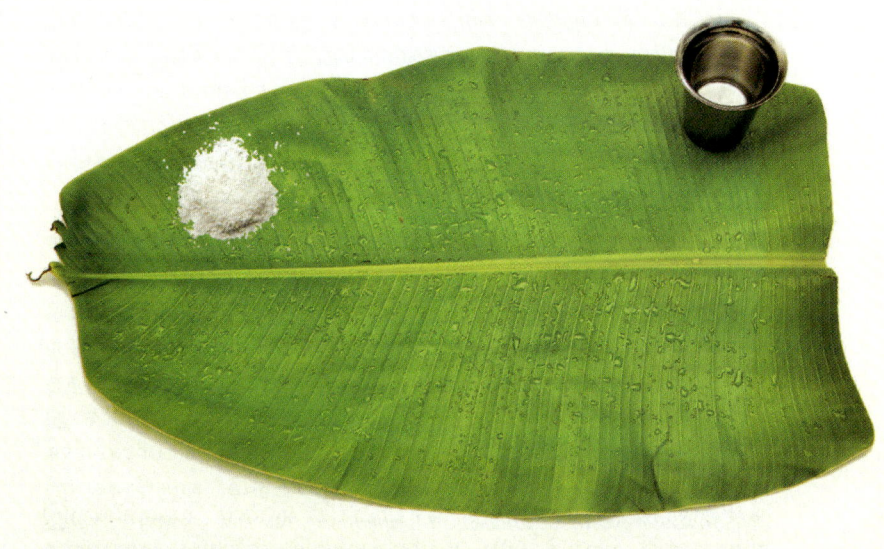

நோய்க்கு மருந்து இருக்கிறது', 'இந்த உணவைச் சாப்பிட்டால் இந்த நோயெல்லாம் வராது' என்றெல்லாம் சொல்கிறார்கள்.

ஒருபக்கம் நவீன உணவுகள், இன்னொரு பக்கம் பாரம்பர்ய உணவுகள்... இவற்றைப் பற்றி வெளிவரும் செய்திகள் உண்மைதானா என்று அறிவியல்பூர்வமாக அலசி ஆராய்வதும் இந்தக் கட்டுரைகளின் நோக்கம்.

'டாக்டர், சரியோ தவறோ... எல்லாமே உணவுகள்தானே! அவற்றைச் சாப்பிடுவதால் என்ன பாதிப்பு வரப்போகிறது' என்று நீங்கள் கேட்கலாம். ஓர் உணவு ஒரு நோய்க்கு மருந்தாகும் என்ற நம்பிக்கையில், அது மருந்தாக இல்லாவிட்டாலும்கூட சாப்பிடுவதால் எந்த பாதிப்புமில்லைதான். பிரச்னை எங்கேயென்றால், ஒரு நோய் இருக்கிறது. அதற்காக மருந்து சாப்பிடும் ஒருவர், அந்த மருந்தையே கைவிட்டு விட்டு இந்த உணவுக்கு மாறுவது கண்டிப்பாக உடலியக்கத்தையும் ஆரோக்கியத்தையும் பாதிக்கும். மலை விளிம்பில் தொங்கியபடி உயிர்ப் போராட்டம் நடத்தும் ஒருவர், வலுவான கிளையை விட்டுவிட்டு செடியைப் பிடித்துக்கொண்டு தப்பிக்க நினைப்பது போன்ற அபத்தம் இது!

நம் உடல் பற்றிய கற்பிதங்களை மூன்று வகைகளாகப் பிரிக்கலாம். ஒருவருக்கு சர்க்கரை நோய் இருக்கிறது. அதற்கு முறையாக சிகிச்சை எடுத்துக்கொண்டிருக்கிறார். கூடுதலாக ஓர் உணவை எடுத்துக்கொண்டால் நோய் குணமாகிவிடும் என்று நம்புகிறார். அதற்காக புதிய உணவுப்பழக்கத்துக்கு மாறுகிறார் என்றால் பெரிய பாதிப்பு இல்லை.

தீவிரமான இதய நோய் இருக்கும் ஒருவர், வாட்ஸப்பில் 'இந்த உணவைச் சாப்பிட்டால் இதய நோய் குணமாகிவிடும்' என்று ஒரு தகவலைப் பார்க்கிறார். அதுகுறித்த உண்மைத் தன்மையை ஆராயாமல் நோய்க்கு இதுவரை எடுத்து வந்த சிகிச்சையை நிறுத்திவிட்டு வாட்ஸப்பில் வந்த பரிந்துரையைப் பார்த்துப் புதிய உணவு அல்லது டயட்டுக்கு மாறுகிறார் என்றால், அவர் விபரீதமான பாதையில் செல்கிறார் என்று அர்த்தம். ஒருவேளை, அந்த உணவோ டயட்டோ அந்த நோயைக் குணமாக்கும் தன்மை கொண்டிருந்தால் பிரச்னையில்லை. அவை அந்த நோய்க்கு பலனளிக்காமல்போனால் அவரது இதயநோய் தீவிரமாகலாம். இறப்புகூட நேரலாம்.

சிலர், தான் கேள்விப்பட்ட, படித்த செய்திகளை எல்லாம் மற்றவர்களுக்குப் பரப்பிக்கொண்டே இருப்பார்கள். உறுதியாக நோய் குணமாகும் என்று சில உதாரணங்களை யெல்லாம் சொல்லி மற்றவர்களின் உணவுப்பழக்கத்தை மாற்றிவிடுவார்கள். எதையும் தன்னளவில் பரிசீலித்துப் பார்க்காமல் மற்றவர்களுக்கு அள்ளிவிடுவார்கள். இந்த மூன்றாவது வகையினர்தான் இருப்பதிலேயே ஆபத்தானவர்கள். இது மிகப்பெரிய சமூகப் பிரச்னை.

உதாரணத்துக்கு நாட்டுச் சர்க்கரையை எடுத்துக் கொள்ளலாம். 'வெள்ளைச் சர்க்கரை சாப்பிடுவதால்தான் சர்க்கரை நோய் வருகிறது. அதை முற்றிலும் தவிர்த்துவிட்டு நாட்டுச் சர்க்கரையைப் பயன்படுத்துங்கள். நாட்டுச்சர்க்கரை எவ்வளவு சாப்பிட்டாலும் எதுவும் ஆகாது. ஐந்து டீஸ்பூன் போட்டு டீ குடிக்கலாம்' என்று ஒரு கருத்து நம் மக்கள் மத்தியில் அழுத்தமாகப் பதிந்திருக்கிறது.

வெள்ளைச் சர்க்கரை கொஞ்சம் ரசாயனங்கள் சேர்க்கப்பட்டு பாலீஷ் செய்யப்படுகிறது; நாட்டுச் சர்க்கரை சற்று இயற்கையானது என்பதைத்தவிர, சுக்ரோஸ் என்று

சொல்லப்படுகிற மூலக்கூறு இரண்டிலும் ஒரேயளவுதான் இருக்கிறது. பாலீஷ் செய்யப்படுவதுதான் வித்தியாசம். ரசாயனங்கள் சேர்க்கப்பட்டு பாலீஷ் செய்யப்படுவதால் வெள்ளைச் சர்க்கரை 100 சதவிகிதம் கெடுதல் என்றால் நாட்டுச் சர்க்கரை 90 சதவிகிதம் கெடுதல். இதுதான் உண்மை.

இதுமாதிரி பல உணவுப்பொருள்கள் பற்றி மக்கள் மத்தியில் தவறான நம்பிக்கைகள் உருவாக்கப்பட்டுள்ளன. உணவையே மருந்தாக நினைக்கும் மனநிலை அதிகரித்து வரும் இந்தத் தருணத்தில் இதைப்பற்றிப் பேசியாக வேண்டும்.

நம் உணவு வரலாற்றைப் பின்னோக்கிச் சென்று பார்த்தால், இப்போது பயிற்றுவிக்கப்படுகிற உணவுப்பழக்கங்கள், நம்பிக்கைகள், டயட்கள் எல்லாம் எவ்வளவு அபத்தமானவை என்பது தெரியவரும். உணவு என்பது, உடலின் வளர்ச்சிக்கும், இயக்கத்துக்கான சக்திக்கும் உதவும் பொருள். அவ்வளவுதான்.

கற்கால மனிதர்களுக்கு உணவு என்பது ஆடம்பரம். தினம் தினமெல்லாம் அவர்களுக்கு உணவு கிடைக்காது. காட்டுக்குப் போய் உயிரைப் பணயம் வைத்து வேட்டையாடினால்தான் உணவு. அல்லது விலங்குகள் நடமாடும் காட்டில் கிழங்குகள், பழங்களைத் தேடித் திரிந்து பறித்து வந்து சாப்பிட வேண்டும். ஒவ்வொரு நாளும் தேடல்தான். அன்று உணவு கிடைக்கவில்லையென்றால் பட்டினி. 'இந்த உணவு விஷம்; இந்த உணவைச் சாப்பிட்டால் உயிர் போகாது' என்ற அளவில்தான் அவர்களுக்கு வாய்ப்புகள் இருந்தன. உணவுக்கான தேடல்தான் மனிதர்களை நாகரிகமடையச் செய்தது. பத்தாயிரம் ஆண்டுகளுக்கு முன்பு நவீன மனிதர்கள் வேளாண்மையைக் கண்டறிந்தார்கள். ஆற்றங்கரையோரங்களில் தான் அறிந்த உணவுகளைத் தன் தேவைக்கு விளைவித்துக்கொண்டார்கள்.

இப்போது உணவில் நமக்கான வாய்ப்புகள் அதிகரித்து விட்டன. தமிழ்நாட்டின் ஒரு மூலையில் அமர்ந்துகொண்டு, வெளிநாட்டு உணவுகளைச் சாப்பிட முடிகிறது. உணவுப் பொருள்கள் பதப்படுத்தப்பட்டு கப்பலில் வந்திறங்குகின்றன. உலகத்தின் வகைவகையான உணவுகள் நம் வீட்டுக்கு அருகிலிருக்கும் சூப்பர் மார்க்கெட்டுகளில் பேக்கிங் செய்யப்பட்டுக் கிடைக்கின்றன.

அடித்தட்டு மக்கள் முதல் ஆடி காரில் பயணிப்போர் வரை எல்லோருமே உணவு விஷயத்தில் தேடல் மிக்கவர்களாகவே இருக்கிறார்கள். அவர்கள் தேர்வு செய்ய இங்கே விதவிதமான உணவுகள் இருக்கின்றன. யூடியூபில் வரும் வீடியோக்கள் தினம் தினம் புதுப்புது உணவுகளை அறிமுகம் செய்கின்றன. இந்தச் சூழலில் உணவு குறித்த சரியான விழிப்புஉணர்வு ரொம்பவே முக்கியம்.

இன்னொரு பக்கம், 'இதெல்லாம் நம் பாரம்பர்ய உணவுகள். இதைச் சாப்பிட்டுத்தான் நம் முன்னோர் பலசாலிகளாக இருந்தார்கள்' என்றெல்லாம் சொல்லப்பட்டுப் பரிந்துரைக்கப்படும் பல உணவுகள் எளிய மக்கள் வாங்க முடியாத விலையில் இருக்கின்றன.

உணவு என்பது தனி மனிதர்களின் பொருளாதாரத்தை மட்டுமன்றி, தேசத்தின் பொருளாதாரத்தையும் தீர்மானிக்கிறது. புதிதாக ஒரு சமையல் எண்ணெய் அறிமுகமாகிறது என்று வைத்துக்கொள்ளுங்கள். 'அது இந்த இந்த நோய்களுக்கெல்லாம் மருந்தாகும், இதயத்தைப் பாதுகாக்கும்' என்றெல்லாம் விளம்பரம் செய்யப்படுகிறது. அதனால் மக்கள் அதைத் தேடி வாங்குகிறார்கள். ஆனால், அந்த எண்ணெய் தயாரிப்பதற்கான விதை இந்தியாவில் விளைவதில்லை என்றால் இன்னொரு நாட்டிலிருந்து அதை இறக்குமதி செய்யவேண்டியிருக்கும். நம் நாட்டில் கிடைக்கும் வளங்களையெல்லாம் விட்டுவிட்டு வெளிநாட்டில் இருந்து வாங்கிப் பயன்படுத்துவதால் நம்மூர் உற்பத்தியாளர்கள் பாதிக்கப்படுவது ஒரு பக்கம். அந்நியச் செலாவணி இழப்பு இன்னொரு பெரிய பாதிப்பு.

இந்தியாவில் 135 கோடி மக்கள் இருக்கிறார்கள். அவர்கள் மூன்று வேளை சாப்பிட வேண்டும். அதற்கான உணவுச்சந்தை என்பது பிரமாண்டமானது. அதேபோல உணவைச் சார்ந்த மருத்துவச் சந்தையும் மிகப்பெரியது. உணவுக்குப் பின்னால் மிகப்பெரிய வணிகமும் சர்வதேச அளவிலான அரசியலும் இருக்கிறது. அதனால் உணவைப்பற்றிய உண்மைகளைத் தெரிந்துகொள்ளவேண்டிய தேவை இருக்கிறது.

'ட்ரெயிலர் எல்லாம் ஓகே... படம், பார்க்கும்படி இருக்குமா' என்று நீங்கள் கேட்பது புரிகிறது. நாம் இங்கு எதையெல்லாம் பேசப்போகிறோம் என்பதை இந்த

இடத்திலேயே சொல்லிவிடுகிறேன். இது நல்லது, இது கெட்டது, இது ஆரோக்கியமானது என்று எதையும் ஒற்றை வரியில் உங்களுக்குப் பரிந்துரைக்கப்போவதில்லை. உணவு குறித்த நம்பிக்கைகள் அனைத்தையும் பகுத்து ஆராய்ந்து அதன் உண்மைத்தன்மையை உங்களோடு பகிர்ந்துகொள்ளப்போகிறேன்.

சர்க்கரை நோய் ஏன் சிலருக்கு வருகிறது; ஏன் சிலருக்கு வருவதில்லை; அந்த நோயின் உண்மையான இயல்பு என்ன; எந்தெந்த உணவில் சர்க்கரை நோய்க்கான ஊக்கிகள் அதிக அளவில் இருக்கின்றன; எவற்றையெல்லாம் குறைவாக உட்கொண்டால் சர்க்கரையின் தாக்கத்தில் இருந்து தப்பிக்கலாம்?

புதிது புதிதாக உப்புகள் அறிமுகமாகின்றன. பொதுவாக உப்பில் என்னதான் இருக்கிறது?

எண்ணெய்களில் என்ன இருக்கிறது; அவற்றை உட்கொள்வதால் என்ன பயன்; என்ன இழப்பு?

இப்படி நாம் அன்றாடம் பயன்படுத்துகிற எல்லா உணவுப்பொருள்களையும் பகுத்தறியப்போகிறோம். நவீன உணவுகள் மட்டுமல்ல, பாரம்பர்ய உணவுகள் குறித்த புரட்டுகளையும்கூட நாம் பேசலாம். உணவின் அறிவியலை மட்டுமல்ல, வரலாறு, புவியியல், கணிதம், அரசியல் என எல்லாவற்றையும் பேசுவோம்.

நீங்கள் கருத்து தெரிவிக்கலாம். கேள்விகள் கேட்கலாம். அனுபவங்களைப் பகிர்ந்துகொள்ளலாம். பரஸ்பரம் உரையாடுவோம்.

2

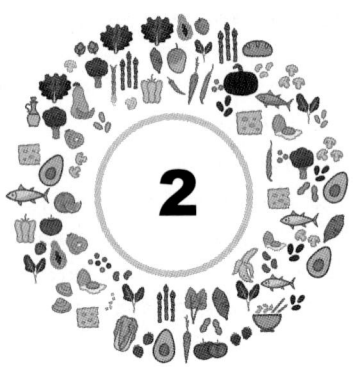

ஆரோக்கியம் தேடிச்செல்லும் இந்தப் பயணத்தை முட்டையில் இருந்து ஆரம்பிக்கப்போகிறேன். உயிர்களின் உருவாக்கம் முட்டையின் கருவிலிருந்து நிகழ்கிறது. எண்களில் முதலில் வருவது ஒன்றுதான் என்றாலும், முட்டையில் இருந்துதான் எண்கள் ஆரம்பிக்கின்றன. அதனால்தான் இந்தக் கட்டுரைத் தொடரை முட்டையில் இருந்து தொடங்க எண்ணினேன்.

முட்டை ஆரோக்கியமான உணவு என்பது எல்லோருக்கும் தெரியும். அதேநேரம், தினம்தினம் முட்டை பற்றிப் புதிது புதிதாகத் தகவல்கள் வந்துகொண்டேதான் இருக்கின்றன. முட்டை சாப்பிடுவது குழந்தைகளுக்கும் முதியோருக்கும் நல்லது; வாரத்துக்கு மூன்று முட்டைகளுக்கு மேல் எடுத்துக் கொண்டால் ஹார்ட் அட்டாக் வரும்; முட்டையின் மஞ்சள்கரு சாப்பிட்டால் இதயநோய், சர்க்கரை நோய் வரும்; முட்டையில் கொழுப்பு மிகுந்திருக்கிறது, கர்ப்பிணிகள் முட்டை சாப்பிட்டால் கருவிலிருக்கும் குழந்தைக்கு அலர்ஜி வரும்... இப்படி முட்டை அளவுக்கு சரியும் தவறுமாக எழுதப்படும் பொருள் வேறெதுவும் இல்லை.

கோழி முட்டை மட்டுமன்றி, வாத்து முட்டை, காடை முட்டையும் இப்போது நாம் சாப்பிடுகிறோம். சில பகுதிகளில் நெருப்புக்கோழி, வான்கோழியின் முட்டைகளையும் சாப்பிடுகிறார்கள். முட்டைகள் உணவாக மாறிய வரலாறு பத்தாயிரம் ஆண்டுகளுக்கு முன்பிருந்தே தொடங்குகிறது. ஐரோப்பிய நாடுகளில் ஆரம்ப காலங்களில் காடை முட்டைதான் முதன்மையாகப் பயன்பாட்டில் இருந்திருக்கிறது. தென்கிழக்கு ஆசிய நாடுகளில், குறிப்பாக இந்தியத் துணைக் கண்டத்தில் காட்டுப்பகுதிகளில் உலவிய கோழிகளை வீடுகளுக்குக் கொண்டுவந்து வளர்த்துப் பழக்கினார்கள். ஆரம்பத்தில் கோழிகளே உணவாக இருந்துள்ளன. காலப்போக்கில் முட்டைகளும் உணவாகிவிட்டன.

கிறிஸ்து பிறப்பதற்கு 7,000 ஆண்டுகளுக்கு முன்பே கோழி முட்டையை ஆசியர்கள் உணவாகப் பயன்படுத்தத் தொடங்கிவிட்டதாகக் குறிப்புகள் சொல்கின்றன. 1,500 ஆண்டுகளுக்கு முன்புதான் முட்டைக்காகக் கோழி வளர்க்கும் நுட்பம் கிரேக்கத்துக்கும் இதர ஐரோப்பிய நாடுகளுக்கும் இங்கிருந்து சென்றுள்ளது. இன்று முட்டை கிடைக்காத நாடுகளே இல்லை என்று சொல்லும் அளவுக்குப் பொது உணவாக அது மாறியிருக்கிறது. 'கோழி முதலில் வந்ததா, முட்டை முதலில் வந்ததா' என முடிவடையாத ஒரு விவாதம் நடப்பதுண்டு. வரலாற்றைக் கூர்ந்து பார்த்தோமானால் கோழிதான் முதலாவதாக உணவு மேஜைக்கு வந்தது. பிறகுதான் முட்டை வந்தது.

சமீபத்திய தரவுகளின்படி, உலக அளவில் ஆண்டுக்கு எட்டுக் கோடி டன் முட்டை உற்பத்தி செய்யப்படுகிறது. சீனாவே மிகப்பெரும் கோழிமுட்டை உற்பத்தி மண்டலம். சுமார் 35% முட்டைகள் அந்த நாட்டில்தான் உற்பத்தியாகின்றன. ஐரோப்பிய யூனியன் நாடுகள், அமெரிக்கா, இந்தியா என அதிக அளவில் முட்டை உற்பத்தி செய்யும் நாடுகளின் வரிசை நீள்கிறது. சராசரியாக உலகத்தில் ஒரு நபர் ஆண்டுக்கு 160 முட்டைகளைச் சாப்பிடுகிறார். மெக்ஸிகன்களும், ஜப்பானியர்களும் 300 முதல் 350 முட்டைகளைச் சாப்பிடுகிறார்கள். சராசரியாக ஓர் இந்தியர் 75 முட்டைகளைச் சாப்பிடுவதாகப் புள்ளிவிவரங்கள் சொல்கின்றன.

உலகில் எத்தனையோ உணவுகள் இருந்தாலும் முட்டைக்கென்று ஒரு தனித்தன்மை இருக்கிறது. காய்கறிகள், பழங்கள், தானியங்கள், இறைச்சிகள் என எதுவாயினும் அவை முழுமையான உணவு இல்லை. ஆனால், முட்டை என்பது முழுமையானது. ஒற்றைச் செல்லில் தொடங்கி றெக்கை முளைத்து ஓர் உயிர் வெளிவரும் அளவுக்கு, தேவையான எல்லாச் சத்துகளையும் தன்னுள்ளே அடக்கிவைத்திருக்கிறது முட்டை. விதைகளையும்கூட இப்படியான ஒரு வரையறைக்குள் அடக்கலாம். ஆனால் அவை நிலத்திலிருந்து வேறு வேறு சத்துகளை உறிஞ்சியே வெளிப்படுகிறது. முட்டை அப்படியல்ல, வெளியிலிருந்து வேறெந்த சத்துகளையும் பெறாமல் தனக்குள்ளேயே நிறைவான சத்துகளைப் பொதித்துவைத்திருக்கிறது. அதனால்தான் முட்டையை முழு உணவு என்கிறோம்.

சரி... முட்டையின் மஞ்சள்கரு நல்லதா, வெள்ளைக்கரு நல்லதா, அவித்துச் சாப்பிடுவது நல்லதா, பொரித்துச் சாப்பிடுவது நல்லதா? இந்தக் கேள்விகளுக்கெல்லாம் விடை தேடுவதற்கு முன்னால் முட்டையில் என்னென்ன சத்துகள் இருக்கின்றன என்று பார்த்துவிடலாம்.

பொதுவாக சத்துகளை நாம் இரண்டாகப் பிரிப்போம். மேக்ரோ நியூட்ரியன்ட்ஸ். மைக்ரோ நியூட்ரியன்ட்ஸ். இந்த வார்த்தைகளை நன்றாக மனதில் நிறுத்திக்கொள்ளுங்கள். நான் இனி அடிக்கடி இவற்றைப் பிரயோகிப்பேன். மேக்ரோ நியூட்ரியன்ட்ஸ் என்பது நமக்கு நேரடியாக எரிசக்தி தரக்கூடிய சத்துகள். கிராம் கணக்கில் இது தேவைப்படும். மாவுச்சத்து, புரதச்சத்து, கொழுப்புச் சத்து... இவை மூன்றும் மேக்ரோ நியூட்ரியன்ட்ஸ். மைக்ரோ நியூட்ரியன்ட்ஸ் என்பவை நுண்சத்துகள். மிகவும் குறைந்த அளவே தேவைப்படக்கூடிய, ஆனால் நம் உடல் இயக்கத்துக்கு மிகவும் முக்கியத்துவம் வாய்ந்த சத்துகள். வைட்டமின், மினரல்கள், இரும்பு, கால்சியம்... இவையெல்லாம் மைக்ரோ நியூட்ரியன்ட்ஸ். இந்த இரண்டு பிரிவுகளோடு தண்ணீரும் நார்ச்சத்தும் சேர்ந்ததுதான் உணவு.

50 கிராம் எடையுள்ள சராசரியான ஒரு கோழி முட்டையில் 10% அதன் ஓட்டின் எடை. வெள்ளைக்கரு 60 சதவிகித எடை. மஞ்சள் கரு 30% எடை. வெள்ளை மற்றும் மஞ்சள் கருவில் தண்ணீர் மட்டுமே 38 கிராம் இருக்கும்.

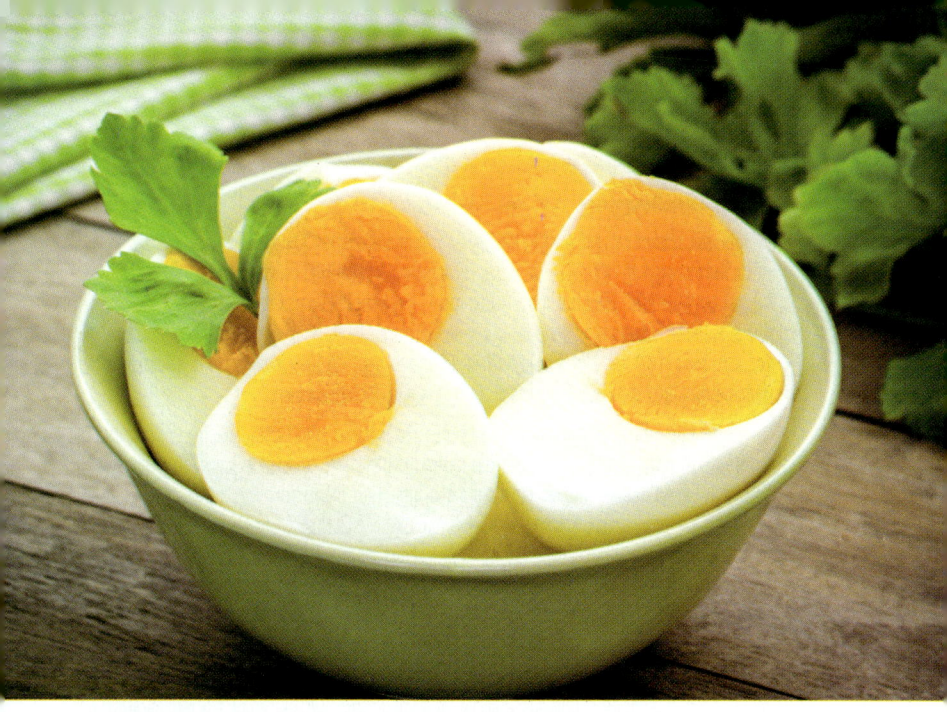

ஒரு முட்டை, சுமார் 67 கலோரி எரிசக்தியை நமக்குத் தருகிறது. 6.5 கிராம் புரதங்கள், 5 கிராம் கொழுப்புச்சத்து இருக்கிறது. மாவுச்சத்து மிகவும் குறைவு. வெறும் 0.6 கிராம்தான். நிறைய பேர், முட்டையின் வெள்ளைக்கரு முழுவதும் புரதம், மஞ்சள் கரு முழுவதும் கொழுப்பு என்று நினைத்துக்கொண்டிருக்கிறார்கள். அது முற்றிலும் தவறு. வெள்ளைக்கரு, மஞ்சள்கரு இரண்டிலுமே கிட்டத்தட்ட சரிக்குச் சரி அளவுக்குப் புரதம் இருக்கிறது. மஞ்சள் கருவையும் சேர்த்து எடுத்துக்கொண்டால்தான் அதிலிருக்கிற 6.5 கிராம் புரதம் முழுமையாகக் கிடைக்கும்.

பல உணவுகளில் புரதம் இருக்கிறது. ஆனால், முட்டையின் புரதத்துக்கு ஒரு தனித்தன்மை உண்டு. புரதத்தின் தரத்தைக் குறிக்க, பயாலஜிக்கல் வேல்யூ என்றொரு அளவீடு இருக்கிறது. நம் உடலில் எல்லாப் புரதங்களும் அமினோ அமிலம் என்னும் மூலக்கூறுகளாகப் பிரிந்தே சத்துகளாக, என்சைம்களாக மாறுகின்றன. அமினோ அமிலங்களில் 20 வகை உண்டு. அவற்றில் 9 அமினோ அமிலங்கள் அத்தியாவசியமானவை. இந்த அமினோ அமிலங்களை நம் உடலால் தயாரிக்க முடியாது. முழுக்க முழுக்க உணவுகள் வழியாகவே கிடைக்கும். இந்த 9 அமினோ அமிலங்களும் சரிவிகிதத்தில் நிறைந்திருக்கும் உணவே நல்லுணவு. அதிலும், அந்த உணவு

கர்ப்பிணிகளுக்கு முட்டை நல்லதா?

முட்டையில் பல அரிய நுண்சத்துகள் இருக்கின்றன. அதில் கர்ப்பிணிகளுக்கு மிகவும் உகந்த கொலின் (choline) என்ற சத்து, அதிகமாக இருக்கிறது. கொலஸ்ட்ராலைப்போல செல் ஜவ்வுகளின் இயக்கத்துக்கும் மூளை வளர்ச்சிக்கும் இது உதவுகிறது. ஒரு முட்டையில் 100 மி.கிராம் கொலின் இருக்கிறது. இந்த அளவுக்குக் கொலின் இருக்கக்கூடிய உணவுப்பொருள் வேறு எதுவுமே இல்லை.

பிறக்கும் சில குழந்தைகளுக்கு neural tube defects என்ற பிரச்னை வரக்கூடும். முதுகில் கட்டி, தண்டுவடத்தில் பிரச்னை, மூளை வளர்ச்சிக்குறைவு போன்ற பாதிப்புகள் அதன் தாக்கத்தால் ஏற்படும். Neural tube defects ஏற்பட இரண்டு காரணங்கள். ஒன்று, தாய்க்கு ஏற்படும் ஃபோலிக் ஆசிட் பற்றாக்குறை. இன்னொன்று, கொலின் சத்து பற்றாக்குறை. பெண்களுக்கு கர்ப்பம் உறுதியானதும் மருத்துவர்கள் ஃபோலிக் ஆசிட் மாத்திரைகளைப் பரிந்துரைப்பார்கள். ஆனால், கொலின் சத்தை மறந்துவிடுகிறார்கள். ஃபோலிக் ஆசிட் கிடைத்தாலும் கொலின் கிடைக்காவிட்டால் குழந்தைக்கு neural tube defects வரலாம். தினமும் கர்ப்பிணிகள் முட்டையை மஞ்சள் கருவுடன் எடுத்தால், குழந்தைக்கு ஏற்படும் இந்தத் தீவிரக் குறைபாட்டை பெருமளவு தடுக்கமுடியும்.

மகத்தான மஞ்சள் கரு!

முட்டையின் கரு மஞ்சள் நிறத்தில் இருக்க லூட்டின் (Lutein), ஸியாக்சாந்தின் (Zeaxanthin) ஆகிய நிறமிகளே முக்கியக் காரணம். இவை இரண்டும் மிகவும் முக்கியமான ஆண்டிஆக்சிடன்ட்கள். பார்வையைப் பாதுகாக்கும் சக்தி இவற்றுக்கு உண்டு. முட்டையைத் தொடர்ந்து உணவில் சேர்த்துக்கொள்வதன் மூலம் முதுமையில் ஏற்படும் பார்வைக்குறைபாடுகளைத் (Age-Related Macular Degeneration) தடுக்கலாம். கேட்ராக்ட் பாதிப்பையும் முட்டை குறைக்கும். கொலஸ்ட்ரால், மாரடைப்பு வரும் என்றெல்லாம் அஞ்சி பெரியவர்கள் முட்டையைத் தவிர்க்கிறார்கள். குறிப்பாக மஞ்சள் கருவைத் தொடுவதேயில்லை. வயதானவர்கள் கண்டிப்பாக தினமும் ஒன்று அல்லது இரண்டு முட்டைகள் மஞ்சள் கருவுடன் எடுத்துக்கொள்வது அவர்களது பார்வை சார்ந்த பிரச்னைகளைப் பெருமளவில் தடுக்கும்.

எளிதில் ஜீரணமாகி, அமினோ அமிலங்களாக மாறி உடலில் சேரவேண்டும். ஜீரணமாகியும் உடலில் சேராவிட்டால் அந்த உணவால் பயனில்லை. இதைக் கணக்கிடும் அளவுதான் பயாலஜிக்கல் வேல்யூ.

பள்ளியில் ஆயிரம் மாணவர்கள் இருந்தாலும் டாப்பர் என்று ஒருவன் இருப்பான் இல்லையா! அதுபோலத்தான் முட்டை. சைவம், அசைவம், பயிர்கள், சோயா என எந்த உணவைப் போட்டியில் வைத்தாலும் இந்த விஷயத்தில் முதல்வன் முட்டைதான். முட்டையின் பயாலஜிக்கல்

வேல்யூ 95 சதவிகிதம். நீங்கள் மிகவும் சத்தான உணவு என்று எண்ணிக்கொண்டிருக்கும் எதை அளவிட்டாலும் 60 முதல் 70 சதவிகிதம்தான் பயாலஜிக்கல் வேல்யூ இருக்கும்.

முட்டை பற்றிய அச்சம் அதன் கொழுப்பில் இருந்துதான் தொடங்குகிறது. கொழுப்பும் கொலஸ்ட்ராலும் ஒன்றல்ல! முட்டையில் இருக்கும் கொழுப்பு பற்றிப் பார்க்கும் முன்னர், கொழுப்புக்கும் கொலஸ்ட்ராலுக்கும் இருக்கும் வித்தியாசத்தைப் புரிந்துகொள்வது நல்லது.

கொழுப்பில், நிறைக்கொழுப்பு (saturated fat), நிறைவுறாக்கொழுப்பு (unsaturated fat) என இரண்டு வகை உண்டு. நிறைவுறாக்கொழுப்பிலும் ஒற்றை நிறைவுறாக்கொழுப்பு (Monounsaturated Fat), பல்நிறைவுறாக்கொழுப்பு (Polyunsaturated fat) என இரண்டு வகை பிரிக்கப்பட்டுள்ளன.

'நிறைவுறாக்கொழுப்பே உடலுக்கு நல்லது. நிறைக்கொழுப்பு உடலுக்கு ரொம்பவே கெடுதல். இதயத்தை பாதிப்பது இந்தக் கொழுப்புதான்' என நெடுங்காலமாகச் சொல்லப்பட்டு வருகிறது. இதுபற்றி நாம் அடுத்தடுத்து விரிவாக அலசுவோம். இப்போது முட்டைக்கு வருவோம்.

முட்டையில் இதயத்தை பாதிக்கும் நிறைக்கொழுப்பு அதிகம் இருப்பதாக நிறைய பேர் நம்புகிறார்கள். அது உண்மையில்லை. முட்டையிலிருக்கும் 5 கிராம் கொழுப்பில் நிறைக்கொழுப்பு வெறும் 1.6 கிராம்தான் (30%). நிறைவுறாக்கொழுப்புதான் 3.4 கிராம் (70%) இருக்கிறது. இன்னும் நுணுக்கமாகப் பார்த்தால் உடலுக்கு மிகவும் நன்மை பயக்கும் ஒற்றை நிறைவுறாக் கொழுப்புதான் (Mufa) அதிகம் (2 கிராம்) இருக்கிறது. இதிலிருந்து நாம் புரிந்துகொள்ள வேண்டிய செய்தி, முட்டையில் இருக்கும் கொழுப்பு நம் உடலை வலுப்படுத்துமே தவிர, பாதிக்காது.

இந்தக் கொழுப்பில் ஒமேகா-3 கொழுப்பு அமிலமும் நிறைந்திருக்கிறது. இது இதயத்தின் இயக்கத்துக்கு மிகவும் நல்லது. தீவனம் போட்டு வளர்க்காத, இயல்பாக மேய்ந்து வளரக்கூடிய கோழியின் முட்டையில் ஒமேகா-3 கொழுப்பு அமிலம் நிறைவாக இருக்கிறது. வைட்டமின் D சூரிய ஒளியில் அதிகம் கிடைக்கும் என்பது எல்லோருக்கும் தெரியும். அதற்கடுத்து முட்டையில்தான் அதிகம் கிடைக்கிறது.

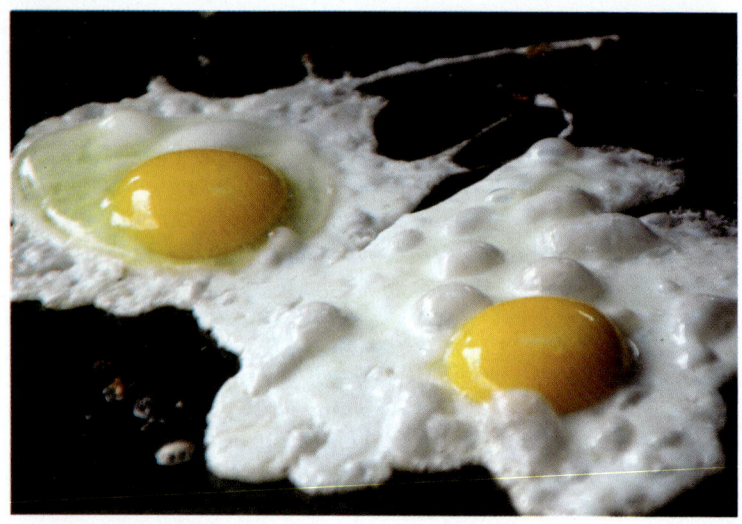

வைட்டமின் A, E, B-12, ஃபோலிக் ஆசிட் எல்லாமும் முட்டையில் இருக்கின்றன. காப்பர், பாஸ்பரஸ், இரும்பு போன்ற தாதுக்களும் இருக்கின்றன.

சரி, கொலஸ்ட்ரால் என்பது என்ன?

கொழுப்பு வேறு, கொலஸ்ட்ரால் வேறு என்பது பலருக்குத் தெரிவதில்லை. இரண்டும் ஒன்று என்று நினைத்துக் கொண்டிருக்கிறார்கள். கொழுப்பு தினமும் உடலுக்கு 30 முதல் 40 கிராம் அளவுக்குத் தேவைப்படும், உடலுக்குச் சக்தி தரும் ஒரு பொருள். கொலஸ்ட்ரால் தினசரி 2,000 மி.கிராம் அளவுக்குத் தேவைப்படுகிறது. கொலஸ்ட்ரால் என்றாலே அது மாரடைப்பை ஏற்படுத்தும் அபாயப் பொருள் என்ற எண்ணம் பலருக்கு இருக்கிறது. நம் உடல் கோடானுகோடி செல்களால் ஆனது. ஒவ்வொரு செல்லின் ஜவ்வும் சரியாக இயங்க உதவும் பொருள்தான் கொலஸ்ட்ரால். கொலஸ்ட்ரால் நம் செல்களின் ஜவ்வில் இல்லாவிட்டால் மரம், செடிபோல நம் உடல் உறுதியாகிவிடும். வளையவோ, நெளியவோ முடியாது. மனிதர்கள் உட்பட எல்லா விலங்கு செல்களிலும் கொலஸ்ட்ரால் இருக்கும். அதுமட்டுமல்லாமல், உடலின் முக்கியமான ஹார்மோன்களான கார்டிசால், பெண் தன்மைக்கான ஈஸ்ட்ரோஜன், ஆண் தன்மைக்கான டெஸ்டோஸ்டிரோன், வைட்டமின் D போன்ற அனைத்தும்

கொலஸ்ட்ராலில் இருந்துதான் உருவாகிறது. இவ்வளவு அதிமுக்கியமான வேலையைத்தான் கொலஸ்ட்ரால் அன்றாடம் செய்துகொண்டிருக்கிறது.

கொலஸ்ட்ரால், சாப்பிடும் உணவிலிருந்துதான் வருகிறது என்று நினைக்காதீர்கள். தினமும் நம் கல்லீரல் கொலஸ்ட்ராலை உற்பத்தி செய்துகொண்டே இருக்கிறது. அங்கிருந்து செல்களுக்குப் பயணிக்கும். தேவை போக மீதமிருப்பவை மீண்டும் கல்லீரலுக்கே வந்துவிடும். கொலஸ்ட்ராலே உணவில் சேர்த்துக்கொள்ளாத நபர்களுக்கும் 2,000 மி.கிராம் கொலஸ்ட்ரால் தினமும் உற்பத்தியாகிக்கொண்டேதான் இருக்கும். சராசரியான ஒரு முட்டையில் 180 முதல் 200 மி.கிராம் கொலஸ்ட்ரால் இருக்கிறது. தினமும் உடலுக்கு 2,000 மில்லி கிராம் கொலஸ்ட்ரால் தேவையாக இருக்க, வெறும் 200 மில்லி கிராம் உள்ள முட்டையை எடுத்துக்கொண்டால் இதயம் பாதிக்கும் என்பது காமெடிதான்.

சரி, இவ்வளவு அரிய சத்துகள் மிகுந்த முட்டையை ஏன் மக்கள் அச்சத்தோடு பார்க்கிறார்கள்? முட்டை பற்றி ஏன் இவ்வளவு வதந்திகள்? எந்த முட்டை நல்லது? நல்ல முட்டையை எப்படி அடையாளம் காண்பது? முட்டையைச் சரியாகச் சமைத்துச் சாப்பிடும் முறை என்ன? அடுத்து பார்ப்போம்!

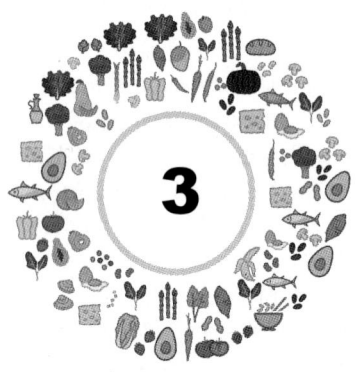

3

முட்டையில் இருக்கும் சத்துகள் பற்றி விரிவாகப் பார்த்தோம். இவ்வளவு பலன்களைத் தனக்குள் வைத்திருக்கும் முட்டை ஏன் பலருக்கு வில்லனாக மாறியது? ஏன் பலர் முட்டையைப் பார்த்து அஞ்சுகிறார்கள்? மருத்துவர்கள் 'முட்டை சாப்பிடாதீங்க, அதுலேயும் மஞ்சள் கருவைத் தொட்டுக்கூடப் பார்க்காதீங்க' என்று சொல்லும் அளவுக்கு ஏன் ஆபத்தான பொருளாக மாறியது? கோழி முட்டைக்கும் காடை முட்டை, வாத்து முட்டைக்கும் என்ன வித்தியாசம்? பண்ணை முட்டை நல்லதா, நாட்டுக்கோழி முட்டை நல்லதா? முட்டையின் சத்துகள் முழுமையாகக் கிடைக்க அதை எப்படிச் சாப்பிட வேண்டும்? ரத்த அழுத்தம், சர்க்கரைநோய், இதயநோய் இருப்பவர்கள் முட்டை சாப்பிடலாமா?

இப்படிப் பொதுவெளியில் இருக்கிற கேள்விகளுக்கெல்லாம் விடை தேடலாம்.

முட்டை எப்படி வில்லன் ஆனது என்பதைத் தெரிந்து கொள்ள அமெரிக்காவின் 1950-60களின் வரலாற்றுக்குச் செல்ல வேண்டும். 1940-50களில் அமெரிக்கர்களுக்கு ஒரு

பொதுவான காலை உணவாக முட்டைதான் இருந்தது. கூட பிரட் துண்டு அல்லது பன்றியின் கொழுப்பை எடுத்துக்கொள்வார்கள். 1950களில் மாரடைப்பு குறித்த ஆராய்ச்சிகள் தீவிரமடைந்தன. ரத்தக் குழாய்களில் ஏன் அடைப்பு ஏற்படுகிறது என்பது குறித்த ஆராய்ச்சி உலகெங்கும் தீவிரமாக நடந்தது. சில ஆராய்ச்சியாளர்கள் முயல்களின் ரத்தக் குழாய்களில் கொலஸ்ட்ராலை நிறைய செலுத்தி ஆராய்ந்தார்கள். சில முயல்களுக்கு ரத்தக் குழாய்களில் கொலஸ்ட்ரால் படிந்து அடைப்பு ஏற்பட்டது. ஏற்கெனவே, மாரடைப்பு ஏற்பட்டு இறந்தவர்களை உடற்கூறாய்வு செய்தபோது ரத்தக் குழாயில் அடைப்பு ஏற்பட்ட பகுதியில் லேசாக கொலஸ்ட்ரால் படிந்திருப்பது தெரியவந்தது. இந்த இரண்டையும் இணைத்து 'உணவால் சேர்கிற கொலஸ்ட்ரால்தான் ரத்தக்குழாய் அடைப்புகளுக்குக் காரணம்' என்ற முடிவுக்கு ஆராய்ச்சியாளர்கள் வந்தார்கள்.

இந்த ஆராய்ச்சி முடிவை வைத்துக்கொண்டு 1968-ல் அமெரிக்காவின் இதயக் கூட்டமைப்பு 'மாரடைப்பு வராமல் தடுக்க உணவில் கொலஸ்ட்ராலைக் குறைக்க வேண்டும்' என்ற தீர்ப்பை எழுதியது. கூடவே தோராயமான ஒரு அளவை நிர்ணயித்து, 'இந்த அளவுக்குத்தான் மனிதர்கள் கொலஸ்ட்ராலை எடுத்துக்கொள்ள வேண்டும்' என்றும் அறிவித்தார்கள். அந்த அளவு எப்படி வரையறுக்கப்பட்டது என்பது எவருக்கும் தெரியாது. அதற்காக குறுக்குவெட்டாக எந்த ஆராய்ச்சிகளும் செய்யப்படவில்லை. இதயக் கூட்டமைப்பின் நிர்வாகத்தில் இருந்த எவரோ ஒருவருக்குத் தோன்றிய ஓர் அளவை, உலகெங்கும் வாழும் மனிதர்களுக்குப் பொதுவான அளவாக அறிவித்துவிட்டார்கள்.

ஒரு நாளைக்கு 300 மி.கி அளவுக்கு மேல் ஒரு மனிதன் உணவுவழி கிடைக்கும் கொலஸ்ட்ராலை *(dietary cholesterol)* உட்கொள்ளக்கூடாது என்கிறது அமெரிக்க இதயக் கூட்டமைப்பு. உடனடியாக இதை அனைவரும் தீவிரமாகப் பின்பற்றத் தொடங்கினார்கள்.

ஒரேயொரு முட்டையிலேயே 200 மி.கி அளவுக்கு கொலஸ்ட்ரால் இருக்கிறது. கூடவே இறைச்சி, பால் ஆகியவற்றிலும் கொலஸ்ட்ரால் இருப்பதால் முட்டை எடுத்துக்கொள்வது ஆபத்து என்று மக்கள் எண்ணத்

தொடங்கிவிட்டார்கள். டைம்ஸ் பத்திரிகையின் அட்டையில் முட்டை ஒன்று சோகமாக இருப்பதுபோல படம் போட்டு, 'முட்டை இதயத்துக்குப் பெரும் ஆபத்து' என்று கட்டுரையும் எழுதினார்கள்.

ஆனால், ஆரம்ப காலம் முதலே மருத்துவர்கள் மத்தியில் இதில் இருவேறு கருத்துகள் இருந்தன. முட்டை இதய நோயை உருவாக்கும் என்று நேரடியாக எந்த ஆராய்ச்சியும் சொல்லவில்லை. முட்டை அதிகம் எடுத்துக்கொள்ளும் மக்களுக்கு அதிக அளவில் மாரடைப்பு ஏற்படுகிறதா என்றும் அந்தக் காலகட்டத்தில் ஆய்வு செய்யப்படவில்லை. ஆனால் இந்தப் பிரசாரம் பெருமளவு மக்களைச் சென்றடைந்து விட்டது.

அதன்பிறகு நிறைய ஆராய்ச்சியாளர்கள் இந்த விஷயத்தில் கவனம் செலுத்தினார்கள். மாரடைப்புக்கும் கொலஸ்ட்ராலுக்கும் இருக்கும் தொடர்புகள் குறித்து உலகெங்கும் ஆராய்ச்சிகள் நடந்தன. ரத்தத்தில் இருக்கும் கொலஸ்ட்ரால் அளவுக்கும் மாரடைப்புக்கும் ஓரளவு தொடர்பு இருப்பது பல ஆராய்ச்சிகளில் கண்டறியப்பட்டது. (ஆனால் அதிலும் பல கேள்விக்குறிகள் உள்ளன. அவை பற்றி பின்வரும் அத்தியாயங்களில் விவாதிப்போம்) ஆனால், உணவுவழி நாம் எடுத்துக்கொள்ளும் கொலஸ்ட்ரால் நேரடியாக ரத்தத்தில் இருக்கக்கூடிய கொலஸ்ட்ராலை அந்த அளவுக்கு அதிகப்படுத்தக் கூடியதில்லை. அது நேரடியாக இதயத்தை பாதிப்பதுமில்லை என்றும் ஆராய்ச்சிகளில் தெரியவந்தன.

உண்மையில் கொலஸ்ட்ரால் என்பது உடலுக்கு இன்றியமையாத உயிர் காக்கும் பொருள் என்று முன்பு பார்த்தோம். அசைவர்களுக்கு மட்டுமல்ல, சைவம் மட்டுமே சாப்பிடுபவர்களுக்கும்கூட தினமும் 1,500-2,000 மி.கி கொலஸ்ட்ராலை நம் கல்லீரல் உற்பத்தி செய்துகொண்டுதான் இருக்கிறது.

இன்னொரு முக்கிய விஷயமும் இருக்கிறது. நம் உடலில் இருக்கக்கூடிய உயிர்காக்கும் ஹார்மோன்கள் அனைத்தும் கொலஸ்ட்ராலில் இருந்து உற்பத்தி ஆகுபவைதான். ஆண் ஆணாக இருப்பதற்கும் பெண் பெண்ணாக இருப்பதற்கும் காரணமாக இருக்கிற *testosterone, progesterone, oestrogen*

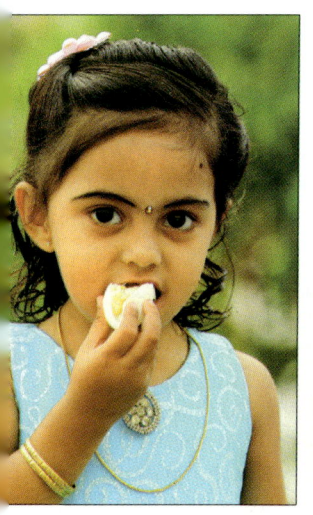 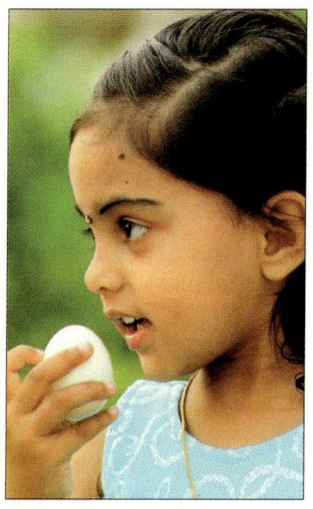 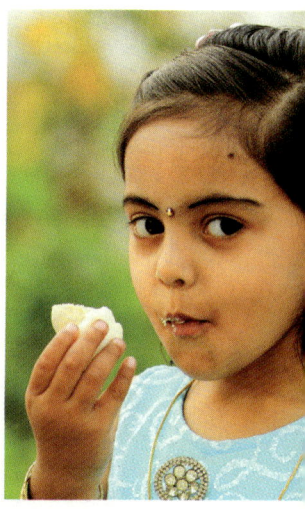

ஹார்மோன்களும்கூட கொலஸ்ட்ராலில் இருந்துதான் உருவாகின்றன. எனவே கொலஸ்ட்ரால் நாம் உயிர்வாழ ரொம்பவே முக்கியம். நாம் சாப்பிட்டாலும் சாப்பிடா விட்டாலும் அது உற்பத்தியாகிக்கொண்டேதான் இருக்கும். முட்டை அல்லது வேறு உணவுகள் மூலம் நாம் கொலஸ்ட்ராலை எடுத்துக்கொண்டால் கல்லீரல் தன் உற்பத்தியைக் குறைத்துக்கொள்கிறது என்று நிறைய ஆராய்ச்சிகள் நிரூபித்திருக்கின்றன. மூன்று முட்டை சாப்பிடுவதன் மூலம் 600 மி.கி கொலஸ்ட்ரால் எடுத்துக்கொண்டால் நம் கல்லீரல் 2,000 மில்லி கிராமுக்குப் பதில் 1,500 மில்லி கிராமை உற்பத்தி செய்யும். நீங்கள் உணவில் கொலஸ்ட்ரால் சேர்த்துக்கொள்வதன் மூலம் ரத்தத்தின் கொலஸ்ட்ரால் அளவு மாறாது.

சிலருக்கு கொலஸ்ட்ரால் அளவை சரியாக நிர்வகிக்க முடியாத அளவுக்கு தீவிர மரபணுப் பிரச்னைகள் இருக்கலாம். அவர்கள் அதிக அளவு முட்டை எடுத்துக்கொண்டால் ரத்தத்தின் கொலஸ்ட்ரால் அளவில் சிறிது மாறுபாடு இருக்கலாம். எல்லோருக்கும் அப்படி நடப்பதில்லை.

இவற்றையெல்லாம் அடுத்தடுத்த ஆராய்ச்சிகளில் அறிந்துதான் 2015-ல் அமெரிக்கர்கள் தங்களின் முடிவிலிருந்து ஜகா வாங்கிவிட்டார்கள். தங்களது *dietary guidelines*-ல்

முட்டையை சேமிப்பது எப்படி?

முட்டையை தாராளமாக சாதாரண தட்பவெப்பத்திலேயே சேமித்து வைக்கலாம். ஃப்ரிட்ஜில் வைத்தாலும் தப்பில்லை. ஃப்ரிட்ஜில் வைக்கப்படும் முட்டைகளை சமைக்கும் முன் கொஞ்சநேரம் வெளியில் வைத்துவிட்டுப் பயன்படுத்த வேண்டும்.

முட்டையை சமைக்காமல் சாப்பிடலாமா?

1% முதல் 2% வரை முட்டைகளில் salmonella எனப்படும் கிருமிகள் இயற்கையாகவே இருப்பதற்கு வாய்ப்பிருக்கிறது. அதனால் சமைக்காமல் சாப்பிட்டால் வாந்தி, பேதி, வயிற்றுப்போக்கு ஏற்பட வாய்ப்பிருக்கிறது. எனவே சமைத்துச் சாப்பிடுவது எல்லா வகைகளிலும் சிறப்பு. சிலர் உடற்பயிற்சி செய்கிறேன் என்ற பெயரில் 10-20 முட்டைகளை சமைக்காமல் சாப்பிடுவார்கள். இதுவும் நல்லதல்ல. வெள்ளைக் கருவில் இருக்கும் avidin என்ற வேதிப்பொருள், பயோட்டின் என்ற வைட்டமினின் செயல்திறனைக் குறைத்துவிடும். பயோட்டின் சத்துக் குறைபாடு வந்தால் சருமப் பிரச்னைகள், முடி கொட்டுதல் போன்ற பாதிப்புகள் வரலாம்.

முட்டை ஃப்ரெஷ்ஷாக இருக்கிறதா?

முட்டை ஃப்ரெஷ்ஷாக இருக்கிறதா இல்லையா என்பதைக் கண்டறிய பலரும் அறிந்த டெஸ்ட் ஒன்று உள்ளது. தண்ணீர் நிரப்பிய பாத்திரத்தில் போட்டால், ஃப்ரெஷ்ஷான முட்டை மூழ்கிவிடும். பழைய முட்டை மிதக்கும். நாள்கள் ஆக ஆக முட்டையின் ஓட்டில் இருக்கக்கூடிய pores எனப்படும் நுண்துளைகள் பெரிதாகும். அதன்மூலம் காற்று உள்ளேபோய் எடை குறைந்துவிடும்.

இருந்து 'ஒரு நாளைக்கு 300 மி.கிராம்தான் கொலஸ்ட்ரால் எடுத்துக்கொள்ள வேண்டும்' என்பதை நீக்கிவிட்டார்கள்.

நடுவிலுள்ள 30-40 வருடங்களில் choline, luteine போன்ற சத்துகள் குறைபாடு காரணமாக எத்தனை கர்ப்பிணிகளுக்குக் கருவில் பிரச்னைகள் வந்ததோ, எத்தனை வயதானவர்களுக்குக் கண் பிரச்னை வந்ததோ, தெரியாது. வில்லனாகப் பார்க்கப்பட்ட முட்டை 2015-க்குப் பிறகு திரும்பவும் ஹீரோவாகிவிட்டது. டைம்ஸ் பத்திரிகையும் முட்டை சிரிப்பதுபோல ஓர் அட்டைப் படம் வெளியிட்டு தவறைத் திருத்திக்கொண்டது.

இப்போதும், 'முட்டை நல்லதா கெட்டதா' என்ற ஆராய்ச்சிகள் சின்னச்சின்ன அளவில் தொடர்ந்து கொண்டேதான் இருக்கின்றன. அவற்றில் மாறி மாறி முடிவுகள் வந்துகொண்டிருக்கின்றன. முட்டை பற்றி

சீனாவில் நடத்தப்பட்ட மிகப்பெரிய ஆராய்ச்சியின் முடிவுகள், 2018-ல் பிரிட்டிஷ் மருத்துவ ஆராய்ச்சி இதழில் வெளிவந்தன. முட்டை சாப்பிடுபவர்கள், சாப்பிடாதவர்கள் என 5 லட்சம் மக்களைக்கொண்டு நடத்தப்பட்ட பிரமாண்ட ஆராய்ச்சி அது. முட்டை சாப்பிடுபவர்களுக்கு மாரடைப்பு வருவதற்கான வாய்ப்பு 18% குறைவாக இருப்பதாக அந்த ஆராய்ச்சி முடிவுகள் தெரிவித்தன. அதுமட்டுமல்ல, பக்கவாதம் வருவதற்கான வாய்ப்புகளும் 28% குறைகிறதாம். முடிவாக 'முட்டை மிக ஆரோக்கியமான உணவு' என்று அந்த ஆராய்ச்சி உறுதியாகச் சொன்னது.

2019-ல் அமெரிக்காவில் நடந்த ஆராய்ச்சி ஒன்றில் அதற்கு நேர்மாறான முடிவுகள் வந்தன. 'முட்டை அதிகமாக சாப்பிட்டால் மாரடைப்பு வருவதற்கான வாய்ப்பு 15% சதவிகிதம் கூடுதலாக உள்ளது' என்று அந்த ஆராய்ச்சி சொன்னது.

ஏன் இதுபோல மாறி மாறி முடிவுகள் வருகின்றன? ஒரு விஷயம் உண்மையாக இருந்தால் எல்லா ஆராய்ச்சிகளிலும் முடிவுகள் ஒரேமாதிரிதானே வரவேண்டும்! உலகத்தின் எந்த மூலையில் ஆராய்ச்சி செய்தாலும் இரண்டும் இரண்டும் நான்குதான். அந்த உண்மை மாறாது. அதுபோலதான் முட்டை மீதான ஆராய்ச்சி முடிவுகளும். மாரடைப்புக்கும் முட்டைக்கும் எந்தத் தொடர்பும் இல்லை என்பதுதான் உண்மையான உறுதியான முடிவு.

எல்லா ஆராய்ச்சிகளையும் உள்வாங்கி அதனடிப்படையில் என்னுடைய பரிந்துரை என்னவென்றால், குழந்தைகளுக்கு ஒரு நாளைக்கு தாராளமாக இரண்டு முட்டைகள் கொடுக்கலாம். குழந்தையின் ஒன்பதாவது மாதத்தில் 1 முட்டை கொடுக்க ஆரம்பித்து, வளர வளர 2 முட்டைகளாக உயர்த்தலாம். பெரியவர்களும் தினமும் இரண்டு முட்டைகள் எடுத்துக்கொள்ளலாம். உடற்பயிற்சி செய்பவர்கள், விளையாட்டு வீரர்கள் 3 முதல் 4 முட்டைகள்கூட சாப்பிடலாம். சர்க்கரை, இதய நோய் உள்ளவர்கள், மாரடைப்பு வந்தவர்கள் அல்லது கொலஸ்ட்ராலை சரியாகப் பராமரிக்க முடியாத மரபணுப் பிரச்னை உள்ளவர்கள் மஞ்சள் கருவுடன் சேர்த்து ஒரு முட்டை தினமும் சேர்த்துக்கொள்ளலாம். பெரும்பாலும்

இப்படியான நோய்களால் பாதிக்கப்பட்டவர்கள், 50-60 வயதுள்ளவர்களாகத்தான் இருப்பார்கள். அவர்களுக்கு முட்டை எவ்வளவு பயனுள்ளது என்பதை நான் முன்பே சொன்னேன். அதனால் இதயத்தில் என்ன பிரச்னை இருந்தாலும் மஞ்சள் கருவுடன் தினசரி ஒரு முட்டை சாப்பிடுவது உடலுக்கு மிகவும் அவசியம். கர்ப்பிணிகளும் தாராளமாக தினமும் மஞ்சள் கருவுடன் 2 முட்டைகள் எடுத்துக்கொள்வது அவசியம்.

அடுத்து, எந்த முட்டை நல்லது? நாட்டுக்கோழிமுட்டை இருக்கிறது; பெரும்பாலும் சந்தையில் பிராய்லர் முட்டைதான் கிடைக்கிறது. காடை, வாத்து முட்டைகளும் கிடைக்கின்றன. இதில் எந்த முட்டையில் சத்து அதிகம் என்று கேட்டால், பெரிதாக வித்தியாசம் இல்லை என்றே சொல்வேன். காடை முட்டை அளவில் சிறிதாக இருக்கிறதே தவிர, கோழி முட்டை அளவிலான கலோரி, புரதங்கள், கொழுப்புச்சத்துதான் இருக்கின்றன. வாத்து முட்டை, கோழி முட்டையைவிட அளவில் பெரிதாக இருக்கும். ஆனால், எடைக்கு எடை ஒப்பிட்டால் வாத்து முட்டையில் கொலஸ்ட்ராலின் அளவு சற்று அதிகம். ஒரு கோழி முட்டையில் 200 மி.கி கொலஸ்ட்ரால் இருக்கிறதென்றால் வாத்து முட்டையில் 600 மி.கி கொலஸ்ட்ரால் இருக்கும். வாத்து முட்டையை தினமும் 3-4 சாப்பிடும்போது அது தினசரித் தேவைக்கும் அதிகமாகச் சென்றுவிடும். கொலஸ்ட்ரால் மரபணு அல்லது இதயப் பிரச்னைகள் இருப்பவர்கள் வாத்து முட்டை சாப்பிடுவதை சற்று குறைத்துக்கொள்ளலாம்.

பண்ணைகளில் தயாராகும் பிராய்லர் முட்டைகளுக்கு மக்கள் அஞ்சுவது, செயற்கையான தீவனம் போட்டோ, ஹார்மோன் செலுத்தியோ அவை வளர்க்கப்படுகின்றன என்று எண்ணுவதால்தான். அதுபற்றி தனியாக ஒரு தலைப்பையே எழுத விரும்புகிறேன். பண்ணை முட்டைக்கும் நாட்டுக்கோழி முட்டைக்கும் ஒரேயொரு வித்தியாசம்தான். இயற்கையாக பூமியில் இறங்கிப் புழு பூச்சிகளைத் தின்று வாழும் நாட்டுக்கோழிகளின் முட்டையில் omega-3 எனப்படும் இதயத்துக்கு அவசியமான ஒரு ஃபேட்டி ஆசிட் பண்ணைக் கோழி முட்டையைவிட அதிகம் இருக்கிறது. அதனால் omega-3 அதிகம் கிடைக்க வேண்டும் என்று நினைப்பவர்கள்

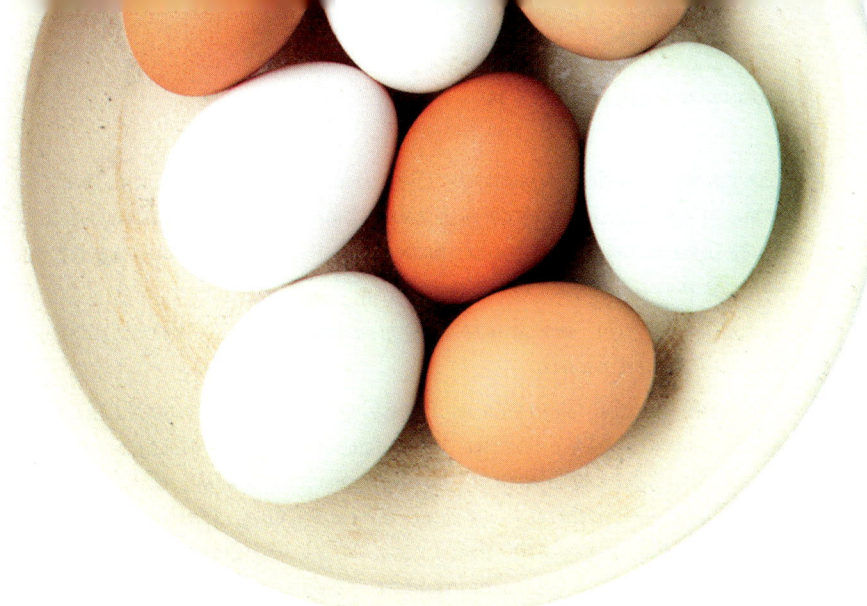

நாட்டுக்கோழி முட்டைகளை எடுத்துக்கொள்ளலாம். மற்றபடி இரண்டு வகை முட்டைகளிலும் ஒரே அளவில்தான் புரதச்சத்து மற்றும் பிற சத்துகள் உள்ளன.

அதேபோல முட்டையின் நிறத்தை வைத்துச் சிலர் குழப்பிக்கொள்கிறார்கள். வெள்ளையாய் இருப்பது தரம் குறைந்த பிராய்லர் முட்டை; சற்று ஆரஞ்சு நிறத்தில் இருப்பது உயர்தர நாட்டுக்கோழி முட்டை என்றெல்லாம் சொல்கிறார்கள். அப்படிக் கிடையவே கிடையாது. பெரும்பாலும் ear lobe எனப்படும் கோழியின் காது மடலை வைத்தே முட்டை ஓட்டின் நிறம் தீர்மானிக்கப்படுகிறது. அதனால்தான் வெள்ளையாக இருக்கக்கூடிய ஒயிட் லஹான் கோழிகளின் முட்டைகள் வெள்ளையாக இருக்கின்றன. அந்தக் கோழிகளின் காதுகள் வேறு நிறத்தில் இருந்தால் முட்டையும் சற்று ஆரஞ்சு நிறத்தில் இருக்கும், அவ்வளவுதான்.

மஞ்சள் கருவின் நிறம் குறித்தும் சில குழப்பங்கள் இருக்கின்றன. மஞ்சள் கருவின் நிறத்துக்கு Lutein, Zeaxanthin போன்ற நிறமிச் சத்துகளே காரணம் என்று கடந்த அத்தியாயத்தில் பார்த்தோம். மஞ்சள் கரு எவ்வளவு மஞ்சளாக இருக்கிறதோ அந்த அளவுக்கு அதில் சத்து அதிகமிருப்பதாகப் பொருள். சில பண்ணைகளில் மஞ்சள் கரு நல்ல நிறத்தில் இருக்க வேண்டும் என்பதற்காக தீவனத்தோடு மிளகாய், விதைகள் உட்பட சில பொருள்களைச்

சேர்க்கிறார்கள். அதனால் பிராய்லர் கோழி முட்டைகள் எல்லாவற்றிலும் மஞ்சள் கரு நல்ல நிறமாகவே இருக்கின்றன. அது இயற்கையான நிறமா அல்லது தீவனத்தால் விளைந்ததா என்று கண்டுபிடிப்பது சிக்கல்தான்.

அடுத்து, முட்டையைச் சத்துக்குலையாமல் சமைப்பது பற்றிப் பார்க்கலாம்.

எண்ணெயில் பொரிப்பது, பேக்கிங் செய்வது இரண்டையும் தவிர்க்கலாம். மிதமான சூட்டில் வேகவைத்துச் சாப்பிடலாம். வேகவைத்து, ஆம்லெட், ஆப்பாயில், அல்லது, மிதமான சூட்டில் பொரியல் செய்து சாப்பிடுவது முட்டையில் உள்ள 70% சத்துகள் கிடைக்க வழி செய்யும். அதிகம் சூடுபடுத்தினால் பெரும்பாலான சத்துகள் அழிந்துவிடும்.

முட்டை பற்றி உங்கள் மனதில் நிலவும் பெரும்பாலான கேள்விகளுக்கும் விடை கிடைத்துவிட்டது என்று நினைக்கிறேன். இனி என்ன யோசனை? இன்றைய நாளை சில பல ஆம்லேட், ஆப்பாயில்களுடன் இனிதே தொடங்குங்கள்.

அடுத்து வேறொரு உணவு பற்றிப் பார்ப்போம்!

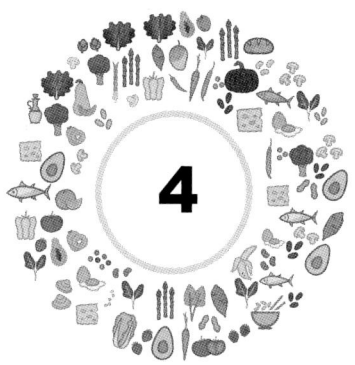

4

முட்டை பற்றிய கட்டுரைகளைப் படித்த நண்பர்கள், 'என்னப்பா முட்டையிலிருந்து ஆரம்பிச்சிருக்கே... அடிப்படை உணவுகளைப் பற்றிப் பேசவேண்டாமா' என்றார்கள். அதற்காகவே இப்போது நமது அன்பிற்குரிய அரிசி பற்றிப் பேசப்போகிறேன்.

அரிசி, பல்லாயிரம் வருடங்களாகத் தென்னிந்தியாவிலும் தெற்காசிய நாடுகளிலும் சாப்பிடப்படுகிற *staple diet* எனப்படும் அடிப்படை உணவு. "அரிசி அதிகமா சாப்பிடுறதாலதான் உடல் பருமனும் சர்க்கரை நோயும் அதிகமாகுது. அரிசி உணவை விட்டே முழுசா வெளிய வந்துருங்க" என்று ஒருபக்கம் பேசுகிறார்கள். இன்னொரு பக்கம், "அரிசியெல்லாம் ரைட்டுங்க... ஆனா வெள்ளை அரிசி ஆபத்து. அரிசியை பாலீஷிங் (*polishing*) செய்வதுதான் எல்லாத்துக்கும் காரணம். பாரம்பர்ய அரிசிகளுக்கு மாறணும். அதுல எந்தப் பிரச்னையும் கிடையாது" எனப் பிரசாரங்கள் நடக்கின்றன. காலம் காலமாகப் பல லட்சம் மக்களின் பசியாற்றிய அரிசி, திடீரென வில்லனாக மாறியது எப்படி?

அரிசி வெறும் உணவு மட்டுமல்ல, நம் வாழ்க்கையோடு ஒன்றிப்போன உணர்வுபூர்வமான தானியம். குழம்போ, சாம்பாரோ, தயிரோ, துணை உணவு எதுவாயினும் குழந்தைகள் முதல் பெரியவர்கள் வரை எல்லோருக்குமே அரிசி சாதம் அவசியமாக இருக்கிறது.

அரிசிக்கும் தமிழர்களுமான பந்தம் எட்டாயிரம் ஆண்டுகளுக்கு முன்பு தொடங்கியது. இமயமலைப் பகுதியில் வளர்ந்திருந்த ஒருவகைப் புல் வகையிலிருந்துதான் கற்கால மனிதர்கள் அரிசியைக் கண்டுபிடித்தார்கள். அதை *oryza sativa* என்று வகைப்படுத்துகிறார்கள். இப்போது நாம் பயன்படுத்துகிற அரிசி *oryza sativa indica* இனம்.

தென்னிந்தியாவில் இருந்தே வட இந்தியா வழியாக அரிசி சீனாவுக்குப் போனது என்று ஒரு வரலாற்றுக் குறிப்பு இருக்கிறது. செந்நெல், வெண் நெல் போன்ற வகைகள் நன்செய் நிலத்தில் விளைகிறதா, புன்செய் நிலத்தில் விளைகிறதா என்று சங்க இலக்கியங்களில் புலவர்கள் ஆராய்ச்சியே செய்திருக்கிறார்கள். நம் மக்கள் அரிசியைச் செழிப்பின் அடையாளமாகப் பார்க்கிறார்கள். அதனால்தான் பிறப்பு முதல் இறப்புவரை எல்லாச் சடங்குகளிலும் அரிசி பிரதானமாக இருக்கிறது.

உலகில் 50% மக்கள் சாப்பிடக்கூடிய உணவாக அரிசி இருக்கிறது. சோளம், கோதுமைக்கு அடுத்து உலகத்தில் அதிகம் உற்பத்தியாகும் தானியமும் அரிசிதான். சோளமும் கோதுமையும் உணவு தாண்டி வேறு பல பயன்பாடுகளுக்காகவும் விளைவிக்கப்படுகின்றன. எனவே, உணவுக்கென்று உலகில் அதிகம் விளைவிக்கப்படுவது அரிசிதான்.

அரிசியின் வகைகள் பற்றி நிறைய பேசுகிறோம். சிவப்பரிசி, கறுப்பரிசி, கைக்குத்தல் அரிசிகள் பற்றியெல்லாம்கூட அறிந்திருக்கிறோம். அரிசியின் அடிப்படை பாகங்களைத் தெரிந்துகொண்டால்தான், ஒவ்வோர் அரிசியிலும் என்னென்ன வித்தியாசங்கள் இருக்கின்றன என்று தெரிந்துகொள்ள முடியும். அரிசியின் முழுமையான வடிவம் நெல். அரிசிக்கு வெளியே இருக்கும் உமியை நம்மால் மென்று சாப்பிட்டு ஜீரணம் செய்ய முடியாது. அதனால் அதை நீக்கிவிடுகிறோம். உமிக்குக் கீழே அரிசியில்

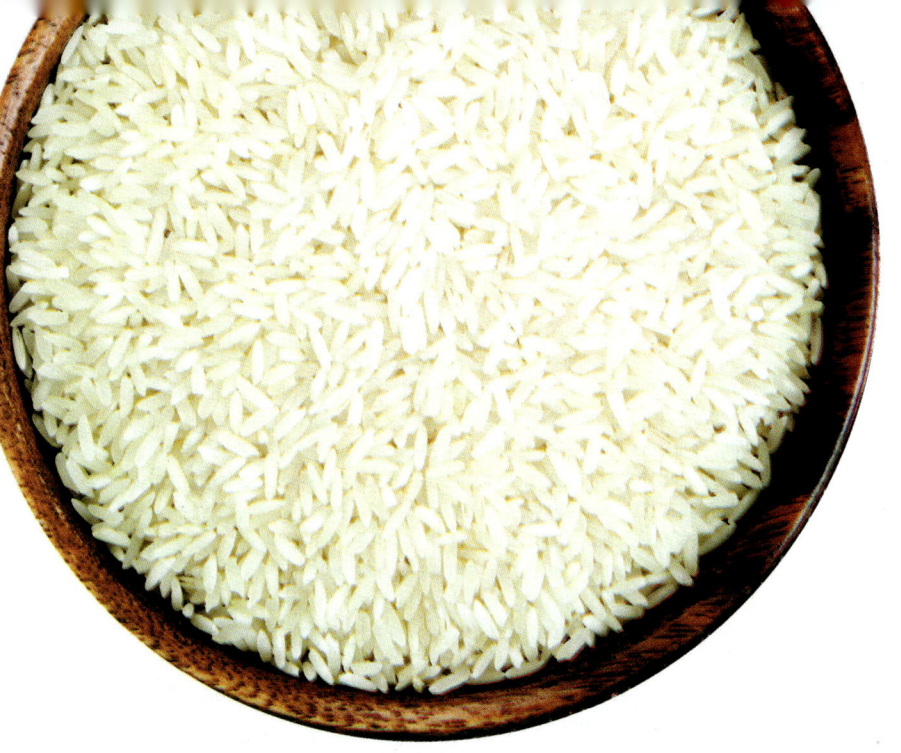

bran, germ எனச் சில லேயர்கள் இருக்கின்றன. அந்த லேயர்களைத்தான் நாம் தவிடு என்கிறோம். நெல்லை மில்லில் அரைக்கும்போது உமியோடு சேர்த்து தவிட்டையும் நீக்கும்போது கிடைப்பதுதான் வெள்ளை அரிசி. அதுதான் பச்சரிசி. உமியை மட்டும் நீக்கிவிட்டுத் தவிட்டை நீக்காமல் அரைத்து எடுத்தால் அது பிரௌன் அரிசி. இது கோதுமை மாதிரி நறுக்கென்று இருக்கும். வேகவும் அதிக நேரம் எடுக்கும்.

கைக்குத்தல் என்ற நம் பாரம்பர்ய முறையில், அரிசியில் தவிட்டு லேயர்கள் முழுமையாக நீங்குவதில்லை. அவற்றின் ஒரு பகுதி அரிசியில் ஒட்டியிருக்கும். அரிசியின் தவிட்டு லேயரில் நிறைய சத்துகள் உள்ளன. அதைத்தாண்டி உள்ளே இருக்கக்கூடிய endosperm எனப்படும் ஸ்டார்ச் பகுதியில் பெரும்பாலும் மாவுச்சத்தும் ஓரளவு புரதச்சத்தும் இருக்கின்றன. வைட்டமின் மாதிரியான எந்தச் சத்துகளும் அதில் இல்லை. முக்கியமான வைட்டமின்கள், தாதுப் பொருள்கள் தவிட்டுப் பகுதியில்தான் இருக்கின்றன.

பிரௌன் அரிசியின் சுவை பலருக்குப் பிடிப்பதில்லை. தவிட்டை எடுத்துவிட்டு வெள்ளை அரிசியாக

அரிசி வில்லன் இல்லை... வேறு யார் வில்லன்?

சர்க்கரை நோய்க்கு அரிசி காரணமில்லை என்றால் வேறென்ன காரணம்? இதற்கு விடைகாண Lanset இதழ் செய்த இன்னொரு ஆய்வின் முடிவையும் நாம் கருத்தில் எடுத்துக்கொள்ள வேண்டும். Epidemiological transition level (ETL) என்று ஒன்று உண்டு. வசதி வாய்ப்புகள், முன்னேற்றங்கள் எங்கெல்லாம் வந்திருக்கிறதோ அங்கெல்லாம் சர்க்கரை நோய் அதிகம் இருக்கிறது. இந்தியாவிலேயே கேரளாவும் தமிழகமும்தான் அதிகம் வளர்ந்த மாநிலங்கள். அதனால்தான் இங்கு சர்க்கரை நோய் அதிகமாக இருக்கிறது. பஞ்சாப், டெல்லி, கோவாவும் ஓரளவுக்கு வளர்ச்சியை எட்டிய மாநிலங்கள் என்பதாலேயே அங்கும் சர்க்கரை நோய் அதிகமாக இருக்கிறது. ஒடிசா போன்ற மாநிலங்களில் அரிசி அதிகம் உட்கொண்டாலும் சர்க்கரை நோய் குறைவாகவே இருப்பதற்கு அங்கிருக்கும் மக்கள் அதிகம் உழைப்பதுகூட காரணமாக இருக்கலாம். வளர்ந்த மாநிலங்களில் நகரமயமாதல் அதிகமாக இருக்கிறது. பேக்கரி, ஃபாஸ்ட் புட் உணவுகள் பரவலாகக் கிடைக்கின்றன. வசதிகளும் வாய்ப்புகளும் அதிகரிப்பதால் உடல் உழைப்பு குறைகிறது. பிலிப்பைன்ஸ், வியட்நாம் போன்ற நாடுகளில் இயற்கையுடன் ஒன்றிய வாழ்க்கைமுறை இருப்பதால்கூட சர்க்கரை நோய் குறைவாக இருக்கலாம்.

கைக்குத்தல் அரிசி: பெரிய வித்தியாசம் இல்லை!

மாவுச்சத்து குறித்து ஒரு வதந்தி நம்மிடையே உள்ளது. "கைக்குத்தல் பிரௌன் அரிசியில் மாவுச்சத்தே கிடையாது, அதை எவ்வளவு வேண்டுமானாலும் சாப்பிடலாம்" என்பார்கள். அப்படிக் கிடையாது. மில்லில் அரைக்கப்பட்ட, லேயர் நீக்கப்பட்ட 100 கிராம் பச்சரிசியில் 78 கிராம் மாவுச்சத்து உண்டென்றால், புழுங்கல் அரிசியில் 77 கிராம் உள்ளது. கைக்குத்தல் அரிசியில் 76 கிராம் உள்ளது. இதுவே, 'தவிட்டுடன் இருக்கக்கூடிய சத்துகள் நிறைந்தது' என்று சொல்லப்படுகிற பிரௌன் அரிசியிலும் 74 கிராம் மாவுச்சத்து இருக்கிறது.

எனவே பிரௌன் அரிசியின் சுவை பிடிக்கவில்லை என்பவர்கள் புழுங்கல் அரிசிக்கு மாறிவிடலாம். அதில் வைட்டமின் சத்துகள் அனைத்தும் கிடைத்துவிடும். ஆனால், எதுவாக இருந்தாலும் அளவாகச் சாப்பிட வேண்டும். எந்த அரிசியாக இருந்தாலும், மாவுச்சத்திலும் நார்ச்சத்திலும் பெரிய வித்தியாசம் இல்லை.

சாப்பிட்டால் சத்துகளே இல்லை. அரிசி வெள்ளையாகவும் இருக்கவேண்டும்... சத்துகளையும் கொண்டிருக்க வேண்டும் என்பதற்காக அந்தக் காலத்திலேயே நம் தமிழ்நாட்டில் புழக்கத்தில் இருந்த அறிவியல்பூர்வமான அரிசித் தயாரிப்பு முறைதான் புழுங்கல் அரிசி.

புழுங்கல் அரிசியில் நெல்லை வேகவைத்து உணவாக மாற்றிவிடுகிறோம். உமிக்குள் இருக்கிற பகுதி நன்றாக வெந்துவிடும். அதன்பிறகு காயவைப்பார்கள். பின்னர்

தவிடு நீக்கப்படும். பச்சரிசி, புழுங்கலரிசி இரண்டிலேயும் தவிடு கிடையாது. ஆனால் புழுங்கல் அரிசியில், நெல்லை வேகவைப்பதால் தவிட்டில் இருக்கக்கூடிய முக்கியமான சத்துகள் par-boiling என்ற ப்ராசஸ் மூலம் உள்ளிருக்கக்கூடிய endosperm-ல் போய்ப் படிந்துவிடுகின்றன. எவ்வளவு அறிவியல்பூர்வ முறையை நம் முன்னோர்கள் கண்டுபிடித்திருக்கிறார்கள் பாருங்கள்.

பெரும்பாலும் நாம் புழுங்கல் அரிசியைத்தான் உபயோகிக்கிறோம். பொங்கல் போன்ற ஒன்றிரண்டு சிறப்பு உணவுகளுக்குத்தான் பச்சரிசியைப் பயன்படுத்துகிறோம். ஆனால், ஆந்திராவிலும் பெரும்பாலான வடமாநிலங்களிலும் பச்சரிசியையே பெரும்பாலும் பயன்படுத்துகிறார்கள். வெள்ளை அரிசியாகவே இருந்தாலும் புழுங்கல் அரிசியைப் பயன்படுத்துவதால் வைட்டமின் முதலிய சத்துகள் நமக்குக் கிடைத்துவிடுகின்றன.

அரிசி மூலம் கிடைக்கும் அடிப்படைச் சத்து, கார்போஹைட்ரேட் எனப்படும் மாவுச்சத்து. 100 கிராம் வேகவைக்காத அரிசியில் 78 கிராம் மாவுச்சத்து இருக்கிறது. 345 கலோரிகள் தருகிறது. அதுமட்டுமல்ல, 6.8 கிராம் நல்ல புரதங்கள் இருக்கின்றன. புரதச்சத்துக்கு உதாரணமாகக் காட்டக்கூடிய பருப்பு வகைகளில் 100 கிராமுக்கு 18-20 கிராம்தான் புரதம் இருக்கிறது. பருப்பில் இருக்கும் புரதத்தில் கிட்டத்தட்ட 40% அரிசியிலும் இருக்கிறது. அரிசியில் இவ்வளவு புரதங்கள் இருப்பது நிறைய பேருக்குத் தெரியாத விஷயம். கொழுப்புச்சத்து அரிசியின் bran லேயரில் மட்டும் இருக்கிறது. அந்த லேயரை நீக்கும்போது அந்தச் சத்து பெரும்பகுதி நீங்கிவிடுகிறது.

100 கிராம் பாலீஷ் செய்யப்பட்ட வெள்ளை அரிசியில் 2.8 கிராம் மட்டுமே நார்ச்சத்து உள்ளது. பாலீஷ் செய்யப்பட்ட வெள்ளை அரிசியில் B1, B2 வைட்டமின்கள், பாஸ்பரஸ் மற்றும் இரும்புச்சத்துகள் மிகவும் குறைவு. ஆனால், தவிடு நீக்காத கைக்குத்தல் அரிசியில் மேற்கூறிய சத்துகள் பாலீஷ் செய்யப்பட்ட அரிசியைவிட 2 மடங்கு அதிகமாக இருக்கின்றன. இதுவே, பாலீஷ் செய்யப்படாத கைக்குத்தல் பச்சரிசிக்கு நிகரான சத்துகள் வெள்ளைப் புழுங்கல் அரிசியில் கிடைக்கின்றன. லேயர் நீக்கப்பட்ட பச்சரிசியில்

2.8 கிராம் நார்ச்சத்து இருக்கிறதென்றால் புழுங்கல் அரிசியில் 3.8 கிராம் இருக்கிறது. இதே கைக்குத்தல் அரிசியில் 4.4 கிராம் நார்ச்சத்து இருக்கிறது. எனவே கைக்குத்தல் அரிசியில்தான் அதிக அளவு நார்ச்சத்து இருக்கிறது என்று சொல்வது சரியல்ல. வெள்ளைப் புழுங்கல் அரிசிக்கும் கைக்குத்தல் அரிசிக்கும் பெரிய வித்தியாசமில்லை.

சரி, அதிகரித்து வரும் உடல் பருமனுக்கும் சர்க்கரை நோய்க்கும் அரிசிதான் காரணமா? இந்தக் கேள்விக்கு விடைதேடும் முன்பாக, இந்த இரு நோய்களும் அரிசி அதிகம் சாப்பிடும் பகுதிகளில் மட்டும்தான் அதிகமாக இருக்கின்றனவா என்று பார்க்க வேண்டும்.

'Per capita consumption' என்ற ஒரு தனி மனிதர் ஓராண்டுக்கு எடுத்துகொள்ளும் அளவீட்டு அடிப்படையில், அதிகம் அரிசியைப் பயன்படுத்தும் மாநிலங்கள் ஆந்திராவும் தெலங்கானாவும். இரண்டாவது ஒடிசா, மூன்றாவது இடத்தில் தமிழகம் இருக்கிறது. அதற்கடுத்த இடங்களில்தான் கர்நாடகா, கேரளா, மேற்கு வங்காளம் இருக்கின்றன. அசாம், அருணாசலப்பிரதேசம், மேகாலயா, நாகாலாந்து, மணிப்பூர், திரிபுரா, மிசோரம் போன்ற வடகிழக்கு மாநிலங்களிலும் தமிழ்நாடு, ஆந்திராவுக்கு நிகராக அரிசியைப் பயன்படுத்துகிறார்கள்.

இந்திய மருத்துவ ஆராய்ச்சிக் கழகம் 'ICMR-INDIAB' என்ற பெயரில் ஓர் ஆய்வை நடத்தியது. மிகப்பெரும் அளவில் நடத்தப்பட்ட இந்த ஆய்வு, இந்தியா முழுவதும் சர்க்கரை நோய் எந்த அளவு தாக்கத்தை ஏற்படுத்தியிருக்கிறது என்பதைக் கண்டறிவதற்கானது. 2017-ம் ஆண்டு அதன் முடிவுகள் வெளிவந்தன. அதேபோல 'Lancet' எனும் மருத்துவ ஆராய்ச்சி இதழும், இந்தியாவில் சர்க்கரை நோயின் தாக்கம் குறித்து ஆய்வு செய்து 2015-ல் முடிவுகளை வெளியிட்டது. இவை இரண்டுமே நம்பத்தகுந்த மிக முக்கிய ஆய்வுகள்.

அந்த ஆய்வு முடிவுகளின்படி, இந்தியாவில் அதிக சர்க்கரை நோய் இருக்கக்கூடிய மாநிலங்களில் கேரளாவுக்கு முதல் இடம்; தமிழ்நாட்டுக்கு இரண்டாவது இடம். தமிழகத்தில் 100-ல் 10 பேருக்கு சர்க்கரை நோய் இருக்கிறது. இவற்றுக்கு நிகரான இடத்தில் கோவாவும் டெல்லியும் இருக்கின்றன. அதைவிட அதிக பாதிப்பு சண்டிகரில்.

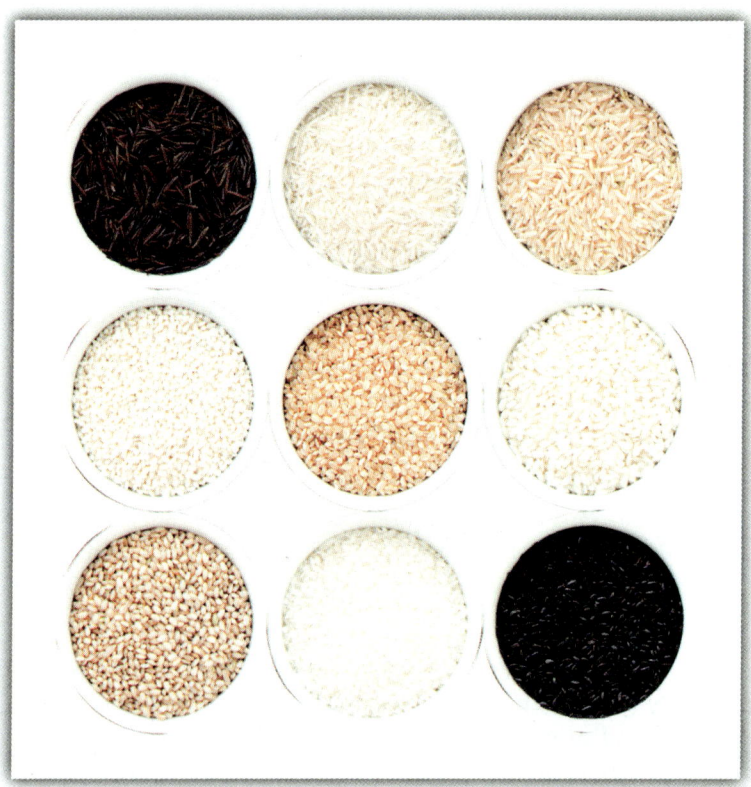

சண்டிகருக்கு இணையான இடத்தில் பஞ்சாப் இருக்கிறது. அதற்கடுத்த இடத்தில் ஆந்திரா இருக்கிறது.

கேரளாவும் தமிழகமும் அரிசியைப் பிரதான உணவாகக் கொண்ட மாநிலங்கள். ஆனால் பஞ்சாப்பிலும் சண்டிகரிலும் கோதுமைதான் முக்கிய உணவு. "அரிசி வேண்டாம்... கோதுமை சாப்பிடுங்கள்... சர்க்கரை நோய் வரவே வராது" என்று இங்கே கூக்குரல் இடுகிறார்கள். ஆனால் அதிகம் கோதுமை சாப்பிடும் டெல்லியிலும் பஞ்சாப்பிலும் சண்டிகரிலும் தமிழகத்துக்கு நிகராக சர்க்கரை நோய் இருக்கிறது. நமக்கிணையாக அரிசி பயன்படுத்தும் ஒடிசாவில் சர்க்கரை நோய் பாதிப்பு இங்கிருப்பதைவிடப் பாதிதான். அரிசிதான் சர்க்கரை நோய்க்கு காரணம் என்றால் தமிழ்நாடு, கேரளா, ஒடிசா மற்றும் வடகிழக்கு மாநிலங்கள் சர்க்கரை நோயின் மையங்களாக இருந்திருக்க வேண்டும்.

பஞ்சாப் போன்ற கோதுமை அதிகம் சாப்பிடக்கூடிய மாநிலங்களில் பாதிப்பு குறைவாக இருந்திருக்க வேண்டும். ஆனால், பஞ்சாப்பில் சர்க்கரை நோய் அதிகமாகவும், அரிசி சாப்பிடும் வடகிழக்கு மாநிலங்கள், மேற்கு வங்காளத்தில் மிகக்குறைவாகவும் இருக்கிறது. உண்மையில், அரிசிக்கும் சர்க்கரை நோய்க்கும் நேரடியான தொடர்பு உண்டு என்று சொல்ல ஆதாரங்களே இல்லை.

மக்கள்தொகை அடிப்படையில் பார்த்தால், இந்தியாவை விட அதிக சர்க்கரை நோய் பாதிப்பு இருக்கும் நாடு அமெரிக்கா. அமெரிக்காவையும் விட 20% முதல் 25% வரை பாதிப்பு அதிகமுள்ளது அரபு நாடுகளில்தான். அங்கு அரிசியின் பயன்பாடு மிகவும் குறைவு.

இந்தியாவைவிட 2 மடங்கு அதிகமாக அரிசிப் பயன்பாடு இருப்பது இந்தோனேசியா, வியட்நாம், தாய்லாந்து, மலேசியா, சீனா மற்றும் பிலிப்பைன்ஸ் நாடுகளில். இவற்றில் சீனா, மலேசியாவில் மட்டுமே சர்க்கரை நோய் பாதிப்பு அதிகம்.

அரிசி அதிகம் சாப்பிடுவதே சர்க்கரைநோய்க்கு காரணம் என்பது முற்றிலும் தவறான வாதம் என்பது ஆதாரங்களின் வழி தெளிவாகிவிட்டது. அப்படியென்றால், கறுப்பு கவுனி, மாப்பிள்ளைச் சம்பா போன்ற பாரம்பர்ய அரிசி வகைகளைச் சாப்பிட்டால் உடலுக்கு நல்லது என்கிறார்கள். சர்க்கரை நோயை இந்த அரிசி வகைகள் குறைக்கும் என்றும் சொல்கிறார்கள். அது உண்மையா? அந்த அரிசிகளில் என்னென்ன சத்துகள் இருக்கின்றன? கிளைசீமிக் இன்டெக்ஸ் என்றெல்லாம் சொல்கிறார்களே, அப்படி என்றால் என்ன? அரிசியைச் சமைத்துச் சாப்பிடும் சரியான முறை என்ன?

அடுத்து இவற்றையெல்லாம் அலசுவோம்.

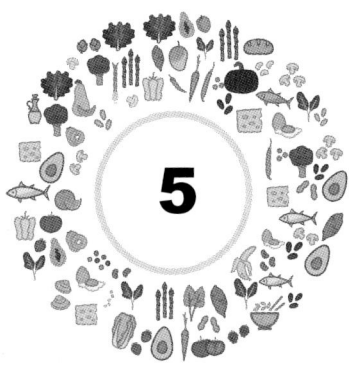

5

அரிசியைப் பற்றிய அடிப்படையான சில விஷயங்களை பார்த்தோம். சாதாரண அரிசிக்கும் பாரம்பர்ய அரிசிகளுக்கும் என்ன வித்தியாசம்? காட்டுயானம், மாப்பிள்ளைச் சம்பா போன்ற பாரம்பர்ய அரிசிகள் பற்றிச் சொல்லப்படும் அற்புதங்கள் எல்லாம் உண்மைதானா? ஆராய்வோம்.

தற்போதுள்ள பதிவுகளின்படி இந்தியாவில் சுமார் 6,000 அரிசி வகைகள் பயிரிடப்படுகின்றன. அதேநேரம் தமிழ்நாட்டில் மட்டுமே ஒரு லட்சம் அரிசி வகைகள் இருந்ததாகப் பதிவுகள் இருக்கின்றன. பசுமைப் புரட்சிக்குப் பிறகு, குறிப்பிட்ட சில அரிசி வகைகள் முன்னிறுத்தப்பட்டதால் பாரம்பர்ய வகைகள் கிட்டத்தட்ட இல்லாமலாகிவிட்டன.

நம் பாரம்பர்ய அரிசிகள் ஒவ்வொன்றுக்கும் ஒவ்வொரு கதை இருக்கிறது. கறுப்பு கவுனி அரிசி பற்றி இப்போது பரவலாகப் பேசப்படுகிறது. அது இந்திய ரகமல்ல, சீனாவிலிருந்து வந்தது. அங்கு இதை 'Emperor's black rice' அல்லது 'Forbidden rice' (தடை செய்யப்பட்ட அரிசி)

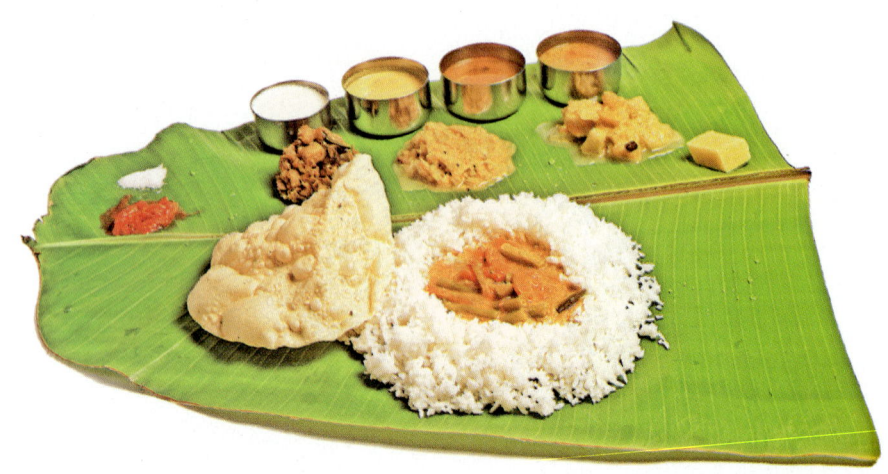

என்பார்கள். அந்த அரிசியின் கறுப்பு நிறத்தில் நிறைய மருத்துவக் குணங்கள் ஒளிந்திருப்பதாக நம்பப்பட்டது. அரசர்களும் பெரிய மனிதர்களும் மட்டுமே அதைச் சாப்பிட முடியும். சாதாரண மக்கள் அதைத் தொடக்கூட உரிமை கிடையாது. அதனால்தான் இதற்கு 'தடை செய்யப்பட்ட அரிசி' என்று பெயர் வந்தது.

சிவப்பு நிறத்தில் இருக்கும் மாப்பிள்ளைச் சம்பா அரிசிக்கும் ஒரு கதை இருக்கிறது. அந்தக் காலங்களில் நம் கிராமப்புறங்களில் மாப்பிள்ளைக் கல் என்று ஒன்று இருக்கும். மிகப்பெரிதாக இருக்கக்கூடிய அந்த மாப்பிள்ளைக் கல்லைத் தூக்கிக் கீழே போட்டால்தான் அந்த ஆண் கல்யாணம் செய்வதற்கே தகுதியானவர். மாப்பிள்ளைக் கல்லைத் தூக்கும் அளவுக்கு இளவட்டங்களின் உடலைத் தேற்றுவதற்கு மாப்பிள்ளைச் சம்பா அரிசிதான் சமைத்துப் போடுவார்களாம். அந்த அளவுக்குச் சத்துள்ள அரிசி என்கிறார்கள் இதை.

இன்று நம் உணவில் பாரம்பர்ய அரிசிகளின் பயன்பாடு அதிகரித்துள்ளது. இவற்றில் மருத்துவக் குணம் இருப்பது உண்மைதானா என்பதை அறிவியல்பூர்வமாக அலசி ஆராய வேண்டியுள்ளது. அரிசியில் பிரதானமாக இருப்பது மாவுச்சத்துதான் என்று சென்ற அத்தியாயத்தில் பார்த்தோம். நம் பாரம்பர்ய அரிசி வகைகளில் மாவுச்சத்து குறைவாக

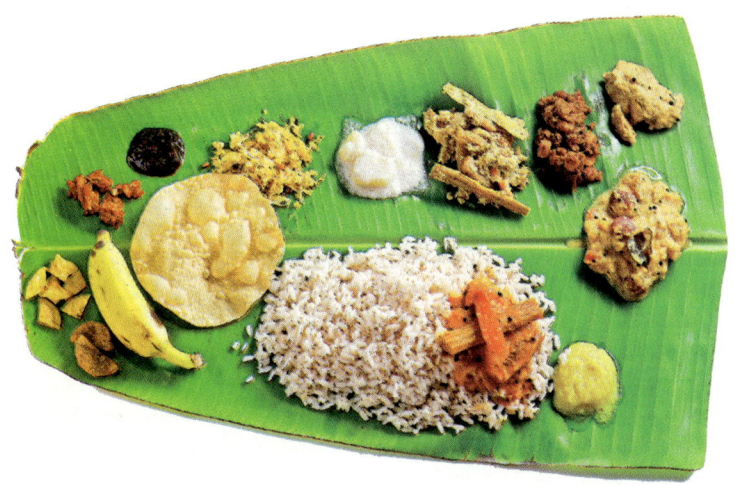

இருக்கிறதா என்று கேட்டால், இல்லை என்பதுதான் உண்மை. 'பாலீஷ் செய்யப்பட்ட 100 கிராம் வெள்ளை அரிசியில் 78 கிராம் மாவுச்சத்து இருக்கிறது; பிரௌன் அரிசியில் 75 கிராம் மாவுச்சத்து இருக்கிறது' என்பதைப் பார்த்தோம். மாப்பிள்ளைச் சம்பா போன்ற சிவப்பு அரிசிகளிலும் 75 கிராம் மாவுச்சத்துதான் உள்ளது. கறுப்பு கவுனியில் 77 கிராம் மாவுச்சத்து இருக்கிறது. கேரள மக்கள் ரோஸ் நிறத்தில் சாப்பிடுகிறார்களே, சிவப்பு மட்டை அரிசி... அதிலும் அதே அளவுதான்.

சரி, நார்ச்சத்துக்கு வருவோம். பாலீஷ் செய்யப்பட்ட வெள்ளை அரிசியில் 1.5 முதல் 2 கிராம் வரை நார்ச்சத்து இருக்கிறது. சிவப்பு அரிசியில் 4 கிராம் வரை இருக்கிறது. கேரளாவின் சிவப்பு மட்டை அரிசியிலும் அதே அளவுதான். ஆனால் 100 கிராம் கறுப்பு கவுனி அரிசியில் 7 கிராம் வரை நார்ச்சத்து இருக்கிறது. மற்ற எல்லா அரிசி வகைகளைவிடவும் இதில் நார்ச்சத்து கொஞ்சம் அதிகம். அதைப் பெரிய வித்தியாசமாகச் சொல்ல முடியாது. பிறகெப்படி இந்தப் பாரம்பர்ய அரிசிகளைச் சாப்பிட்டால் உடல் பருமனாகாது, சர்க்கரை நோய் வராது, நோய்கள் தீரும் என்றெல்லாம் சொல்கிறார்கள்?

இதைப்பற்றித் தெரிந்துகொள்வதற்கு முன்பு Glycemic Index என்ற அறிவியல் பதத்தைப் பற்றி நாம் தெரிந்துகொள்ள

நிறம் காரணம் இல்லை!

அரிசியை எந்த அளவுக்கு அதிகமாக பிராசஸ் செய்கிறோமோ அந்த அளவுக்கு அதிகமாகச் சாப்பிடுவோம். குறைவாக பிராசஸ் செய்யப்பட்ட அரிசிகளை நம்மால் அதிகமாகச் சாப்பிட முடியாது. அந்த ஒரு விஷயத்தைத் தவிர, தானியங்களின் நிறங்களால் பெரிய பலன்கள் இல்லவே இல்லை. சிவப்பு அரிசியோ, கறுப்பு கவுனியோ, அவற்றின் நிறங்களுக்குக் காரணம் 'anthocyanin' என்று சொல்லப்படும் ஒரு நிறமிதான். அரிசிகளில் மட்டுமன்றி வேறு பல உணவுகளிலும் இது இருக்கிறது. கறுப்பு கவுனி அரிசியைவிட பிளாக்பெர்ரி, ராஸ்பெர்ரி போன்ற பெரிவகைப் பழங்களில் இந்த நிறமி 10% அதிகமாகவே இருக்கிறது. இந்த நிறமி 'ஆன்டி ஆக்சிடன்ட்' என்று சொல்லப்படுகிறது. இதுகுறித்து விரிவாக ஆராய்ச்சிகளும் நடந்துள்ளன. இதன் ஆன்டி ஆக்சிடன்ட் தன்மை பரிசோதனைக்கூடங்களில் வெளிப்பட்டாலும் உணவாக உட்கொள்ளும்போது 95 சதவிகிதத்துக்கு மேல் அது காணாமல்போய்விடுகிறது என்று கண்டறியப்பட்டுள்ளது. எனவே, நிறம் கொண்டிருக்கும் அரிசி வகைகள் அமோகமானவை; ஆரோக்கியமானவை என்றெல்லாம் எண்ணி சாப்பிடத் தேவையில்லை.

எந்த அரிசி சாப்பிட்டாலும் அளவாகச் சாப்பிட வேண்டும், அவ்வளவுதான். விலைகளை ஒப்பிட்டுப் பார்த்தால் சாதாரணப் புழுங்கல் அரிசியைவிட பாரம்பர்ய அரிசிகளின் விலை தற்போதைய நிலையில் நான்கைந்து மடங்கு கூடுதலாகவே இருக்கிறது. எனவே விலை அதிகமான கறுப்பு கவுனி அல்லது சிவப்பரிசி 250-300 கிராம் சாப்பிடுவதைவிட, சாதாரண வெள்ளை அரிசியை 150 கிராம் எடுத்துக்கொண்டு அத்துடன் 300 முதல் 400 கிராம் வரை காய்கறிகள் எடுத்துக்கொள்வது, அதே அளவு அல்லது அதைவிட அதிக அளவு பயன்களைத் தரும்.

வேண்டும். நாம் மூன்று வேளை சாப்பிடுகிறோம். அப்படிச் சாப்பிடும் உணவு இரண்டு மணி நேரத்துக்குப் பிறகு நம் உடலில் உள்ள சர்க்கரை அளவை அதிகப்படுத்தும். இன்சுலின் என்ற ஹார்மோன் உற்பத்தியாகி, சர்க்கரையை எரிசக்தியாக மாற்றி அதைச் சரிகட்டும். இது நம் உடலில் நிகழும் அடிப்படை நிகழ்வு. ரத்தத்தில் உள்ள சர்க்கரை அளவை ஓர் உணவு எந்த அளவுக்கு வேகமாக அதிகப்படுத்துகிறது என்பதைத்தான் நாம் *Glycemic Index* என்ற அளவீட்டைக் கொண்டு குறிப்பிடுகிறோம்.

இதைப் புரிந்துகொள்ள ஓர் எளிய உதாரணம்... ஒரு காரியத்துக்காக தீப்பற்ற வேண்டும் என்று வைத்துக் கொள்வோம். சிறிதளவு பெட்ரோல் ஊற்றிப் பற்ற வைத்தால் குபுகுபுவென்று உடனடியாகத் தீப்பற்றிக்கொள்ளும். கவனம்

இல்லை என்றால் சர்வ நாசம் ஆகிவிடும். ஆனால் பெட்ரோல் காலியானவுடன் தீ அணைந்துவிடும். இந்தத் தீ எந்த நல்ல விஷயத்துக்கும் உதவாது. இதே காய்ந்த மரக்கட்டையில் மெதுவாகத்தான் தீப்பிடிக்கும். தீ அணைவதற்கு மிகவும் நேரமாகும். நீண்ட நேரம் நிதானமாக எரியும். அந்தத் தீயை வைத்து சமையலோ அல்லது வேறு காரியங்களோ செய்யலாம்.

நான் கூறிய உதாரணத்தில் தீ பற்றி எரியும் வேகத்தை *Glycemic Index* என்று நினைத்துக்கொள்ளுங்கள்.

சுத்தமான குளுக்கோஸின் *Glycemic Index 100.* அதாவது பெட்ரோலைப்போல வெகுவிரைவில் சர்க்கரையின் அளவை ரத்தத்தில் அதிகப்படுத்தும். அதே வேகத்தில் சர்க்கரை அளவுகள் குறைந்து, இரண்டே மணி நேரத்தில் மீண்டும் பசியை அதிகப்படுத்தி நம்மை அதிகம் சாப்பிடச் செய்யும்.

தீப்பற்றும் தன்மை உள்ள ஒவ்வொரு பொருளையும் நாம் பெட்ரோலுடன் ஒப்பிட்டுச் சொல்ல முடியும். அதேபோல உணவுகள் சர்க்கரை அளவை எந்த அளவுக்கு அதிகப்படுத்தும் என்பதை குளுக்கோஸின் அளவோடு ஒப்பிட்டுச் சொல்வதுதான் *Glycemic Index.*

ஓர் உணவின் கிளைசீமிக் இன்டெக்ஸ் *70-*க்கு மேல் இருந்தால் அது சர்க்கரை நோயாளிகளுக்கு உகந்த உணவு இல்லை என்று சொல்லப்படுகிறது. பெட்ரோல் தீப்போல மிக வேகமாக சர்க்கரை அளவுகளை அதிகப்படுத்தும் என்று அர்த்தம். அதுவே *55* முதல் *70*க்குள் இருந்தால் அது மிதமான வேகத்தில் சர்க்கரையின் அளவை அதிகரிக்கும். மண்ணெண்ணெய்போல என்று வைத்துக்கொள்வோம். *55-*க்குக் குறைவாக ஓர் உணவின் *Glycemic Index* இருந்தால் அது சர்க்கரையின் அளவை ரத்தத்தில் மெதுவாகவே அதிகரிக்கும். காய்ந்த மரக்கட்டைகளைப்போல என்று நினைத்துக்கொள்ளுங்கள். எனவே இது சர்க்கரை நோயாளிகளுக்கு உகந்த உணவு.

இந்த கிளைசீமிக் இன்டெக்ஸ் ஒவ்வோர் அரிசி வகையிலும் எவ்வாறு இருக்கிறது?

பாலீஷ் செய்யப்பட்ட வெள்ளை அரிசியின் *Glycemic Index 66.* இந்த அரிசிகூட *Glycemic Index* அதிகமுள்ள

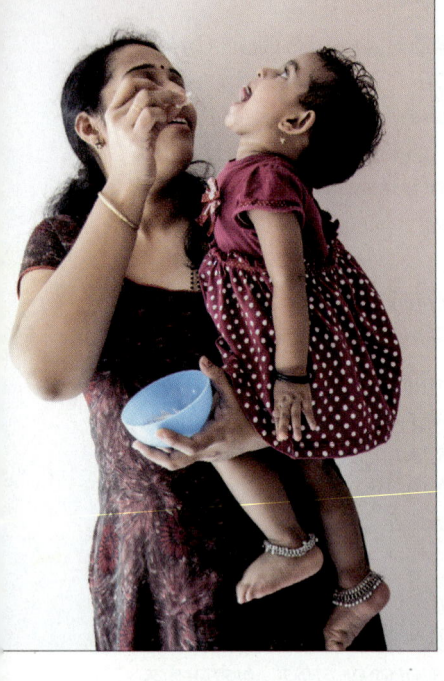

உணவுகளின் கீழ் வரவில்லை. பிரௌன், மாப்பிள்ளைச் சம்பா போன்ற அரிசிகளின் *Glycemic Index 55.* கைக்குத்தல் அரிசியின் *Glycemic Index* மேற்சொன்ன இரண்டுக்கும் நடுவில் வருகிறது. கறுப்பு கவுனி அரிசிதான் இருப்பதிலேயே குறைவான *Glycemic Index* கொண்டிருக்கிறது. வெறும் 42 மட்டுமே.

'அப்படி என்றால் நமது பாரம்பர்ய அரிசிக்கு மாறிவிடலாமா' என்று கேட்டால், அதில்தான் உள்குத்து இருக்கிறது.

இங்குதான் கிளைசீமிக் இன்டெக்ஸ் என்னும் அளவீட்டைவிட இன்னொரு முக்கியமான *Glycemic Load* என்னும் அளவீட்டைப் பற்றிப் புரிந்துகொள்ள வேண்டும். இந்த வார்த்தையை நீங்கள் பெரிதாக எங்கும் கேள்விப்பட்டிருக்க முடியாது. ஏனென்றால் எல்லோரும் கிளைசீமிக் இன்டெக்ஸ் பற்றியே பேசுகிறார்கள்.

ஒரு பொருளில் தீப்பற்றும் வேகத்தை, பற்றி எரியும் நேரத்தை கிளைசீமிக் இன்டெக்ஸ் என்று வைத்துக் கொண்டோமேயானால், அதில் இருக்கும் மொத்த எரிபொருளின் அளவையே நாம் கிளைசீமிக் லோடு என்று சொல்கிறோம்.

பெட்ரோல் குபுகுபுவென்று பற்றி எரியும், மரக்கட்டை மிக மெதுவாகப் பற்றி எரியும். இது சரி. ஆனால் ஒருபக்கம் ஒரே ஒரு மில்லி பெட்ரோலை எரிக்கிறோம். இன்னொரு பக்கம் ஒரு லாரி லோடு மரக்கட்டைகளைக் கொளுத்துகிறோம் என்று வைத்துக்கொள்ளுங்கள். எது அதிகமாக எரியும்? அதிகமாகத் தீப்பற்றும் தன்மை இருந்தாலும்கூட ஒரே ஒரு மில்லி பெட்ரோல் பெரிதாக எரியாது. மெதுவாகத் தீப்பற்றும் தன்மை இருந்தாலும்கூட, ஒரு லாரி லோடு மரக்கட்டைகள், சில பல நாள்கள் கொழுந்துவிட்டு எரியும்.

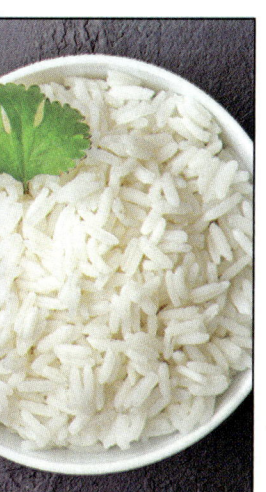 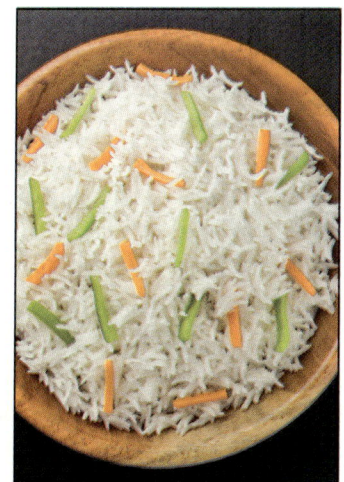 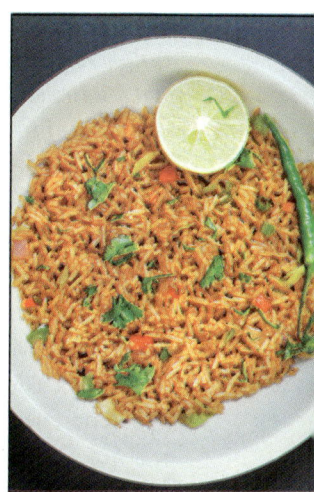

இதுதான் கிளைசீமிக் லோடு. வெறுமனே 'வேகமாக சர்க்கரை அளவை அதிகப்படுத்துகிறது, மெதுவாக சர்க்கரை அளவுகளை அதிகப்படுத்துகிறது' என்று பார்த்தால் மட்டும் போதாது. அதில் உள்ள மொத்த மாவுச்சத்து அளவுகளையும் நாம் கணக்கில் கொள்ளவேண்டும். அதுதான் சர்க்கரை அளவை அதிகரிக்கும் மிக முக்கிய காரணி. கிளைசீமிக் இன்டெக்ஸ் குறைவாக இருக்கிறது என்று நினைத்துக்கொண்டு, பாரம்பர்ய அரிசி வகைகளை ஃபுல் கட்டு கட்டினால், அது சர்க்கரை அளவுகளை நன்றாகவே உடலில் அதிகப்படுத்தும்.

உணவின் Glycemic Index உடன் அந்த உணவில் இருக்கும் மாவுச்சத்தின் அளவைப் பெருக்கி, கிடைக்கும் பதிலை நூறால் வகுக்கக் கிடைப்பதே அந்த உணவின் Glycemic Load அளவு. இந்தக் கணக்கீடு பற்றி நாம் குழப்பிக்கொள்ள வேண்டாம். 20-க்கு மேல் இருந்தால் மிக அதிகமான Glycemic Load என்றும், 10 முதல் 20-க்குள் இருந்தால் மிதமான Glycemic Load என்றும், 10-க்கும் குறைவாக இருந்தால் மிகக் குறைவான Glycemic Load என்றும் வரையறுக்கப்பட்டுள்ளது.

இந்தக் கணக்கீட்டின் அடிப்படையில் பார்த்தால், 100 கிராம் பாலீஷ் செய்யப்பட்ட வெள்ளை அரிசி, புழுங்கலரிசி ஆகியவற்றின் Glycemic Load அளவு 50-க்கு மேல் வருகிறது. பிரௌன் அரிசி, மாப்பிள்ளைச் சம்பா

போன்ற சிவப்பரிசிகளின் Glycemic Load 40. கறுப்பு கவுனி அரிசியின் Glycemic Load அளவு 30. வெள்ளை அரிசியுடன் ஒப்பிடுகையில் பிரௌன் அரிசி, சிவப்பரிசிகள், கறுப்பு கவுனி அரிசி இன்னும் கொஞ்சம் பரவாயில்லைதானே தவிர, மொத்தமாகப் பார்க்கும்போது எல்லா வகையான அரிசிகளும் பாரபட்சமில்லாமல் அதிக Glycemic Load கொண்டவையே. அதிகம் சாப்பிட்டால் சர்க்கரை அளவுகளை உடலில் நன்றாகவே அதிகப்படுத்தும்.

Glycemic Index, Glycemic Load இரண்டுக்கும் உள்ள வேறுபாட்டை உணர்த்தும் இன்னோர் உதாரணம்... கேரட்டின் Glycemic Index 92. கிட்டத்தட்ட குளுக்கோஸுக்கு நிகரான அளவு. எல்லா வகையான அரிசிகளைவிடவும் அதிகம். ஆனால் அதில் இருக்கும் மாவுச்சத்தின் அளவு ரொம்பவே குறைவு. 100 கிராம் கேரட் சாப்பிட்டால்கூட Glycemic Load 8 மட்டுமே. அதேபோல தர்ப்பூசணிப் பழம். அதன் Glycemic Index 80. ஆனால், Glycemic Load வெறும் 4 மட்டுமே. அதாவது கேரட்டும் தர்ப்பூசணியும் சாப்பிடுவது ஒரு மில்லி பெட்ரோலை வைத்துத் தீ வைப்பதுபோல. கிளைசீமிக் இன்டெக்ஸ் அதிகமாக இருப்பதுபோலத் தெரிந்தாலும், இதில் உள்ள மொத்த மாவுச்சத்தின் அளவு குறைவு என்பதால் கேரட்டும் தர்ப்பூசணியும் சாப்பிடுவது சர்க்கரை அளவை உடலில் அதிகப்படுத்தாது. அதேசமயம் பாரம்பர்ய அரிசிகளைக் கவளம் கவளமாகச் சாப்பிடுவது லாரி நிறைய மரக்கட்டைகளை எரிப்பதற்கு ஒப்பாகும். சர்க்கரை அளவையும் உடல் பருமனையும் அதிகப்படுத்திவிடும்.

உணவில் மாவுச்சத்து எவ்வளவு வேகத்தில் ஜீரணமாகி சர்க்கரை அளவுகளை அதிகப்படுத்துகிறது என்பதைவிட, மொத்தமாக எவ்வளவு மாவுச்சத்து இருக்கிறது, அதை எந்த அளவில் எடுத்துக்கொள்கிறோம் என்பதே மிக முக்கியம்.

சமீபத்தில் நண்பர் ஒருவர் கர்நாடகாவிலிருந்து வந்திருந்தார். அவரை எங்கள் ஊரிலிருக்கும் பிரபல உணவகம் ஒன்றுக்கு அழைத்துச்சென்றேன். அங்கு சோற்றைத் தட்டில் வைக்கமாட்டார்கள். முறத்தில்தான் தள்ளுவார்கள். அதைப் பார்த்த நண்பர், அந்த உணவகமே வேண்டாம் என்று பயந்து வெளியே ஓடிவந்துவிட்டார்.

அப்படியென்றால், பாரம்பர்ய அரிசி வகைகளைச் சாப்பிடுபவர்கள் அதனால் சர்க்கரை அளவு குறைகிறது, உடல் எடை குறைகிறது என்று சொல்வதன் காரணம் என்ன? பொய் சொல்கிறார்கள் என்று அர்த்தமா? இல்லை. அவையெல்லாமே பாலீஷ் செய்யப்படாத முழு தானியங்கள். அவற்றின் சுவை சுமாராகவே இருக்கும். எனவே, அவர்களை அறியாமலே அளவு குறைவாகச் சாப்பிடுவார்கள். அதனால் அந்த உணவின் Glycemic Load குறைவாகவே இருக்கும். அதுதான் உடல் எடை, சர்க்கரை அளவு குறைவதற்குக் காரணமாக இருக்கிறது. ஒருவேளை வெள்ளை அரிசி சாப்பிடுவதுபோல பாரம்பர்ய அரிசிகளையும் நிறைய சாப்பிட்டால் அவையும் உடல் பருமனையும் சர்க்கரை நோயையும் கண்டிப்பாக அதிகப்படுத்தும், சந்தேகமே கிடையாது.

சரி, ரேஷன் கடைகளில் தற்போது போடப்படுகிற செறிவூட்டப்பட்ட அரிசி சாப்பிடத் தகுந்ததா? அதன் நன்மை, தீமைகள் என்னென்ன? பொதுவாக அரிசியை எப்படிச் சமைத்து உண்ண வேண்டும்?

அடுத்து விடை தேடுவோம்!

6

முட்டைக்கு மட்டும் ரெண்டு அத்தியாயம்... அரிசிக்கு மூன்று அத்தியாயமா என்று சில நண்பர்கள் கேட்டார்கள். அரிசி பற்றித் தோண்டத் தோண்ட நிறைய விஷயங்கள் வருகின்றன. குறிப்பாக இன்னுமொரு முக்கியமான விஷயத்தைப் பற்றியும் பேசவேண்டியிருக்கிறது.

பாலீஷ் செய்யப்பட்ட அரிசி, கைக்குத்தல் அரிசி, பாரம்பர்ய அரிசிகள் குறித்தெல்லாம் பார்த்துவிட்டோம். செறிவூட்டப்பட்ட அரிசி என்று ஒன்று இருக்கிறது. 'மக்களுக்கான திட்டங்களில் இனி செறிவூட்டப்பட்ட அரிசியை வழங்கலாம்' என்று மத்திய அரசு கடந்த 2020 அக்டோபர் முதல் ஒருசில மாவட்டங்களில் நடைமுறைப் படுத்தி, ஏப்ரல் 8-ம் தேதி முதல் இந்தியா முழுவதும் பயன்பாட்டிற்குக் கொண்டுவர ஒப்புதலை வழங்கிவிட்டது. இனி அந்த அரிசி நம் வீடுகளில் அதிகம் புழங்கப்போகிறது.

இது என்ன செயற்கை அரிசியா? பிளாஸ்டிக் அரிசி பற்றியெல்லாம் சில வருடங்களுக்கு முன்னர் ஊரில் பீதி பரவிக்கொண்டிருந்தது அனைவருக்கும் தெரியும். இப்போது வந்துள்ள செறிவூட்டப்பட்ட அரிசி என்றால் என்ன?

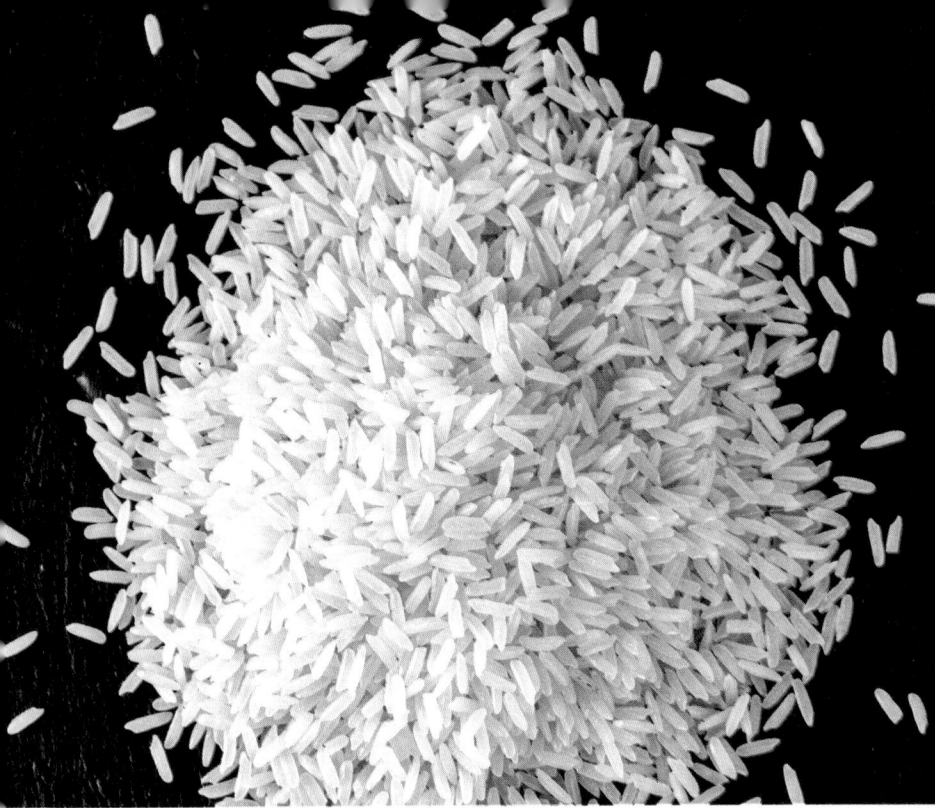

சாதாரண அரிசிக்குக் காலாவதி தேதியெல்லாம் இல்லை. செறிவூட்டப்பட்ட அரிசிக்கு ஏன் காலாவதி தேதி?

விரிவாகப் பார்க்கலாம்.

இந்தியாவில் சத்துக் குறைபாடு மிகப்பெரிய பிரச்னையாக வளர்ந்து வருகிறது. இரும்புச்சத்துக் குறைபாட்டால் பெரும்பாலான பெண்கள் ரத்த சோகை வந்து பாதிக்கப்படுகிறார்கள். அதிலும் நம் ஊரில் பிறக்கும் குழந்தைகள் பலர் உடல் எடை குறைவாக இருப்பதற்கு காரணம் கர்ப்பிணிப் பெண்களுக்கு இருக்கும் ரத்தசோகைதான். பலருக்கு போலிக் ஆசிட் சத்துக் குறைபாடு இருக்கிறது. குழந்தைகளுக்கு வரும் பல நரம்பு சார்ந்த பிறவிக் குறைபாடுகளுக்கு இந்த போலிக் ஆசிட் குறைபாடு காரணம். சைவம் சாப்பிடும் பலருக்கும் வைட்டமின் B12 குறைபாடு இருக்கிறது. இதனால் நரம்பு பாதிப்பும் ரத்த சோகையும் நிறைய பேருக்கு வருகிறது. இவைதவிர ஜிங்க், வைட்டமின் A, B1, B2, B3 எனப் பல வைட்டமின் குறைபாடுகள் நம்மில் பலருக்கு இருக்கின்றன.

சர்க்கரையைக் கூட்டாத சமையல் முறை!

சோறு வடிப்பதில் 'Half calorie rice' என்று ஒன்று உள்ளது. இந்தப் புதுவிதச் சோறு வடிக்கும் முறையை இலங்கையைச் சேர்ந்த சில ஆராய்ச்சியாளர்கள் நிரூபித்திருக்கிறார்கள். அரிசியோடு ஒரு ஸ்பூன் தேங்காய் எண்ணெய் சேர்த்து குக்கரில் சமைக்கவேண்டும். மிதமான சூட்டில் 30 முதல் 40 நிமிடங்கள் வரை வேகவைத்து விட்டு, வெந்து முடிந்த அந்த சாதத்தை 12 மணி நேரம் ப்ரிட்ஜில் வைத்துவிடவேண்டும். பின்னர் அதை லேசாக சூடு செய்து சாப்பிடலாம். இப்படிச் செய்வதன்மூலம், எளிதில் செரிக்கக்கூடிய 'digestible starch' நம் உடலால் செரிமானம் செய்ய முடியாத 'Indigestible starch'-ஆக மாறிவிடுகிறது. அதனால் ஸ்டார்ச் குளுக்கோஸாக மாறாது. உடலில் சர்க்கரை அளவையும் கூட்டாது. இதுதான் 'Half calorie rice.' இந்தச் சமையல் முறை 10% முதல் 50% கலோரிகளைக் குறைக்கிறது. ஆனால் நம் ஊரில் அதிகம் பயன்படுத்தப்படும் பொன்னி போன்ற அரிசிகளில் இந்த முறை எந்த அளவுக்குப் பலன் தரும் என்பதை முழுமையாக ஆராய்ச்சி செய்துதான் பார்க்கவேண்டும்.

இதுமாதிரியான சத்துக் குறைபாடுகளை நீக்க, அரிசியில் சத்துகளைச் சேர்த்துச் செறிவூட்டுகிறார்கள். தனியாக அந்த சத்துகளைக் கொடுக்கும் உணவுகளை நிறைய பேர் சாப்பிடுவதில்லை. இந்தச் செறிவூட்டப்பட்ட அரிசியைச் சமைத்துச் சாப்பிடும்போது அந்த சத்துகளும் உடலுக்குக் கிடைத்துவிடும் என்பதால் இப்படிச் செய்கிறார்கள்.

அரிசியைச் செறிவூட்ட உலகளாவிய அளவில் பல வழிமுறைகள் கையாளப்படுகின்றன. நம்மூரில் எப்படித் தயாரிக்கிறார்கள் என்று பார்க்கலாம். முன்பு, அரிசியின்மேல் கோட்டிங் மாதிரி இந்த சத்துகளைப் பூசிச் செறிவூட்டினார்கள். ஆனால் தண்ணீர் ஊற்றி அரிசியைக் களைந்தாலோ, ஊறவைத்தாலோ அந்தச் சத்துகள் காணாமல்போய்விடும். அதனால் அந்த நடைமுறையைக் கைவிட்டார்கள். இப்போது, அரிசியை மாவாக்கி, அதில் தேவையான வைட்டமின்கள், சத்துகளையெல்லாம் சேர்த்து '*extrusion*' என்ற முறைப்படி அந்த மாவை மீண்டும் அரிசியைப்போலவே செய்துவிடுகிறார்கள். பார்க்க சாதாரண அரிசியைப்போலவே இருக்கும். இதை வழக்கமான அரிசியோடு கலந்துவிடுவார்கள். எந்த அளவுக்கென்றால், 1 கிலோ சாதாரண அரிசியில் 10 கிராம் அளவுக்கு செறிவூட்டப்பட்ட அரிசியைச் சேர்ப்பது வழக்கமான ஓர் அளவீடு.

இந்த அரிசியின் மூலம் இந்தியாவைப் பீடித்திருக்கும் சத்துக்குறைபாட்டைப் போக்கிவிட முடியும் என்பது அரசின் நம்பிக்கை. இங்கு மட்டுமல்ல, பிலிப்பைன்ஸ், பப்புவா நியூ கினியா, பனாமா போன்ற பல நாடுகளில் செறிவூட்டப்பட்ட அரிசி பயன்பாட்டில் இருக்கிறது. அமெரிக்கா உட்பட சில நாடுகளில் இது கட்டாயமாகவும் ஆக்கப்பட்டிருக்கிறது.

செறிவூட்டப்பட்ட அரிசியை எப்படிச் சமைக்க வேண்டும் என்ற சந்தேகம் எழலாம். நாம் வழக்கமாக எப்படிச் சமைப்போமோ அப்படியே சமைக்கலாம். அப்படிச் சமைப்பதால் இதிலுள்ள சத்துகள் சிதையாது. இந்த அரிசிக்குக் காலாவதி தேதி இருப்பதற்கான காரணம், கிட்டத்தட்ட இது அரிசி வடிவில் இருக்கும் வைட்டமின் மாத்திரை. மாத்திரைக்கு எப்படிக் காலாவதி தேதி இருக்கிறதோ அதுபோலதான் செயற்கையாகத் தயாரிக்கப்படும் செறிவூட்டப்பட்ட அரிசிக்கும் இருக்கும்.

நம் ரேஷன் கடைகளில் வழங்கப்படும் அரிசியில் 1% மட்டுமே செறிவூட்டப்பட்ட அரிசி சேர்க்கப்படுகிறது. மக்கள் ரேஷனில் தரப்படும் இந்த அரிசியை தாராளமாக வாங்கிப் பயன்படுத்தலாம். உணவில் அதிக அளவில் காய்கறிகள் அல்லது அசைவ உணவுகள் சேர்த்துக்கொள்ள முடியாத, வசதியற்ற மக்களுக்கு இந்தச் செறிவூட்டப்பட்ட அரிசி மிகவும் உதவியாக இருக்கும். சத்துக் குறைபாட்டுக்கும் இது மிகப்பெரும் தீர்வு. அதனால் செறிவூட்டப்பட்ட அரிசி கட்டாயம் வரவேற்கத்தக்க ஒன்றுதான்.

செறிவூட்டும் தொழில்நுட்பம் உலக அளவில் பார்த்தால் பல படிகள் முன்னேறிவிட்டது. அரிசியின் மரபணுவிலேயே மாற்றம் செய்து செறிவூட்டும் அளவுக்கு விஞ்ஞானிகள் வேற லெவலுக்குச் சென்றுவிட்டார்கள். கேரட் ஆரஞ்சு நிறத்தில் இருப்பதற்கு, *beta carotenoid* என்ற ரசாயனம்தான் காரணமாக இருக்கிறது. அந்த ரசாயனம்தான் நம் உடம்பில் வைட்டமின்-A சத்தாக மாறுகிறது. ஆராய்ச்சியாளர்கள், அரிசியின் மரபணுவில் மாற்றம் செய்து அரிசியே ஆரஞ்சு நிறத்தில் விளையுமாறு உருவாக்கியிருக்கிறார்கள். கேரட்டில் இருக்கும் அளவுக்கு *beta carotenoid* இந்த அரிசியிலும் இருக்கிறது. இந்த அரிசியைச் சாப்பிட்டால் வைட்டமின் A

சத்து கிடைத்துவிடும். இதற்கு மரபணு மாற்றப்பட்ட அரிசி (Genetically Modified rice) என்று பெயர். 'தங்க அரிசி' (Golden rice) என்றும் சொல்கிறார்கள்.

இதுபோல மரபணு மாற்றம் செய்து அரிசியைத் தயாரிப்பதால் சத்துகள் கிடைப்பது ஒருபக்கம்... வேறு ஏதேனும் பின்விளைவுகள் ஏற்படுமா என பெரிய அளவில் ஆராய்ச்சிகள் ஏதும் செய்யப்படவில்லை. இப்போதுதான் ஆங்காங்கே நடக்கிறது. மரபணு மாற்றம் செய்து பயிர்களை விளைவிப்பதில் பல கேள்விகள், தயக்கங்கள், அச்சங்கள் இருக்கின்றன. இதற்கெதிராகப் போராட்டங்களும் நடக்கின்றன. ஆராய்ச்சிகள் நடந்து உண்மை நிலை தெரியவரும்வரை நாம் காத்திருக்கலாம். மரபணு மாற்றம் செய்யப்பட்ட தங்க அரிசியை, 2016-ம் ஆண்டு முதலே இந்தியாவில் கொண்டுவர முயற்சி செய்து கொண்டிருக்கிறார்கள். ஆனால் பெருந் தயக்கங்கள் காரணமாக இந்தியாவில் பெரிதாக இது இன்னும் புழக்கத்துக்கு வரவில்லை.

தங்க அரிசி ஒருபுறம் இருக்க, கொஞ்ச நாளைக்கு முன்பு பிளாஸ்டிக் அரிசி பற்றிக் கதை கிளப்பினார்கள். சீனாவில் இருந்து மூட்டை மூட்டையாக பிளாஸ்டிக் அரிசி இறக்குமதியாகிறது என்றெல்லாம் சொன்னார்கள். ஊடகங்கள் இதுபற்றி நிறைய எழுதின. ஆனால் இது ஆதாரமற்றது. அரிசி மாவில் இருந்து அரிசி செய்வது சாத்தியம். பிளாஸ்டிக்கில் இருந்தெல்லாம் அரிசி செய்ய முடியாது. நம்மால் அதை வேகவைத்துச் சாப்பிட முடியுமா, இல்லை, நமக்கு வித்தியாசம்தான் தெரியாமல்போகுமா?

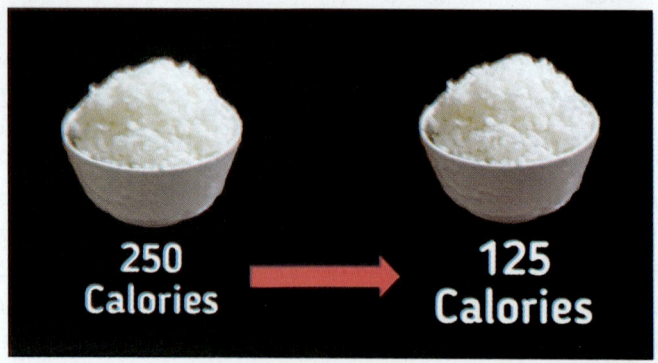

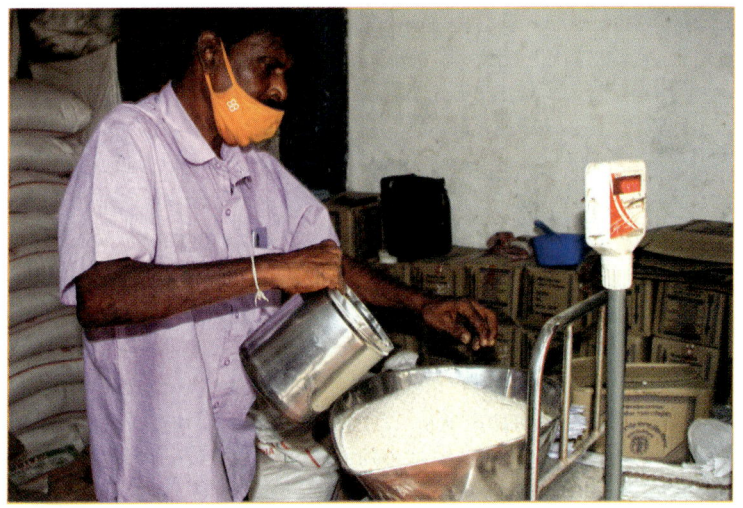

மற்றபடி, பாலீஷ் செய்யப்பட்ட அரிசி, பாரம்பர்ய அரிசி, செறிவூட்டப்பட்ட அரிசி... எதுவாயினும் அளவு முக்கியம். அளவு மீறாமல் சாப்பிட்டால் அரிசி நல்லது.

சரி, அப்படியே இன்னுமொரு கேள்விக்கும் விடை தேடிவிடுவோம். சோற்றை வடித்துச் சாப்பிடுவது நல்லதா? குக்கரில் வேகவைத்துச் சாப்பிடுவது நல்லதா?

நிறைய பேர் அரிசியை குக்கரில் வேகவைத்துச் சாப்பிட்டால் மாவுச்சத்து கிடைக்கும்; வடித்துச் சாப்பிட்டால் மாவுச்சத்து இல்லாமல் போய்விடும் என்று நினைக்கிறார்கள். அரிசியில் பொதுவாக 60 கிராம் முதல் 80 கிராம் வரை மாவுச்சத்து இருக்கும். இந்த மாவுச்சத்தை *Amylose, Amylopectin* என்ற பெயர்களில் குறிப்பிடலாம். சுருக்கமாக 'ஸ்டார்ச்' என்று சொல்லலாம். அரிசியில் இருப்பது நமது உடல் செரிமானம் செய்யக்கூடிய ஸ்டார்ச் (*digestible starch*). இந்த ஸ்டார்ச் சர்க்கரை அளவை எளிதில் அதிகப்படுத்தும். அரிசி மீது பழிவரக் காரணமே இந்த ஸ்டார்ச்தான். அரிசியிலிருக்கும் மாவுச்சத்து அளவில் 60% முதல் 70% ஸ்டார்ச் வகை மாவுச் சத்துதான் இருக்கிறது. 10% ஸ்டார்ச் வெளிப்புறமாக இருக்கும். மீதமிருப்பவை அரிசியின் உட்புறத்தில் இருக்கும். அரிசியை குக்கரில் சமைக்கும்போது, சாதம் முழுவதும் குக்கருக்கு உள்ளேயே இருப்பதால் அரிசியின் வெளிப்புறம் இருக்கும் 10% ஸ்டார்ச்

வெளியேறுவது கிடையாது. வடித்துச் சாப்பிடும்போது, 10% முதல் 15% ஸ்டார்ச் வெளியே போய்விடுகிறது என்று சில ஆராய்ச்சிகள் சொல்கின்றன. அதனால் சாதத்தை வடித்துச் சாப்பிட்டால் சிறிதளவு ஸ்டார்ச் வெளியேறுவதால் சர்க்கரை நோயாளிகளுக்கு நல்லது என்று பல மக்கள் கருதுகிறார்கள். ஆனால் இதில் சில பிரச்னைகளும் இருக்கின்றன. அரிசியில் ஏற்கெனவே *thiamine* போன்ற நுண்சத்துகள் குறைவு. இருக்கிற இதுபோன்ற சத்துகளும் வடித்துச் சாப்பிடும்போது, வடிக்கும் தண்ணீரில் மொத்தமாகப் போய்விடும். 10% மாவுச்சத்தைக் குறைக்கிறோம் என்று நுண்சத்துகள் பலவற்றையும் இழந்துவிடும் வாய்ப்பு இதில் இருக்கிறது.

குக்கரில் சமைக்கும் அரிசி உணவில் வேறு சில பிரச்னைகளும் இருக்கின்றன. ஸ்டார்ச் வெளியேறாமல் இருப்பது ஒன்று; அதிக சூட்டில் அரிசியை வேகவைப்பதால் அதிலும் நுண்சத்துகள் அழிந்துவிடும் என்றும் சொல்கிறார்கள். அதனால் இரண்டு சமையல் முறைகளுக்கும் பெரிய வித்தியாசமில்லை.

10% மாவுச்சத்தைக் குறைக்க வடித்துச் சாப்பிட்டாலும் சரி, அல்லது, குக்கரில் வைத்த சாதத்தை 10% அளவு குறைத்துச் சாப்பிட்டாலும் சரி... இரண்டுமே சமம்தான். பெரிய வித்தியாசம் எதுவும் கிடையாது.

இறுதியாகச் சொல்வது, பாரம்பர்ய அரிசியைத் தேடி ஓட வேண்டியதில்லை. அதிக விலை கொடுத்து வாங்க வேண்டியதில்லை. எந்த அரிசியாக இருந்தாலும் அளவாக எடுத்துக்கொள்ளுங்கள். நிறைய காய்கறிகள் சேர்த்துக்கொள்ளுங்கள். இந்த வரையறைகளோடு உங்களுக்குப் பிடித்த மாதிரி சமைத்துச் சாப்பிடுங்கள்.

அரிசியைப் பற்றி விரிவாகப் பேசிவிட்டோம். அடுத்தடுத்த அத்தியாயங்களில் வேறு சில தானியங்கள், சிறுதானியங்கள் பற்றியெல்லாம் பேசலாம். மிகக்குறைந்த *Glycemic Index Load* இருக்கும் உணவுகள், உடலில் சர்க்கரை அளவைக் குறைக்கக்கூடிய எளிதான உணவுகள் எல்லாம் நிறைய இருக்கின்றன. அவற்றைப் பற்றிய சுவாரஸ்யங்களையும் பேசலாம். தொடர்ந்து வாசியுங்கள்.

அரிசியைப் பற்றி கடந்த மூன்று அத்தியாயங்களில் அலசி ஆராய்ந்துவிட்டோம். இப்போது, உணவில் லேட்டஸ்ட் ட்ரெண்டாக இருக்கும் சிறுதானியங்களை ஆரம்பிப்போம். மளிகைக்கடை தொடங்கி பேக்கரி வரை எல்லா இடங்களிலும் சிறுதானியங்களில் செய்யப்பட்ட உணவுகள்தான் பட்டையைக் கிளப்புகின்றன. சிறு தானியங்களை எல்லோரும் 'மிராக்கிள் ஃபுட்' ஆகப் பார்க்கத் தொடங்கியிருக்கிறார்கள். கடந்த நான்கைந்து ஆண்டுகளாகவே சிறுதானியங்கள் பற்றி அதிகம் பேசப்படுகிறது; எழுதப்படுகிறது; பரிந்துரைக்கப்படுகிறது. சாதாரண தானியங்களைவிட சிறுதானியங்கள் 3-4 மடங்கு விலை அதிகமாக விற்கப்படுகின்றன.

சிறுதானியங்கள் நெடுங்காலமாகவே நம் வாழ்க்கையில் கலந்திருக்கின்றன. அரிசி, கோதுமையெல்லாம் சிறுதானியங்கள் தோன்றிப் பல ஆயிரம் ஆண்டுகளுக்குப் பிறகு வந்தவை. மனித இனம் தோன்றி நதிக்கரைகளில் நாகரிகம் வளர்த்து, பழங்களையும் கிழங்குகளையும் பறித்து உண்டு விவசாயம் செய்யலாம் என்ற நிலைக்கு

வந்தபோது சிறுதானியங்கள்தான் முதன்முதலில் பயிரிடப்பட்டிருக்கின்றன. அதனால்தான் சிறுதானியங்களை 'ஆதிமனிதர்களின் உணவு' என்கிறார்கள்.

'அரிசி, கோதுமை போன்ற தானியங்களுக்கும் சிறுதானியங்களுக்கும் சம்பந்தமே இல்லை... இதில் மாவுச்சத்து என்பதே இல்லை' என்று நிறைய பேர் நினைக்கிறார்கள். அது உண்மையல்ல. எல்லா தானியங்களும் ஒன்றுதான். அரிசி, கோதுமைபோல பெரிதாக இல்லாமல் உருவத்தில் சிறிதாக இருப்பதால் இவற்றைச் சிறுதானியங்கள் என்று சொல்கிறோம். சிறுதானியம் என்று அழைப்பதால் தரத்திலோ சத்திலோ சக்தியிலோ எந்த வகையிலும் குறைந்ததில்லை. அதேநேரம் அரிசி, கோதுமை போன்ற தானியங்களில் இருக்கும் 90% சத்துகள் சிறுதானியங்களில் இருக்கின்றன. அரிசி-கோதுமைக்கும் சிறுதானியங்களுக்கும் சுமார் 10% - 20% அளவுக்கு மட்டுமே வித்தியாசங்கள் இருக்கின்றன.

ராகி, கம்பு, வெள்ளைச்சோளம் இவையெல்லாம் ஆப்பிரிக்காவில் தோன்றியவை. தினை, பனிவரகு ஆகியவை சீனாவிலும் சாமை, வரகு போன்ற தானியங்கள் இந்தியாவிலும் தோன்றின. குதிரைவாலி ஜப்பானில் தோன்றியதாகச் சொல்கிறார்கள். இவைதவிர வேறு சில சிறுதானியங்களும் உண்டு. ஆனால், அவை இந்தியாவில் கிடையாது. Teff, fonio போன்றவை ஆப்பிரிக்காவில் மட்டுமே பயிரிடப்பட்டு உண்ணப்படுகின்றன. ராகியும் தினையும் கிறிஸ்து பிறப்பதற்கு 2,000 ஆண்டுகளுக்கு முன்பே தென்னிந்தியாவில் பயன்படுத்தப்பட்டதாகக் குறிப்புகள் உள்ளன. சங்க காலத்தில் தினை, பனிவரகு தமிழர்களுக்கு முக்கிய உணவாக இருந்தது பதிவு செய்யப்பட்டுள்ளது.

சிறுதானியங்களைப்போல வறட்சியைத் தாங்கி வளரக் கூடிய உணவுகள் வேறு எதுவும் கிடையாது. மழையை மட்டுமே நம்பியிருந்த காலங்களில் மனிதர்கள் உயிர்வாழ உதவியவை சிறுதானியங்கள்தான். சிறுதானியங்கள் இல்லாமல் மனித இனம் அடுத்த கட்டத்துக்கு நகர்ந்திருக்க முடியாது.

ஒரு கிலோ அரிசியை விளைவிக்க சுமார் 5,000 லிட்டர் தண்ணீர் தேவைப்படுகிறது. ஒரு கிலோ சிறுதானியத்துக்கு 1,000 லிட்டர் மட்டுமே போதுமானது. அதிலும் கம்பு

போன்ற தானியங்களுக்கு வெறும் 600 லிட்டர் போதும் என்கிறார்கள். தவிர, அரிசியை விளைவிக்க தோராயமாக ஐந்து மாதங்கள் தேவை. பெரும்பாலான சிறுதானியங்களை அதிகபட்சம் மூன்று மாதங்களுக்குள் சாகுபடி செய்து விடலாம். அந்த அளவுக்கு மனித வாழ்க்கையோடு கலந்திருந்த சிறுதானியங்கள், பசுமைப் புரட்சியாலும், நம் மக்களின் சுவையுணவுத் தேடலாலும் அரிசியிடமும் கோதுமையிடமும் தோற்றுப்போயின. அரிசி, கோதுமை அதிக அளவு பயிரிடப்பட்டதால் சிறுதானியங்களுக்கான தேவை குறைந்தது. இப்போது சர்க்கரைநோய், உடல் பருமன், ரத்தக் கொழுப்பு, இதயப் பிரச்னைகள் அதிகமான பிறகு மக்களின் கவனம் சிறுதானியம் பக்கம் திரும்பியிருக்கிறது.

சரி, சிறுதானியங்கள் குறித்து இப்போது நிலவும் அதீத நம்பிக்கைகள் உண்மைதானா?

முதலில் நாம் சிறுதானியங்களில் இருக்கும் சத்துகள் பற்றி அலசுவோம். மேக்ரோ நியூட்ரியன்ஸ் எனப்படும் மாவுச்சத்து, புரதச்சத்து பற்றிப் பார்த்துவிட்டு மைக்ரோ நியூட்ரியன்ஸ் எனப்படும் நுண்சத்துகள் பற்றிப் பார்ப்போம்.

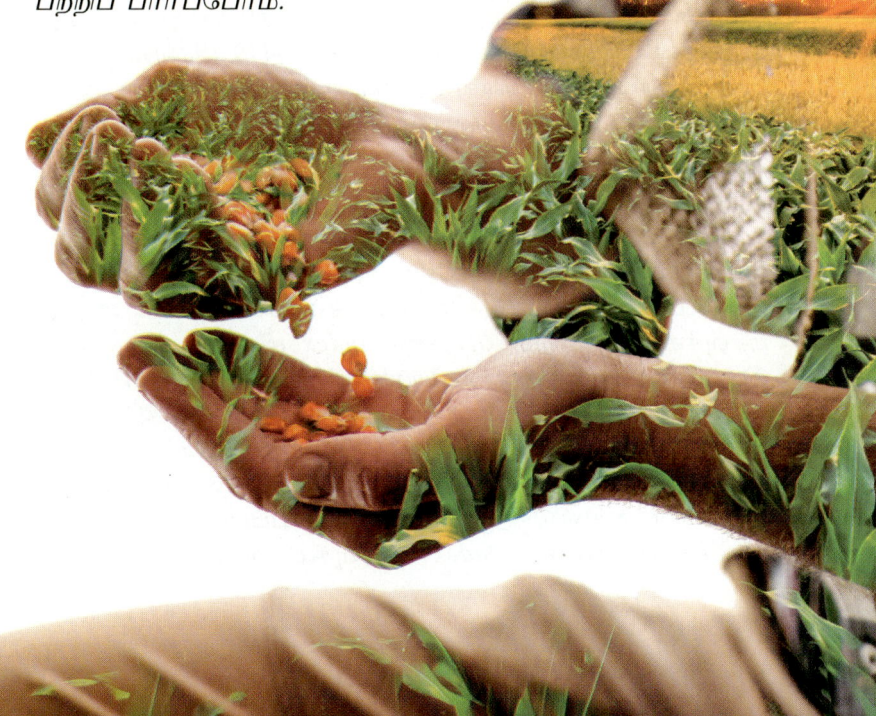

மேக்ரோ நியூட்ரியன்ஸைப் பொறுத்தவரை, தானியங்களில் பிரதானமானவை கார்போஹைட்ரேட்ஸ் என்று சொல்லக்கூடிய மாவுச்சத்துதான். சிறுதானியங்களில் எவ்வளவு மாவுச்சத்து இருக்கிறது என்பதை நாம் அரிசி, கோதுமையில் இருக்கும் மாவுச்சத்துடன் ஒப்பிட்டுப் பார்க்க வேண்டும். மாவுச்சத்தின் அளவு என்பது அந்த உணவு சர்க்கரை நோயை எந்த அளவுக்கு அதிகப்படுத்தும் என்பதையும், அந்த உணவு சர்க்கரை நோயாளிகளுக்கு உகந்ததா என்பதையும் அறிந்துகொள்ள உதவும்.

100 கிராம் ராகி, கம்பில் 68 கிராம் மாவுச்சத்து இருக்கிறது. 100 கிராம் தினை, சாமை, குதிரைவாலி போன்ற தானியங்களில் 60 முதல் 66 கிராம் வரை மாவுச்சத்து இருக்கிறது. அரிசியில் தோராயமாக 75 கிராம் மாவுச்சத்து இருப்பதைப் பார்த்தோம். ஆக, அரிசி, கோதுமை போன்ற தானியங்களுடன் ஒப்பிடுகையில் சிறுதானியங்களில் 15% முதல் 20% மாவுச்சத்து குறைவாகவே இருக்கிறது. இது நல்ல விஷயம்தான். இரண்டாவது, இந்த மாவுச்சத்து எவ்வளவு வேகமாகச் செரிமானமாகும் என்பதும் முக்கியம்.

கம்பு, வரகு, சாமை, தினை போன்ற சிறுதானியங்களின் Glycemic Index 55 முதல் 60 வரை இருக்கிறது. ஒப்பிட்டுச் சொல்ல வேண்டும் என்றால் வெள்ளை அரிசியைத் தவிர்த்து, பிற தானியங்கள், கோதுமை, சிவப்பு அரிசி, பிரவுன் அரிசி ஆகியவற்றில் எந்த அளவு Glycemic Index இருக்கிறதோ அதே அளவுதான் பெரும்பாலான சிறுதானியங்களிலும் அது இருக்கிறது.

ராகிக்கு மட்டும் ஒரு தனித்துவம் இருக்கிறது. அதை முழுமையாக முளைகட்டியோ அல்லது உப்புமா, அவல் வடிவிலோ சாப்பிடும்போதோ, அல்லது பிராசஸ் செய்யாமல் அப்படியே களிபோல சமைத்துச் சாப்பிட்டாலோ, அதன் மாவுச்சத்து மற்றும் Glycemic Index மிகவும் குறைவாக இருந்து உடலுக்கு நன்மை பயக்கின்றது. மில்லில் உமி நீக்கி, பிராசஸ் செய்து, மாவாக அரைத்து தோசை, பக்கோடா, அடை என்று சாப்பிடும்போது மாவுச்சத்து சுமார் 73 கிராம் அளவுக்கு அதிகரிக்கிறது. மேலும் இதன் Glycemic Index 71 புள்ளிகள் ஆகிவிடுகிறது. பாலீஷ் செய்யப்பட்ட வெள்ளை அரிசியின் Glycemic Index அளவுகூட 66தான். ஆனால்

பிராசஸ் செய்யப்பட்டு உமி நீக்கிய ராகி மாவின் Glycemic Index அளவு மைதாவுக்கு நிகராக இருக்கிறது.

மைதா என்றாலே பலர் தொலைதூரம் ஓடிவிடுவார்கள். அந்த அளவுக்கு இனம்புரியாத பயம் இருக்கிறது. உண்மையில் மைதாவுக்கு நிகரான மாவுச்சத்தும், Glycemic Index-ம் பிராசஸ் செய்யப்பட்டு உமி நீக்கிய ராகி மாவில் இருக்கிறது. அதனால் ராகியை எவ்வளவு சாப்பிடுகிறோம், எப்படிச் சாப்பிடுகிறோம் என்பது ரொம்பவும் முக்கியம். எந்த அளவுக்கு பிராசஸிங் குறைவாகச் செய்கிறோமோ அந்த அளவுக்கு ராகி நன்மை தரும். ராகியின் உமியை நீக்கிவிட்டு மாவாக அரைத்து சலித்து தோசை சுட்டுச் சாப்பிடுவதும் மைதா மாவில் செய்யப்படும் பரோட்டா சாப்பிடுவதும் கிட்டத்தட்ட ஒன்றுதான். இந்தச் செய்தி கொஞ்சம் அதிர்ச்சியாகக்கூட இருக்கலாம். ஆனால் உண்மை.

மற்ற சத்துகளைப் பொறுத்தவரை, புரதம் அரிசியைவிடச் சிறுதானியங்களில் அதிகமாகவே இருக்கிறது. பெரும்பாலான சிறுதானியங்களில் 6 முதல் 12 கிராம் வரை புரதச்சத்து கிடைக்கிறது. அதிகபட்சம் தினை, பனிவரகில் 12 கிராம் புரதம் இருக்கிறது. பொதுவாக சிறுதானியங்களில் நார்ச்சத்து அதிகமிருப்பதாகச் சொல்லப்படுவதுண்டு. இந்த நார்ச்சத்துதான் மாவுச்சத்தைச் செரிக்கவைத்து, ரத்தத்தில் சர்க்கரை சேரும் வேகத்தைக் குறைக்கிறது. மாப்பிள்ளைச்

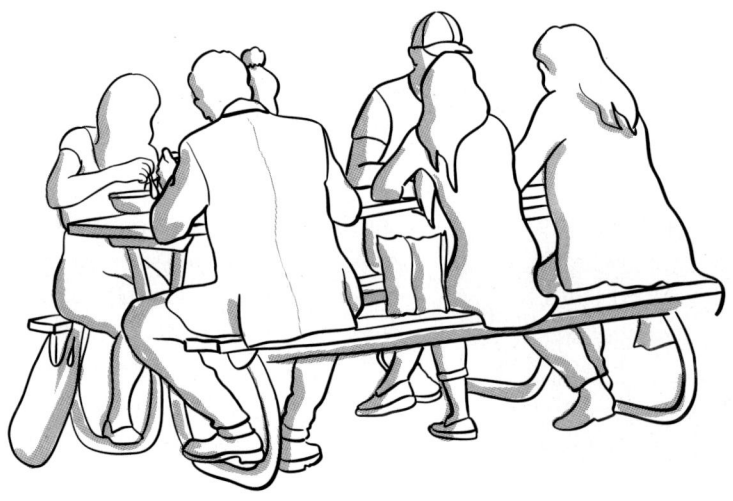

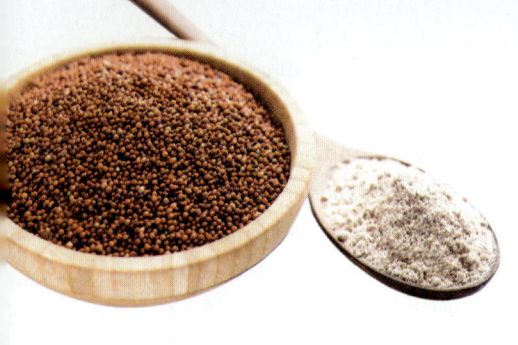

சம்பா அரிசியில்கூட 3 கிராம் வரையில்தான் நார்ச்சத்து இருக்கிறது. 100 கிராம் கம்பில் 11 கிராம் நார்ச்சத்து உண்டு. ராகி, சாமை, வரகு இவற்றில் 7 முதல் 10 கிராம் வரை நார்சத்து இருக்கிறது. ராகியைப் பொறுத்தவரை, அதிகப்படியான பிராசஸிங் செய்யாமல் அப்படியே மாவாக்கி சாப்பிட்டால் இந்த நார்ச்சத்து கிடைக்கும். இல்லையெனில் காணாமல் போய்விடும்.

சிறுதானியங்கள் புழக்கத்தில் இருந்து மறைய முக்கியக் காரணமே அவற்றின் சுவைதான். அரிசி அளவுக்கு இவற்றில் சுவை இருக்காது. அதனால் இயல்பாக குறைந்த அளவே சாப்பிடுவோம். அதனால் *Glycemic Load* அளவு குறைந்து சர்க்கரை நோயாளிகளுக்குப் பயன் கிடைக்கும்.

ஆனால், சிறுதானியங்களை வைத்து இங்கே பலர் செய்யும் அலப்பறைகள் திகைப்பையும் நகைச்சுவையையும் ஏற்படுத்துகின்றன. சிறுதானியங்களில் வெள்ளைச் சர்க்கரைக்குப் பதில் நாட்டுச்சர்க்கரை சேர்த்து பிஸ்கட், ததும்பத் ததும்ப எண்ணெயில் பொரித்தெடுத்த ராகி முறுக்கு, பக்கோடா, கேக், பணியாரம் என்று எல்லா வகையான நொறுக்குத் தீனிகளும் சிறுதானியங்களில் வந்துவிட்டன. இன்னும் ராகி பீட்சா, ராகி பர்கர் மட்டும்தான் வரவில்லை. சிறுதானியமே ஆனாலும் பக்கோடா செய்தோ, மாவாக்கி நாட்டுச்சர்க்கரை சேர்த்து பிஸ்கட் செய்தோ சாப்பிட்டால் நிச்சயம் சர்க்கரை அளவை அதிகப்படுத்தும். இதுபோன்ற அறியாமையால் செய்யும் கோமாளித்தனங்களை நிச்சயம் தவிர்க்கவேண்டும். முழுப் பயன்களையும் பெறவேண்டும் என்றால் வரகு, சாமை, குதிரைவாலி போன்றவற்றை அரிசியைச் சமைப்பதுபோல சோறாக்கிச் சாப்பிட வேண்டும்,

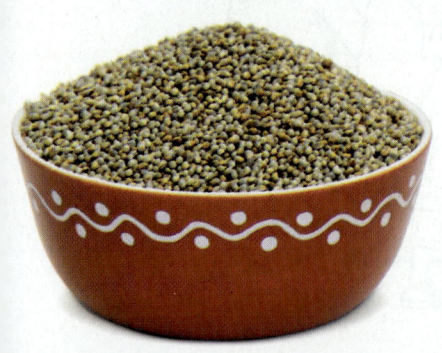

ராகியை முழு தானியமாகச் சாப்பிடலாம். கம்பு போன்றவற்றைக் கஞ்சி காய்ச்சியோ, கூழ் செய்தோ சாப்பிட வேண்டும்.

சிறுதானியங்களின் நுண்சத்துகளை ஆராய்ந்தால், இருப்பதிலேயே அதிக கால்சியம் சத்தைக் கொண்டிருக்கிறது ராகி. 100 கிராம் ராகியில் கிட்டத்தட்ட 320 மி.கிராம் கால்சியம் இருக்கிறது. பாலில்தான் அதிக கால்சியம் இருப்பதாக சிலர் நினைக்கிறார்கள். ஆனால் 300 மி.லி பாலில் கிடைக்கும் கால்சியமும் 100 கிராம் உமி நீக்கப்படாத ராகியில் கிடைக்கும் கால்சியமும் ஒரே அளவுதான். எல்லாச் சிறுதானியங்களிலும் அதிகமிருக்கும் இன்னொரு நுண்சத்து பாஸ்பரஸ். இரும்புச்சத்து மிக அதிகமிருக்கும் தானியம் கம்பு. 100 கிராம் கம்பில் 6.4 கிராம் இரும்புச்சத்து கிடைக்கிறது. குதிரைவாலி, ராகியில் 5 கிராம் அளவுக்கு இரும்புச்சத்து உண்டு.

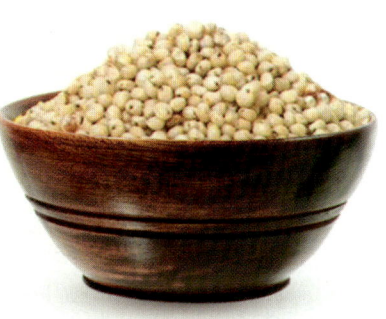

கம்பு, ராகி ஆகியவற்றில் இருக்கும் ஒருவிதத்தன்மை குடலில் சுரக்கக்கூடிய பித்த அமிலத்துடன் சேர்ந்து ரத்தத்தில் உள்ள கொலஸ்ட்ரால் அளவைக் குறைக்க உதவுகிறது. குழந்தைகளுக்கு ராகி போன்ற உணவுகளை முளைகட்டி, மாவாக அரைத்துக் கூழாக்கிக் கொடுத்தால் இரும்புச்சத்தும் மாங்கனீஸ் சத்தும் அதிக அளவில் கிடைக்கும். நம்மூரில் ராகியைப்போல வட கர்நாடகாவில் ஜோவர் எனப்படும் சோளம் பயன்பாட்டில் இருக்கிறது. இதில் செய்யப்படும் ரொட்டி ரொம்பவே பிரபலம்.

இப்போது சிறுதானியங்கள்மீதான பார்வை வெளிநாட்டினர் மத்தியில் அதிகரித்திருக்கிறது. இந்த மாற்றத்துக்கு முக்கியக் காரணம் ஒன்றுண்டு. கோதுமையில் உள்ள குளூட்டன், அலர்ஜி மற்றும் வேறு சில *auto immune* நோய்களை ஏற்படுத்துகிறது. தற்போது குளூட்டன் இல்லாத உணவுகளைத் தேட ஆரம்பித்துள்ளனர். ஓட்ஸ், பார்லி என அவர்கள் பயன்படுத்தும் பெரும்பாலான தானியங்களில் க்ளூட்டன் இருக்கிறது. நம் சிறுதானியங்களில்

க்ளூட்டன் துளிகூட இல்லை. அதனால் அவர்கள் இவற்றை நாடுகிறார்கள்.

சரி, சிறுதானியங்களில் இத்தனை நன்மைகள் இருக்கின்றன. பிரச்னைகளே இல்லையா? இருக்கிறது. அதுபற்றியும் பார்ப்போம்.

பெரும்பாலான சிறுதானியங்களில் Anti-nutrients உள்ளன. Phytic acid, Polyphenol, oxalic acid, Tannin போன்ற அமிலங்களும் மற்ற தானியங்களைவிட சிறுதானியங்களில் சற்று அதிகமாகவே உள்ளன. சிறுதானியங்களை அதிகம் பிராசஸ் செய்யாமல் சாப்பிட்டால்தான் எல்லாச் சத்துகளும் கிடைக்கும் என்று சொன்னேன் அல்லவா... இந்த Anti-nutrients அனைத்தும் சிறுதானியங்களில் அதிகம் இருக்கும் இரும்புச்சத்து, கால்சியம் ஆகியவற்றை ஜீரணமாகவிடாமல் தடுக்கும் வேலையையும் செய்கின்றன. தானியங்களுக்கே இருக்கக்கூடிய குணம் இது. ஒவ்வொரு விதைக்கும் இருக்கக்கூடிய பாதுகாப்பு அம்சமாக இதைக் கூறலாம்.

இயற்கையாக இவற்றை நாம் விளைவித்துச் சாப்பிட்டாலும், ஒரு விதை அந்தக் குறிப்பிட்ட செடி வளர்வதற்காகவே படைக்கப்பட்டது. எனவே சாப்பிடக்கூடியவர்களுக்கு சத்து சென்று சேரக்கூடாது. அதைத் தடுக்க வேண்டும் என்ற உள்ளுணர்வு எல்லா விதைகளுக்குள்ளும் இயற்கையாகவே இருக்கிறது. அதனால்தான் எந்த அளவுக்கு சத்துகள் உண்டோ, அவற்றை ஜீரணம் செய்யவிடாமல் தடுக்கக்கூடிய விஷயங்களும் அதே அளவு அவற்றில் உண்டு. அந்தத் தன்மையை நீக்கவேண்டுமென்றால் மேலிருக்கும் உமியை நீக்க வேண்டும்; முளைகட்ட வேண்டும்; மாவாக்க வேண்டும். ஆனால் அப்படிச் செய்தால் அதன் Glycemic Index, மாவுச்சத்து அதிகரித்து கால்சியம் போன்ற பிற சத்துகள் காணாமல் போய்விடும்.

எல்லாச் சத்துகளும் அப்படியே வேண்டும் என்று முழுதானியமாக எடுத்துக்கொண்டால், உள்ளிருக்கும் anti-nutrients அவற்றைச் சேரவிடாமல் தடுக்கின்றன. anti-nutrients-ஐ நீக்கலாம் என்று பிராசஸ் செய்தால் அதற்கும் அரிசி, மைதா போன்ற பாலீஷ் செய்யப்பட்ட உணவுகளுக்கும் எந்த வித்தியாசமும் இல்லாமல் போய்விடுகிறது. இந்த

இரண்டையும் சமன்படுத்த ஆராய்ச்சியாளர்கள் இன்னும் நிறைய ஆய்வுகளை மேற்கொள்ள வேண்டும். அப்பொழுதுதான் பெரிதாக சத்துகளும் நீங்காமல், ஜீரணமும் ஆகி, இந்தச் சிறுதானியங்களின் பலன்களை நாம் முழுவதும் பெறமுடியும். இதுமட்டுமல்லாமல் Goitrogens எனப்படும் தைராய்டு பிரச்னையை ஏற்படுத்தும் சில விஷயங்களும் சிறுதானியங்களில் இருக்கின்றன. இதை நிறைய பேர் அறிந்திருக்கவில்லை.

தைராய்டு பிரச்னை உள்ளவர்கள் சிறுதானியங்களை அதிகம் சாப்பிடக்கூடாது. அதிலும், கம்பில் அந்தக் குறிப்பிட்ட ரசாயனம் அதிக அளவில் இருக்கிறது. எனவே, அவர்கள் முடிந்தவரை கம்பைத் தவிர்த்துவிட வேண்டும், ராகியிலும் சிறிதளவு இருப்பதால் அதையும் அதிகமாகச் சாப்பிடக்கூடாது. 'சிறுதானியங்கள் எல்லா நோய்களையும் தீர்க்கும். அது ஒரு மேஜிக் உணவு. அதில் பிஸ்கட், முறுக்கு செய்து சாப்பிடலாம்' என்று நினைக்க வேண்டாம். அவற்றிலும் நிறைய பிரச்னைகள் உண்டு. எனவே அவரவர் உடல்நிலைக்கு எது சரியாக வருகிறது என்று பார்த்துப் பயன்படுத்த வேண்டும்.

'Millets were the first crops, Millets are the future crops' என்றும் சொல்வார்கள். மனிதர்கள் முதலில் விளைவித்த சிறுதானியங்கள்தான் எதிர்காலத்தில் தண்ணீர்ப் பற்றாக்குறை காரணமாக அரிசி போன்ற தானியங்களை விளைவிக்க முடியாத சூழல் வரும்போது நம்மை மீட்கப்போகின்றன என்று ஆராய்ச்சியாளர்கள் கூறுகிறார்கள். எனவே சிறுதானியங்களை அதிக அளவில் பயன்படுத்தக்கூடிய சூழல் கட்டாயம் ஏற்படும். அதற்குள் சிறுதானியங்களை சரியாகப் பயன்படுத்த நாம் பழக வேண்டும்.

மற்ற தானியங்களோடு ஒப்பிடுகையில் சிறுதானியங்கள் 15% முதல் 20% அதிக பயன்களைக் கொண்டுள்ளது. உடல் பருமன், சர்க்கரை நோயைக் குறைக்கும் வல்லமையும் இவற்றுக்கு இருக்கிறது. சரியாகச் சாப்பிட்டால், சிறுதானியங்கள் நமக்கு வரம். அப்படிச் செய்யாவிட்டால், அதுவே பல பிரச்னைகளுக்கு அடிப்படையாகவும் மாறும்.

இன்னும் பேசுவோம்!

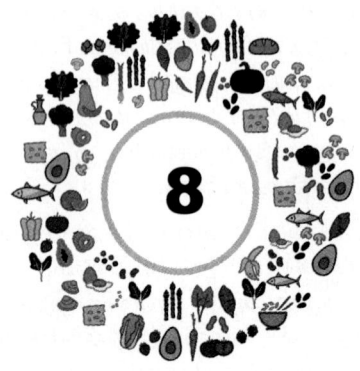

8

சிறுதானியங்களில் உள்ள சத்துகள் குறித்தும் அவற்றின் மகத்துவம் குறித்தும் கடந்த அத்தியாயத்தில் பார்த்தோம். இப்போது சுவாரசியமான ஒரு சர்ச்சையைப் பார்க்கலாம். கோதுமை Vs ரவை Vs மைதா.

கோதுமை பற்றி நமக்குத் தெரியும். வட இந்தியாவில் பல மாநிலங்களில் அதுதான் பிரதான உணவு. சர்க்கரை நோயாளிகளுக்கு நல்லுணவு என்றும் சொல்கிறார்கள். ரவையும் மைதாவும் எதிலிருந்து வருகிறது என்பதுகூடப் பலருக்குத் தெரியாது. ஆனால் மைதா என்ற பெயரைக் கேட்டாலே காத தூரம் ஓடிவிடுவோம். ஊரில் உள்ள பாதி நோய்களுக்கு காரணம் மைதாதான் என்போம். ரவையைப் பொறுத்தவரை அதுபற்றிப் பலருக்குக் கருத்தே இல்லை. ரவை நல்லதா, கெட்டதா என்பதைக்கூட பலர் ஆராய்வதில்லை.

ஆனால் கோதுமை, ரவை, மைதா மூன்றும் ஒரு தாய்ப்பிள்ளைகள்தான் என்ற விஷயம் பலருக்குத் தெரியாது. ஒரே தானியத்திலிருந்து வருகின்ற ஒரு பொருள் மிக ஆரோக்கியமானதாகவும் இன்னொரு பொருள் மிக

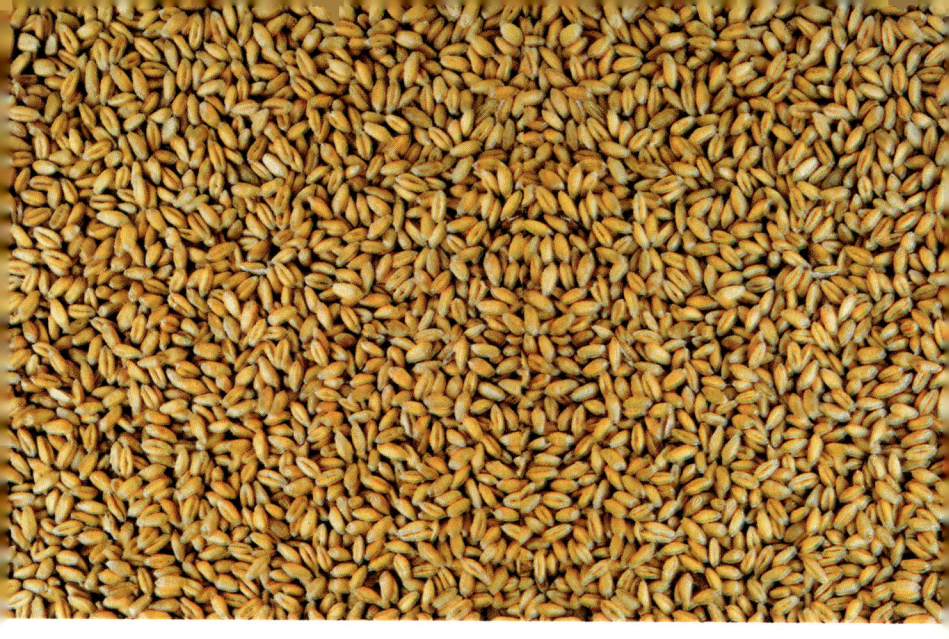

மோசமானதாகவும் இருக்க வாய்ப்புண்டா? கோதுமை, ரவை, மைதா பற்றி ஆச்சர்யமும் அதிர்ச்சியும் அளிக்கும் பல செய்திகளை நாம் பார்க்கலாம். இதைப் படித்து முடித்ததும் இந்த மூன்று உணவுப்பொருள்கள் மீதான பார்வையும் உங்களுக்குத் தலைகீழாக மாறிவிடும்.

மைதா பற்றி நம்மிடம் இருக்கும் பல நம்பிக்கைகள் தவறு. எந்தெந்த விஷயங்களை வைத்து மைதா உடலுக்குக் கெடுதல் என்று சொல்கிறார்களோ அந்த விஷயங்கள் அனைத்தும் சரிசமமாக ரவையிலும் இருக்கின்றன. அவற்றில் 80% - 90% கோதுமையிலும் இருக்கின்றன. மைதா 100% கெடுதல் என்று நீங்கள் நம்பினால் ரவை 90% கெடுதல். கோதுமை மாவு 80% கெடுதல். முதல் பந்தே யார்க்கர் வீசினால் எப்படி டாக்டர் என்று நீங்கள் நினைப்பது புரிகிறது. சொல்கிறேன், பொறுமையாக வாசியுங்கள்.

சரி, மைதாவும் ரவையும் எப்படி உருவாக்கப்படுகின்றன என்று பார்த்துவிடலாம்.

கிட்டத்தட்ட அரிசி போலத்தான் கோதுமையின் வாழ்வும். நெல், உமி, தவிடு, அரிசி என்று அதன் அவதாரங்களைப் பார்த்தோம். கோதுமையிலும் அப்படித்தான். கோதுமையின் மேலிருக்கும் Husk எனப்படும் உமியை எடுத்துவிட்டால் அடுத்து Bran என்கிற தவிட்டுப்பகுதி இருக்கும். அதற்குள் Endosperm, Germ எனப்படும் லேயர்கள் இருக்கும்.

கோதுமையில் எந்தப் பகுதியையும் நீக்காமல் அப்படியே சாப்பிட்டால் அது முழுக்கோதுமை. அப்படியே அரைத்தால் அது கோதுமை மாவு. அதில் கோதுமையின் தவிடு, உள்ளிருக்கும் லேயர்கள் அப்படியே இருக்கும்.

அப்புறம் மைதா எங்கிருந்து வருகிறது? அரிசியில் எப்படி பாலீஷ் செய்யப்பட்ட வெள்ளை அரிசி இருக்கிறதோ அதைப்போலதான் மைதாவும். கோதுமையின் தவிடு மற்றும் லேயர்களை நீக்கிவிட்டு உள்ளிருக்கும் Endosperm பகுதியை மட்டும் மாவாக அரைத்தால் அதுதான் மைதா. கோதுமையில் இருக்கும் நார்ச்சத்துகள் இதில் இருக்காது. வெளிநாடுகளில் இதை 'All-purpose மாவு' என்று கூறுவார்கள். ஏனென்றால், பிரெட் தொடங்கி பீட்ஸா, பர்கர் வரை எல்லாவற்றுக்கும் இந்த All-purpose மாவுதான் பயன்படுகிறது.

அடுத்து ரவை? உண்மை என்னவென்றால் ரவையும் மைதாவும் ஒன்றுதான். தவிட்டை நீக்கி உள்ளிருக்கும் endosperm-ஐ நைஸாக அரைத்தால் அது மைதா; கொஞ்சம் கரகரப்பாக அரைத்தால், ரவை. இரண்டிலும் ஒரே சத்துகள்தான். எந்த வித்தியாசமும் கிடையாது. இதுவே, தவிடு நீக்காமல் முழுக் கோதுமையையும் கரகரப்பாக அரைத்தால் அது சம்பா ரவை. அது முழுக்கோதுமைக்குச் சமம்.

கோதுமை, ரவை, மைதாவில் இருக்கும் சத்துகளை ஒரு பார்வை பார்த்துவிடுவோம். 100 கிராம் கோதுமையில் மாவுச்சத்து, அதாவது கார்போஹைட்ரேட்டின் அளவு 75 கிராம். இதுவே மைதாவிலும் ரவையிலும் சுமார் 77 கிராம் உள்ளது. மூன்றிலும் மாவுச்சத்தின் அளவில் பெரிய வித்தியாசம் இல்லை. ஆனால் நார்ச்சத்தில் பெரிய அளவில் மாற்றம் உண்டு. 100 கிராம் கோதுமை மாவில் 15 கிராம் அளவுக்கு நார்ச்சத்து உள்ளது. மைதா மற்றும் ரவையில் வெறும் 3 கிராம்தான் நார்ச்சத்து இருக்கிறது. மைதாவுக்கும் கோதுமைக்கும் புரதச்சத்தின் அளவில் பெரிய வித்தியாசம் கிடையாது. ஏனென்றால் புரதம் அனைத்தும் Endosperm பகுதியில்தான் இருக்கும். கோதுமை, மைதா, ரவை மூன்றிலுமே 10-11 கிராம் அளவில் புரதம் இருக்கிறது. வைட்டமின் போன்ற நுண்சத்துகள், மைதா, ரவையில் கோதுமையைவிடக் குறைவாகவே உள்ளன. குறிப்பாக

வைட்டமின் பி சத்து கோதுமையில் சற்று அதிகமாகவே உள்ளது.

அடுத்து, நாம் வழக்கமாக ஆராயும் Glycemic Index மற்றும் Glycemic Load. கோதுமையின் Glycemic index 54. இந்த அளவு 55க்குக் கீழே இருந்தால் ஓரளவுக்கு நல்ல உணவு என்று முன்பே பார்த்தோம். மைதா மற்றும் ரவையின் Glycemic index 70-75. இது, பாலீஷ் செய்யப்பட்ட வெள்ளை அரிசிக்கு சமமானது. இதைப் படித்ததும் 'கோதுமை சூப்பரா சார்' என்று நீங்கள் கேட்கலாம். அதில், ஒரு பிரச்னை இருக்கிறது. முழுக்கோதுமையின் Glycemic indexதான் 54. கோதுமை மாவின் Glycemic Index 68.

கோதுமை மாவின் Glycemic Index கிட்டத்தட்ட அரிசிக்கு சமம்தான். பெரிய வித்தியாசம் இல்லை. Glycemic load எனப்படும் மாவுச்சத்தின் அளவைப் பார்த்தால் மூன்றும் கிட்டத்தட்ட ஒன்றுதான். கோதுமை மாவின் Glycemic load கிட்டத்தட்ட 40 என்றால், மைதா மாவின் அளவு 50. எனவே கோதுமை, மைதா, ரவைக்கிடையில் உடல் பருமன், ரத்தத்தில் சர்க்கரை அளவை ஏற்றும் காரணிகள் ஆகியவற்றில் பெரிய வித்தியாசம் இல்லை. மைதா, ரவையைவிட கோதுமையில் 10-20% தான் Glycemic load குறைவு.

ஒரு சர்க்கரை நோயாளி மைதா கெடுதல் என்று அதைத் தவிர்த்தால் மிகவும் நல்லது. ஏனென்றால், அதில் Glycemic load அதிகம். அதேநேரத்தில் கோதுமை மீதும் விழிப்பு உணர்வு வேண்டும். அதையும் அளவோடு சாப்பிட வேண்டும். மைதாவில் செய்யப்படும் பரோட்டாவைக் கண்டு மிரளும் அதே நேரத்தில் கோதுமையில் செய்யப்படும் சப்பாத்தியையும் லிமிட்டாகச் சாப்பிட வேண்டும். சப்பாத்தியோ, உப்புமாவோ... குறைவாக எடுத்துக்கொண்டு அதிக காய்கறிகளையும் வேகவைத்த பருப்புகளையும் சாப்பிட்டால் நல்லது. அப்படி இல்லாமல் குழம்புடன் சேர்த்து 7-8 சப்பாத்திகளை உள்ளிறக்கினால் மைதா பரோட்டா செய்யும் அத்தனை கேடுகளையும் கோதுமைச் சப்பாத்தியும் செய்யும்.

நான் படிக்கும் காலத்தில் சர்க்கரை நோய்க்குச் சிறந்த உணவு என்று என் பேராசிரியர்களே சப்பாத்தியைத்தான் கை காட்டுவார்கள். காரணம், நம் அடிப்படை உணவு அரிசி.

அதை விட்டு சப்பாத்தி சாப்பிடும்போது நம்மையறியாமல் குறைவாகச் சாப்பிடுவோம். மறைமுகமாக Glycemic load குறையும். ஆனால் அது அந்தக்காலம். இன்று கோதுமைக்கு நாம் முழுவதுமாகப் பழகிவிட்டோம். ஃபுல் கட்டு கட்டுகிறோம். நம்மூர் தானியம் இல்லை என்றாலும், அது நம் வாழ்க்கையோடு ஒன்றிவிட்டது. ஒரு சர்க்கரை நோயாளி அதிகமாகச் சாப்பிடும்பட்சத்தில் உகந்த உணவாகச் சப்பாத்தியைக் கூறமுடியாது. அரிசியைப் பற்றிப் பேசும்போதே பார்த்தோம், கோதுமையை உணவாக எடுத்துக்கொள்ளும் பஞ்சாப்பும், தமிழ்நாடு மற்றும் கேரளா அளவுக்கு சர்க்கரை நோயாளிகளைக் கொண்டிருக்கிறது என்று. உண்மையில் கோதுமைக்கும் அரிசிக்கும் சர்க்கரை நோயைக் கட்டுப்படுத்தும் தன்மையில் பெரிய வித்தியாசம் கிடையாது.

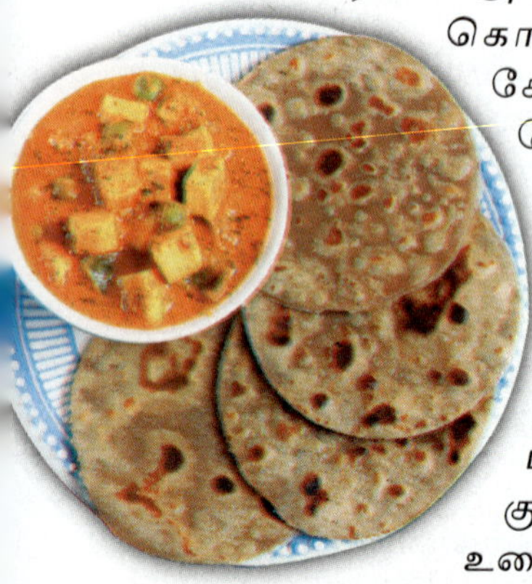

ஆச்சர்யமூட்டும் தகவல் என்ன வென்றால், மைதாவை அரிசிக்கு இணையாகத் தங்களின் தினசரி உணவில் சேர்த்துக்கொள்ளும் வடகிழக்கு மாநில மக்களுக்கு சர்க்கரை நோய் மிகவும் குறைவாகவே வருகிறது. அவர்களின் உடல் உழைப்பும் வாழ்க்கை முறையும் இதற்குக் காரணமாக இருக்கலாம். மைதாவை அதிகம் பயன்படுத்தும் மாநிலங்களில் சர்க்கரை நோய் குறைவாக இருக்கும் அதேநேரத்தில், கோதுமை மற்றும் அரிசியை அதிகம் பயன்படுத்தும் மாநிலங்களில் சர்க்கரை நோயின் அளவு அதிகமாக இருப்பதுதான் கேள்வியை உருவாக்குகிறது. எனவே, எந்த தானியத்தைச் சாப்பிடுகிறோம் என்பதைத் தாண்டி நம் உடல் உழைப்பும் வாழ்க்கைமுறையும் எப்படி இருக்கிறது என்பதுதான் நம் ஆரோக்கியத்தைத் தீர்மானிக்கிறது.

இன்னொரு முக்கியமான விஷயத்தைப் பார்க்கலாம். மைதாவின் வெள்ளை நிறம்தான் அதிக கெடுதலை உண்டாக்குவதாக ஒரு குற்றச்சாட்டு இருக்கிறது. மைதாவின் வெள்ளை நிறத்துக்குக் காரணம் அதை ஓவராக பிளீச்சிங் செய்வதுதான் என்கிறார்கள். மிகவும் கவனமாக ஒரு விஷயத்தை இந்த இடத்தில் பதிவு செய்ய விரும்புகிறேன்.

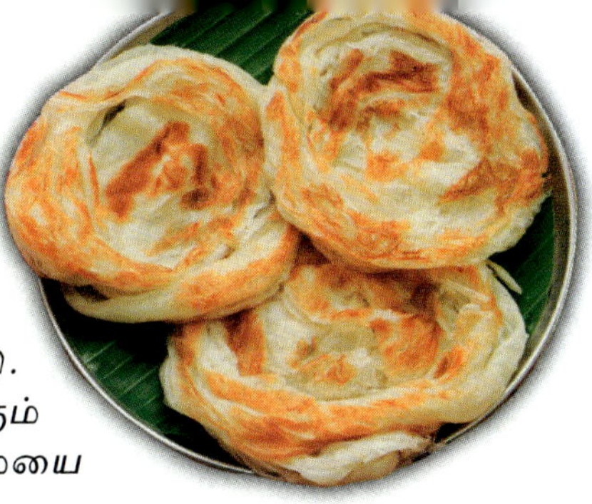

மைதா முழுவதுமாக நல்லது என்று எங்கும் நான் சொல்லவில்லை. நான் செய்வதெல்லாம் ஒப்பீடு. இதுநாள் வரை நம்மிடம் இருக்கும் கற்பிதங்களின் உண்மைத்தன்மையை அலசுவதுதான் என் நோக்கம்.

“மைதாவை பிளீச்சிங் செய்து வெண்மையாக்க நிறைய ரசாயனங்களைச் சேர்க்கிறார்கள். *Azodicarbonamide, Chlorine gas, Benzoyl peroxide, Alloxan* போன்ற பிளீச்சிங் ஏஜென்ட்களைப் பயன்படுத்துகிறார்கள். இவை கேன்சரை உருவாக்கும் தன்மை கொண்டவை. *Chlorine gas* நுரையீரல் பிரச்னைகளை உருவாக்கும். *Alloxan* சர்க்கரை நோயை உண்டாக்கும் ரசாயனம். அதனால்தான் மைதா சாப்பிட்டால் சர்க்கரை நோய் வரும் என்று சொல்கிறோம்.” இதுதான் மைதா எதிர்ப்பாளர்கள் முன்வைக்கும் விளக்கம்.

இதை நாம் அறிவியல்பூர்வமாகப் பார்த்துவிடுவோம். கோதுமை பிரவுன் நிறத்தில் இருப்பதற்கு *Xanthophyll* என்னும் நிறமிதான் காரணம். அந்த நிறத்தை நீக்கி வெள்ளையாக மாற்ற வேண்டும் என்றால் அதை பிளீச் செய்தாக வேண்டும். பிளீச்சிங் என்பது ஆக்சிஜனேற்றம் செய்வது (*Oxidation*). ஆக்சிஜனை அதிகமாக்கும்போது ‘*Oxidation*’ என்கிற பிராசஸ் நடந்து *xanthophyll* நிறமி நீங்கி வெள்ளையாக மாறிவிடும். இதற்கு *Bleaching agents* எனப்படும் ரசாயனங்களைப் பயன்படுத்துவார்கள்.

மைதா, இந்தியாவில் மட்டும் பயன்படுத்தும் உணவுப்பொருள் அல்ல. ஐரோப்பிய நாடுகள் உள்ளிட்ட பல நாடுகளின் சமையலில் மிக முக்கிய இடம் வகிக்கிறது. பரோட்டாவைக் கண்டு அஞ்சும் மக்கள் பிரெட், பீட்ஸா, பர்கர் அனைத்தையும் விரும்பிச் சாப்பிடுகிறார்கள். குழந்தை பெற்ற பெண்களை நலன் விசாரிக்கச் செல்லும் போது வெள்ளை பிரெட்டைத்தான் வாங்கிச் செல்கிறார்கள். ஆனால் இவை அனைத்துமே மைதாவில்தான் தயாரிக்கப்படுகின்றன.

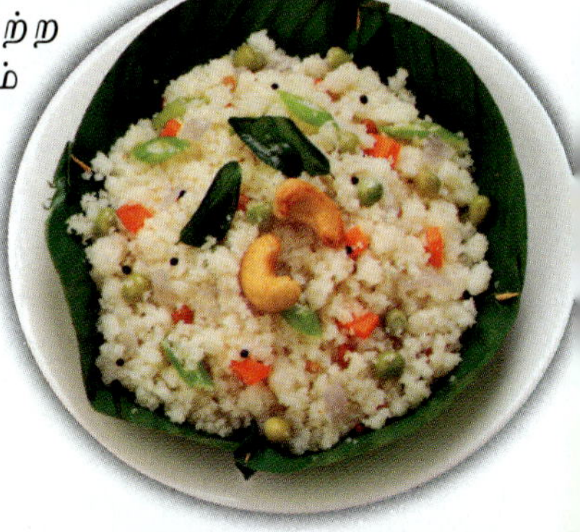

பாசுமதி அரிசி பிரியாணி நல்லதா?

விகடன் வாசகர்கள் சில கேள்விகளை முன்வைத்துள்ளார்கள். அவர்களுக்கு விளக்கமளிப்பதற்கே இந்தத் தகவல். ராம் என்ற வாசகர், 'அரிசி பற்றி நிறைய சொல்லியிருக்கிறீர்கள். பாசுமதி அரிசியை விட்டுவிட்டீர்களே' என்று கேட்டிருந்தார். பாலகிருஷ்ணன் என்ற வாசகர், 'ஹார்மோன் ஊசிகளைப் போட்டு வளர்க்கப்படும் பண்ணைக் கோழிகளின் முட்டைகளைச் சாப்பிடலாமா?' என்று கேள்வி எழுப்பியிருந்தார்.

பாலீஷ் செய்யப்பட்ட வெள்ளை அரிசியைவிட பாசுமதி அரிசியின் Glycemic index அளவு சற்றுக் குறைவு. பாலீஷ் செய்யப்பட்ட அரிசியின் Glycemic index 66 என்றால் பாசுமதி அரிசியின் அளவு 55-60. சிறுதானியம், பிரவுன் ரைஸ், சிவப்பரிசி ஆகியவற்றுக்கு நிகராக இதை ஒப்பிடலாம். Glycemic index அளவு குறைவாக இருந்தாலும், பாசுமதியில் செய்யப்பட்ட பிரியாணியை ஒரு முழு பிளேட் சாப்பிட்டால் சர்க்கரை அளவு கட்டாயம் அதிகரிக்கும். கவனம்.

பண்ணைகளில் வளர்க்கப்படும் முட்டைக் கோழிகளுக்கு ஹார்மோன் ஊசி போடுவதாகச் சொல்லப்படுவது தவறு. பண்ணைகளில் சில நேரங்களில் கோழிகளுக்குத் தடுப்பூசிகளும் நோய் வராமல் இருக்க ஆன்டிபயாடிக் மருந்துகளும் ஊசி மூலம் செலுத்தப்படுவதுண்டு. ஹார்மோன் ஊசி போட்டு எந்தக் கோழியையும் வளர்க்க முடியாது என்பதுதான் அறிவியல்பூர்வமான கூற்று. எனவே தயக்கமில்லாமல் பண்ணைக் கோழி முட்டைகளைச் சாப்பிடலாம்.

மேலைநாடுகளைப் பொறுத்தவரை பிளீச்சிங் பிராசஸில் ரசாயனங்கள் எந்த அளவில் இருக்கலாம்; பிராசஸ் முடிந்த பின்னர் அந்த ரசாயனங்கள் உணவில் எந்த அளவில் தங்கியிருக்கலாம் என்பதற்கெல்லாம் கடுமையான வரையறைகளும் கட்டுப்பாடுகளும் இருக்கின்றன. நிறைய விவாதிக்கப்பட்டாலும் இதுவரை வெளிவந்திருக்கும் தகவல்களின் அடிப்படையில் பிராசஸ் முடிந்து இறுதியாக வெளிவரும் உட்கொள்ளத் தகுதியான மைதாவில் குறிப்பிட்ட அளவுக்கு மேல் எந்த ரசாயனங்களும் இருந்ததில்லை. ஏனெனில் பிராசஸ் செய்யும்போதே பிளீச்சிங் ஏஜென்ட்களும் வெளியேறிவிடுவதாக அறிவியலாளர்கள் சொல்கிறார்கள். மைதாவில் இந்த பிளீச்சிங் ஏஜென்ட்கள் இருந்து, அதனால் பாதிப்புகள் ஏற்பட்டதாக எந்த அறிவியல்பூர்வ ஆதாரங்களும் இல்லை. Alloxan எனும் ரசாயனத்தை பிராசஸ் செய்யப் பயன்படுத்துவது கிடையாது. alloxan என்பது xanthophyll ஆக்சிஜனேற்றம் நடக்கும்போது உருவாகும் ஒரு ரசாயனம். அதிலும் alloxan மிகவும் குறைந்த அளவிலேயே உருவாகிறது. எனவே alloxan தாக்கம்

பெரிதாக எந்த ஆய்வுகளிலும் பாதிப்பை உண்டுபண்ணும் அளவு மைதாவில் இருப்பதாக நிரூபிக்கப்படவில்லை. ஒரு பொருள் எந்த அளவில் இருக்கிறதோ, அதைப் பொறுத்தே அதன் தன்மை தீர்மானிக்கப்படுகிறது. ஆப்பிள் விதைகளில் கூட சயனைடு இருக்கிறது. அதனால் ஆப்பிள் சாப்பிடும் அனைவரும் இறந்துவிடுகிறார்களா என்றால், நிச்சயம் இல்லை.

எனவே மக்கள் பயப்படும் அளவுக்கு இந்த பிளீச்சிங் ஏஜென்ட்களால் பாதிப்பு கிடையாது. சமீபத்தில் இதுகுறித்து வழக்கு ஒன்று சென்னை உயர் நீதிமன்றத்தில் தாக்கல் செய்யப்பட்டபோது, தேவையான அறிவியல் சோதனைகள் நடத்தப்பட்டு பாதிப்புகள் எதுவும் இல்லை என்று உறுதி செய்யப்பட்டு வழக்கு கைவிடப்பட்டது.

'இதன்மூலம் மைதா நல்லது என்று சொல்ல வருகிறீர்களா' என்று கேட்டால், நிச்சயமாகக் கிடையாது. நீங்கள் மைதா கெடுதல் என்று நம்பினால் தவறில்லை. ஆனால் அதற்கு இந்த பிளீச்சிங் ஏஜென்ட்களோ வெள்ளை நிறமோ காரணம் என்று கருதவேண்டாம் என்பதே நான் சொல்ல வருவது. 'அதில் மாவுச்சத்தின் அளவு மிக அதிகம். அதன் காரணமாக மைதா கெடுதல்' என்று எண்ணுவதே அறிவியல்பூர்வமாக இருக்கும். மைதா சாப்பிட்டாலும் குறைந்த அளவில் சாப்பிடுங்கள். மைதாவைத்தான் பிளீச் செய்கிறார்கள், கோதுமை ஓகே என்றெண்ணி, கண்டபடி சாப்பிட வேண்டாம். உள்ளூரில் மைதாவை பிளீச் செய்யும்போது ரசாயனங்களின் அளவு வேறுபட வாய்ப்புண்டு. அதுகுறித்து என்னால் ஒன்றும் சொல்ல முடியாது.

இதையெல்லாம் தாண்டி கோதுமை, மைதா, ரவை மூன்றிலும் பெரிய பிரச்னை இருக்கிறது. அதுதான் க்ளூட்டன் (gluten). மாவைப் பிசையும்போது ரப்பர் போன்று இழுத்துக்கொடுக்கும் தன்மைக்குக் காரணமான ஒரு புரதம்தான் க்ளூட்டன்.

நம் ஊரில் 5 முதல் 10% சொரியாசிஸ், தைராய்டு, டைப்-1 சர்க்கரை நோய், தோல் நோய்கள் போன்ற பல Auto Immune disease என்று சொல்லக்கூடிய நோய் எதிர்ப்பு மண்டலம் சார்ந்த நோய்களுக்குக் காரணம் இந்த க்ளூட்டன்தான். பலருக்கு வயிறு தொடர்பான அலர்ஜிகள்

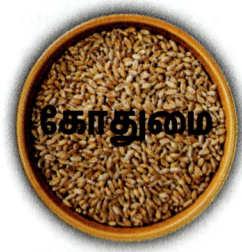
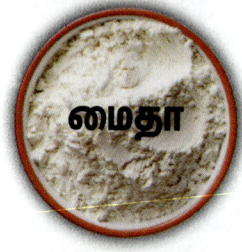

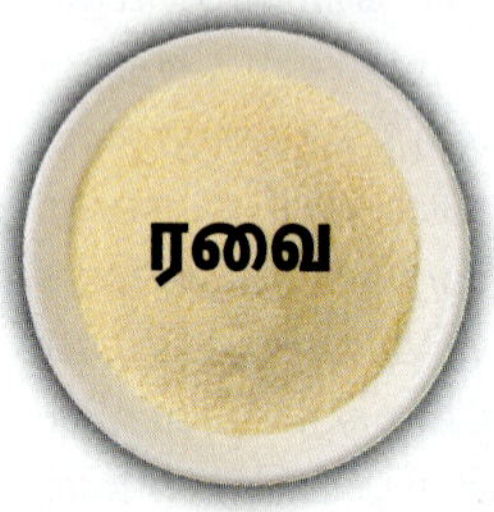

ஏற்படுவதற்கும் இந்த குளூட்டனே காரணமாக இருக்கிறது. ஒப்பீட்டளவில் கோதுமையைவிட மைதாவில் 1 சதவிகிதம் கூடுதலாகவே க்ளூட்டன் இருக்கிறது. கோதுமை, மைதா, ரவை பயன்படுத்தும் 5 முதல் 10% பேருக்கு க்ளூட்டன் சென்ஸி டிவிட்டி (gluton sensitivity) எனப்படும் அலர்ஜி ஏற்பட வாய்ப்பு இருக்கிறது. அதனால்தான் வெளிநாடுகளில் க்ளூட்டன் இல்லாத தானியங்களைத் தேடித்தேடி சாப்பிட ஆரம்பிக்கிறார்கள்.

பலர், க்ளூட்டன் ஃப்ரீ (gluten free) உணவுகள் சாப்பிடுகிறேன் என்று வித்தியாசமான உணவுகளை யெல்லாம் வாங்கிச் சாப்பிடுகிறார்கள். என்னவென்றே தெரியாமல் பாக்கெட்டில் அடைக்கப்பட்டு வரும் இப்படியான உணவுகளை வாங்கிச் சாப்பிடுவது நல்லதல்ல. அரிசி, சிறுதானியங்கள் எல்லாம் இயற்கையான க்ளூட்டன் ஃப்ரீ உணவுகள்தான். க்ளூட்டன் சென்ஸிட்டிவிட்டி பிரச்னை இருப்பவர்கள் தாராளமாக இவற்றைச் சாப்பிடலாம்.

எனவே, அனைத்தையும் வைத்துப் பார்க்கும்போது, மாவுச்சத்து அளவுகளைப் பொறுத்தவரை, எல்லா தானியங்களுமே ஒரே குட்டையில் ஊறிய மட்டைகள்தான். மைதா, கோதுமையில் gluten allergy போன்ற பிரச்னைகள் ஜாஸ்தி. அதனால் கண்டதைத் தேடி ஓடாமல், அரிசி மற்றும் சிறுதானியங்களை சரியான, தேவையான அளவில் நிறைய காய்கறிகளுடன் சேர்த்துப் பயன்படுத்துவது கோதுமை, மைதா, ரவைக்கு எவ்வளவோ மேல் என்பது என்னுடைய தாழ்மையான கருத்து.

சரி, அடுத்து வேறொரு உணவுப்பொருளை எடுத்துப் பேசுவோம்!

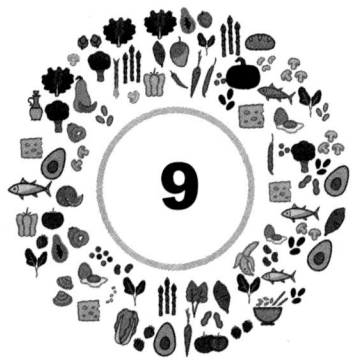

9

அரிசி, கோதுமை, சிறுதானியங்கள் பற்றி நிறைய பேசினோம். அதையெல்லாம் படித்த பலரும், "சார்... glycemic index, glycemic load பற்றியெல்லாம் சொன்னது கொஞ்சம் குழப்புகிறது. மொத்தமாக இதிலிருந்து என்னதான் சொல்ல வருகிறீர்கள்" என்று கேட்கிறார்கள். அவர்களுக்காக இது... ஒட்டுமொத்தமாக நம் உணவுமுறையும் வாழ்க்கை முறையும் எப்படி இருக்க வேண்டும் என்று இப்போது பார்த்துவிடலாம்.

சர்க்கரை நோய் இன்று மிகப்பெரும் பாதிப்பை ஏற்படுத்தும் நோயாக வளர்ந்திருக்கிறது. அதுசார்ந்து நம் மக்கள் நிறைய தேடுகிறார்கள். அதை மையமாக வைத்து சில விஷயங்களைப் பேசுவோம். சர்க்கரை நோயாளிகளுக்கான சிறந்த உணவுமுறை எது; பாதிப்பு இல்லாமல் இருக்க என்ன மாதிரியான உணவுகளை எடுத்துக்கொள்ள வேண்டும்; சர்க்கரைநோயை முழுமையாகக் குணப்படுத்த முடியுமா என்ற கேள்விகளுக்கும் விடை தேடுவோம்.

உணவுகளைப் பற்றிப் பேசும்போது, உணவுகளோடு இணைந்த சில முக்கிய நோய்களைப் பற்றிப் பேசவில்லை

"மாவுச்சத்துதான் சர்க்கரை நோயைத் தீர்மானிக்கிறது என்று தங்கள் தொடரில் வாசித்தேன். கிழங்கு வகைகளில் மாவுச்சத்து அதிகமாக இருப்பதாகச் சொல்கிறார்கள். பழங்குடி மக்கள் அவற்றைத்தான் அதிகம் சாப்பிடுகிறார்கள். அவர்கள் சர்க்கரை நோயால் பாதிக்கப்படுவதில்லையே?"

- நாவுக்கரசன்

மாவுச்சத்துதான் சர்க்கரை நோயைத் தீர்மானிக்கிறது என்பது தவறு. மாவுச்சத்து எடுத்துக்கொள்வதால் சர்க்கரை நோய் வருவதில்லை. ஆனால் சர்க்கரை நோய் இருப்பவர்கள் எவ்வளவு மாவுச்சத்தை எடுத்துக்கொள்கிறார்கள் என்பதே, அவர்களின் உடலில் சர்க்கரை எந்த அளவுக்கு அதிகரிக்கிறது என்பதைத் தீர்மானிக்கிறது. அரிசியோ சப்பாத்தியோ சாப்பிட்டால் சர்க்கரை நோய் வந்துவிடும் என்பது கிடையாது. பழங்குடி மக்களைப் பொறுத்தவரையில் மிக ஆரோக்கியமான வாழ்க்கைமுறையைக் கொண்டிருப்பவர்கள். நன்கு உழைத்து அதற்கேற்ற நல்ல உணவுகளை எடுத்துக்கொள்வதால் அவர்கள் எவ்வளவு மாவுச்சத்தை எடுத்துக்கொண்டாலும் சர்க்கரை நோய் வருவதில்லை. ஆனால் நம் வாழ்க்கைமுறை முற்றிலும் வேறானது. எனவே சர்க்கரை நோய் இருப்பவர்கள் குறைவான மாவுச்சத்தையே எடுத்துக்கொள்ள வேண்டும்.

"சாதம் சமைக்கும் முன் அரிசியை ஊறவைப்பது சரியா?"

- ஜெயா

அரிசியை சமைக்கும் முன் ஊறவைப்பது நல்லதுதான். எல்லாவிதமான தானியங்களிலும் அதன் சத்துகளை ஜீரணிக்க விடாமல் செய்ய சில ரசாயனங்கள் இருக்கும். அப்படி அரிசியில் இருக்கக்கூடிய ரசாயனம் பைட்டிக் ஆசிட் (Phytic acid). இது அரிசியில் இருக்கக்கூடிய நல்ல விஷயங்களை நம் உடல் ஜீரணிக்க முடியாமல் செய்துவிடும். ஊறவைக்கும்போது இதுபோன்ற ரசாயனங்கள் தண்ணீரோடு கலந்து சென்றுவிடும். எனவே, ஊறவைப்பது நல்ல விஷயம்.

என்றால், இந்தக் கட்டுரைகளால் எந்தப் பயனும் இல்லாமல் போய்விடும். நம் வாழ்க்கைமுறையோடு இணைந்த நோய்களான சர்க்கரை நோய், உடல் பருமன், பெண்களை பாதிக்கும் பி.சி.ஓ.டி, *Fatty liver* முதலிய நோய்களுக்கெல்லாம் தீர்வு மருந்துகளில் கிடையாது. நம் சாப்பாட்டுத் தட்டில்தான் இருக்கிறது. அதற்கு மிகச்சிறந்த உதாரணம், சர்க்கரை நோய்தான். நான் சொல்லவரும் விஷயங்களைச் சரியாகப் புரிந்துகொண்டால் 80% - 90% சர்க்கரை நோயாளிகள் மருந்துகளில் இருந்து விடுபடக்கூட வாய்ப்புள்ளது.

முதலில் சர்க்கரை நோய் என்றால் என்னவென்று தெரிந்து கொண்டால் அடுத்தடுத்து நாம் இதுகுறித்து விரிவாக ஆராய

முடியும். சிலர், "சர்க்கரை என்று ஒரு நோயே இல்லை, அது ஆங்கில மருந்துக் கம்பெனிகள் தங்கள் உற்பத்தியை விற்பதற்காக உருவாக்கிய பொய்" என்று சொல்வதை நீங்கள் கேட்டிருக்கலாம். இது மிகவும் அபாயகரமான பொய். அந்தப் பொய்யை நம்பி சிகிச்சையும் உணவுக்கட்டுப்பாடும் இல்லாமல் கால்களையும் கண்களையும் சிறுநீரகங்களையும் இழந்தவர்கள் பலர்.

அதேபோல, "எங்கள் தாத்தா பாட்டி காலத்திலெல்லாம் சர்க்கரைநோய் இருந்ததில்லை. இருபது முப்பது வருடங்களாகத்தான் இருக்கிறது" என்று சொல்பவர்களும் உண்டு. அதுவும் உண்மையில்லை. சர்க்கரை நோய் பற்றி 2000-3000 ஆண்டுகளுக்கு முன்பே ஆயுர்வேத, சித்த மருத்துவ நூல்களில் மிகத் தெளிவான குறிப்புகள் இருக்கின்றன. குறிப்பாக அகத்தியர், சர்க்கரைநோய் பற்றி நிறைய எழுதியிருக்கிறார். தமிழில் இதை நீரிழிவு நோய் அல்லது மதுமேகம் என்று சொல்வார்கள். மது என்றால் தேன்; மேகம் என்றால் சிறுநீர். தேன் போன்ற இனிப்பான சிறுநீர் வெளியேறும் நோய்தான் மதுமேகம். ஆயுர்வேதத்திலும் இதற்கு மதுமேகம் என்றுதான் பெயர். 'சரஹ சம்ஹிதை', 'சுஸ்ருத சம்ஹிதை' போன்ற ஆயுர்வேத நூல்களில் சர்க்கரை நோயின் வகைகள் குறித்து விரிவாகப் பிரித்து எழுதப்பட்டிருக்கிறது. 'சர்க்கரைநோய் என்ற ஒன்றே இல்லை, அலோபதி மருந்துக் கம்பெனிகள்தான் பரப்புகிறார்கள்' என்பவர்கள், இந்த வரலாற்றையெல்லாம் அறியாதவர்கள்.

அந்தக் காலத்திலேயே சர்க்கரை நோயில் இரண்டு வகைகள் இருக்கின்றன என்றெல்லாம் தெள்ளத் தெளிவாக விவரித்துள்ளார்கள். ஒன்று 'சஹஜ பிரேமஹா.' 'இந்த வகை நோயாளிகள் ஒல்லியாகவும் அதீத தாகத்துடனும் இருப்பார்கள். நாளுக்கு நாள் உடல் மெலிந்துகொண்டே போவார்கள். இந்த நிலையில் இருப்பவர்கள், நோய் அறியப்பட்டு ஆறு மாதங்கள் முதல் ஒரு வருடத்திற்குள் இறந்துவிடுவார்கள்' என்று ஆயுர்வேதத்தில் தெளிவாகக் குறிப்பிருக்கிறது. இதை நாம் இன்றைய காலகட்டத்தோடு ஒப்பிட்டுப் பார்த்தால் 'டைப் 1 டயாபடீஸ்' என்று சொல்லக்கூடிய, இன்சுலின் (Insulin) தீவிரமாகத் தேவைப்படுகிற சர்க்கரை

நோய். இன்சுலின் கண்டுபிடிக்கப்பட்ட பிறகுதான் டைப்-1 சர்க்கரை நோயாளிகள் இயல்பான வாழ்வை வாழ்கிறார்கள். அந்தக் காலத்தில் இதற்கு சிகிச்சையே இல்லை என்பது ஆயுர்வேதக் குறிப்புகளில் மிகவும் தெளிவாக இருக்கிறது.

அதேபோல சரியான உணவுமுறை, வாழ்க்கைமுறை இல்லாத காரணங்களால் ஏற்படும் உடல்பருமன் சர்க்கரை நோய் குறித்தும் அந்தக் காலத்தில் கண்டறிந்து எழுதியிருக்கிறார்கள். அந்த நிலைக்கு 'அபத்ய நிமிட்டஜா' என்று பெயர். இது டைப்-2 சர்க்கரை நோயுடன் ஒத்துப்போகிறது. 'இந்த வகை சர்க்கரை நோயாளிகள், உணவுகளில் மாற்றம் கொண்டுவர வேண்டும்; பால் உணவுகள் மற்றும் இனிப்புகளைத் தவிர்த்து, சைவர்கள் தானியங்களைக் கஞ்சி வடிவிலும், அசைவர்கள் அசைவ உணவுகளை அதிகம் சேர்த்துக்கொள்ள வேண்டும்; குதிரையேற்றம் போன்ற உடற்பயிற்சிகளைச் செய்யவேண்டும்' என்று ஆயுர்வேத நூல்களில் சொல்லப்பட்டிருக்கிறது. அகத்தியர்கூட 'ஒழுங்கற்ற உணவு முறையும் வாழ்க்கை முறையுமே சர்க்கரை நோய்க்குக் காரணம்' என்று பாடல்கள்வழி குறிப்பு எழுதியிருக்கிறார். சர்க்கரை நோய் என்பது இல்லாத ஒரு விஷயம் என்று சொல்வது எவ்வளவு அபத்தமானது என்று இதன்மூலம் உங்களுக்குப் புரிந்திருக்கும்.

சர்க்கரை என்றால், டீ, காபிக்கு நாம் பயன்படுத்தும் சர்க்கரையல்ல. மருத்துவ ரீதியாக, குளுக்கோஸ் (glucose) என்னும் சர்க்கரையின் அளவு உடலில் அதிகரிப்பதையே சர்க்கரை நோய் அல்லது நீரிழிவு நோய் என்கிறோம். இந்த

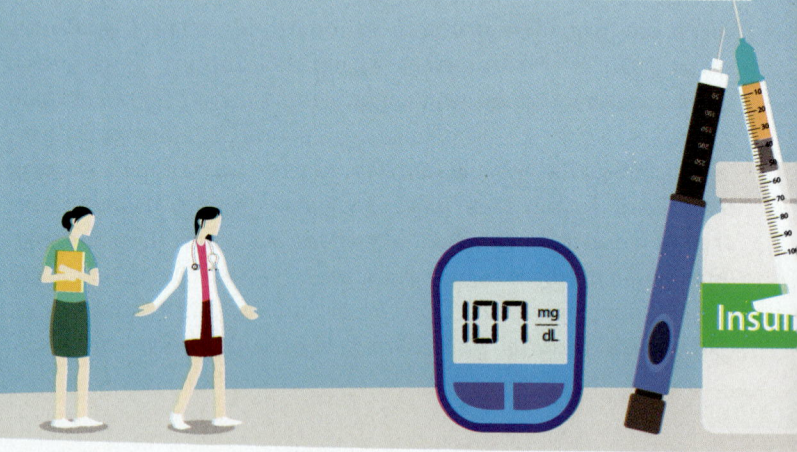

நோயின் தன்மைகளில் அதிகமான சிறுநீர் வெளியேற்றமும் ஒன்று என்பதால்தான் நீரிழிவு நோய் என்று சொல்கிறோம்.

நாம் இயல்பாக உட்கொள்ளும் உணவுகள் அனைத்தும் 80% முதல் 90% 'கார்போஹைட்ரேட்' எனும் மாவுச்சத்தைக் கொண்டிருப்பவை. அவற்றை நாம் சாப்பிட்டவுடன் செரிமானமாகி குளுக்கோஸ் எனும் அடிப்படைச் சர்க்கரையாக மாறுகிறது. நாம் டீ, காபிக்குப் பயன்படுத்தும் சர்க்கரை மட்டுமல்ல... நாம் சாப்பிடும் அரிசி, கோதுமை, சிறுதானியங்கள், பழங்கள், பருப்பு வகைகள் என்று எல்லாமே வயிற்றில் செரிமானத்துக்குப் பிறகு குளுக்கோஸ் எனும் அடிப்படைச் சர்க்கரையாகவே மாறுகிறது. இந்த குளுக்கோஸ்தான் ரத்தத்தில் கலந்து உடலெங்கும் உள்ள கோடானுகோடி செல்களுக்கும் சென்று எரிசக்தியைக் கொடுக்கிறது. இதுதான் நாம் முதலில் அறிய வேண்டிய அடிப்படை விஷயம். நம் உடலில் இன்சுலின் என்ற ஹார்மோன் சீராக வேலை செய்தால் மட்டுமே இந்த

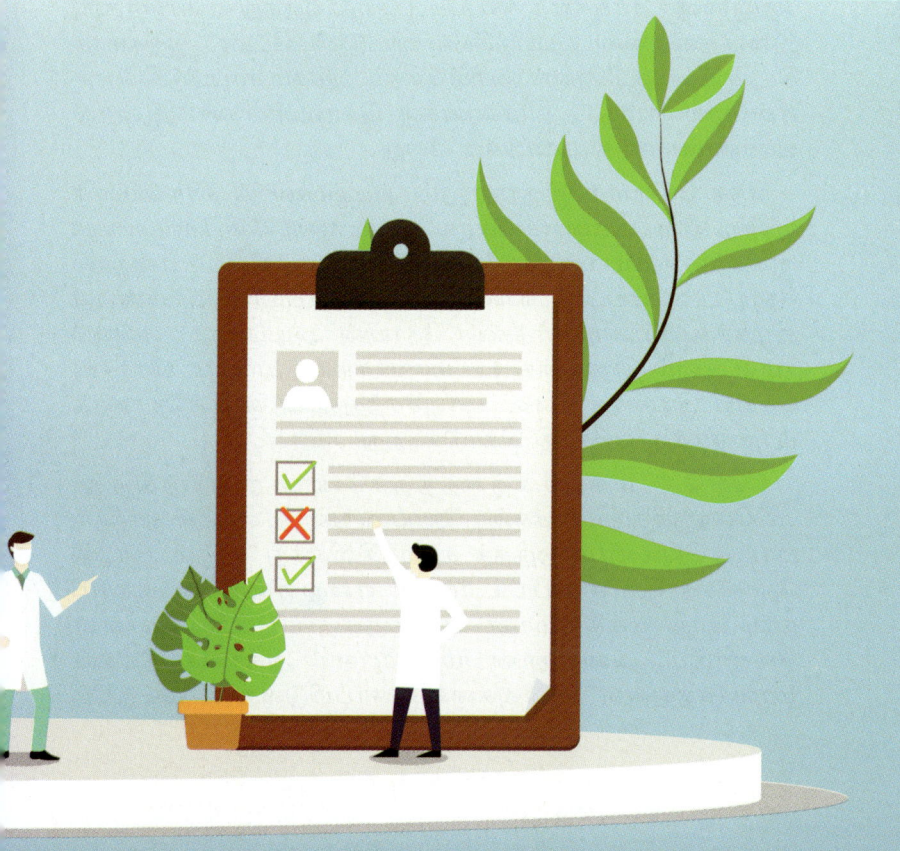

குளுக்கோஸ் எல்லா செல்களுக்கும் சரியான முறையில் சென்று சேர்ந்து எரிசக்தியைக் கொடுக்கும்.

நாம் சாப்பிடும் உணவுகளில் இருக்கும் மாவுச்சத்து எனப்படும் கார்போஹைட்ரேட் ஜீரணமாகி குளுக்கோஸ் என்னும் சர்க்கரையாக ரத்தத்தில் மாறுவதாகப் பார்த்தோம் அல்லவா? அந்த குளுக்கோஸ் செல்களுக்குப் போய்ச் சேராமல் இன்சுலின் எதிர்ப்புத்தன்மை எனப்படும் இன்சுலின் ஹார்மோன் வேலை செய்ய இயலாத நிலை ஏற்பட்டு குளுக்கோஸின் அளவு ரத்தத்தில் அதிகமாகலாம். அல்லது இன்சுலின் ஹார்மோன் சரியான அளவில் சுரக்காமல் போய் அதன் பற்றாக்குறையால் குளுக்கோஸ் அளவு அதிகரிக்கலாம். இந்த நிலையைத்தான் சர்க்கரை நோய் என்று கூறுகிறோம்.

சர்க்கரை நோய் எதனால் வருகிறது என்று ஒவ்வொருவரும் ஒவ்வொரு காரணம் சொல்வார்கள். சிலர் பரம்பரையாக வரும் நோய் என்பார்கள், சிலர் தினமும் இரண்டு ஸ்பூன் வெள்ளைச் சர்க்கரை சாப்பிட்டதால் வந்தது என்பார்கள், இவை தவிர 'நடைப்பயிற்சியை விட்டுவிட்டேன்', 'அதிகமாக டென்ஷன் ஆகிறேன்', 'அரிசி சாதம் அதிகம் சாப்பிடுகிறேன்' என்றெல்லாம்கூட காரணங்கள் சொல்வார்கள். ஆனால் உண்மையான காரணங்கள் வேறு.

எந்த நோயாக இருந்தாலும் அடிப்படைக் காரணமாக மூன்று விஷயங்களைச் சொல்வோம். *Agent, Host, Environment*. இவற்றில் *Agent* என்பது நோய்க்கான காரணி. *Host* என்றால் நோய் பாதிக்கப்பட்டவரின் உடல்நிலை. *Environment* என்பது சமூகச்சூழல். சரி, சர்க்கரை நோயின் அடிப்படை என்ன? நம் உடலில் இருக்கக்கூடிய மாவுச்சத்தை சரியாக பிராசஸ் செய்ய இயலாத நிலை. மாவுச்சத்துதான் குளுக்கோஸாக மாறி நமக்கு எரிசக்தி கொடுக்கிறது.

"ஊரே மாவுச்சத்தைத்தானே சாப்பிடுகிறது, எல்லோருக்குமா சர்க்கரை நோய் வருகிறது, எங்கள் தாத்தா, பாட்டியெல்லாம் அந்தக் காலத்திலிருந்து சாதம், இட்லி தோசைதானே சாப்பிட்டார்கள்" என்று சிலர் கேட்கலாம். நாம் ஒரு முக்கியமான விஷயத்தைப் புரிந்துகொள்ள வேண்டும். அவைதான் *host-factors*. அதாவது நீங்கள் மாவுச்சத்துள்ள உணவுகளைச் சாப்பிடுவதால் மட்டுமே

சர்க்கரை நோய் வராது. மாவுச்சத்தை பிராசஸ் செய்யக்கூடிய தன்மை ஒவ்வொரு நபருக்கும் மாறுபடலாம். அது மரபணு ரீதியாகவும் உங்களின் வாழ்க்கைமுறை மூலமாகவும் நிர்ணயிக்கப்படும்.

பரம்பரை பரம்பரையாக சர்க்கரை நோய் வருவது மரபணு ரீதியான காரணங்களால்தான். 30 வயதில் இருக்கும் ஒல்லியான நபர்களுக்குக்கூட சர்க்கரை நோய் வருவதைப் பார்க்கலாம். ராணுவத்தில் இருப்பவர்கள், மாரத்தான் ஓட்டக்காரர்கள்கூட சர்க்கரை நோயால் பாதிக்கப்பட்டு என்னிடம் சிகிச்சை பெற வருவார்கள். மிக வலிமையான மரபணுக் குறைபாடுகளே இதற்கான காரணம். அவர்களுக்கு மரபணு ரீதியாகவோ இன்சுலின் சுரப்பிலோ அல்லது வேலை செய்யும் தன்மையிலோ சில குளறுபடிகள் இருக்கும். அதனால் தங்களின் உடலை எவ்வளவு ஆரோக்கியமாகப் பாதுகாத்து நல்ல வாழ்க்கை முறையைப் பின்பற்றினாலும் குறிப்பிட்ட வயது வந்தவுடன் அவர்கள் சர்க்கரை நோயால் பாதிக்கப்படுவார்கள்.

சர்க்கரை நோய்க்கு வாழ்க்கைமுறையும் முக்கியமான காரணம் என்று பார்த்தோம். சரியான உணவு முறை இல்லாமை, உடற்பயிற்சி செய்யாமை, உடல் பருமன், மாவுச்சத்து நிரம்பிய குப்பை உணவுகளைச் சாப்பிடுவது... இவை அனைத்தும் உடலில் உள்ள இன்சுலின் எதிர்ப்புத் தன்மை மற்றும் லெப்டின் (leptin) எதிர்ப்புத்தன்மை ஆகிய இரண்டு வகை ஹார்மோன் எதிர்ப்புத்தன்மைகளைப் பல மடங்கு அதிகரிக்கின்றன. அதோடு கல்லீரல் மற்றும் கணையப் பகுதிகளில் கொழுப்பையும் சேர்க்கின்றன (Fatty liver and Fatty Pancreas). நம் தசைகளில்கூட இவை கொழுப்பைச் சேர்க்கின்றன.

இவை அனைத்தும் சேர்த்து நம் இன்சுலின் எதிர்ப்புத் தன்மையை அதிகமாக்கி வயது ஆக ஆக இன்சுலின் செயல்திறன் படிப்படியாகக் குறைந்து சர்க்கரை நோய் வருகிறது. இதுபோன்ற வாழ்க்கை முறையால் வரும் சர்க்கரை நோயெல்லாம் முன்பு 50-60 வயதுள்ளவர்களையே பாதிக்கும். ஆனால் இப்போது 30-35 வயதிலெல்லாம் சர்க்கரை நோய் ஏற்படுகிறது. 10-12 வயதிலிருக்கும் உடல் பருமனான பிள்ளைகளுக்கு pre-diabetes எனப்படும் சர்க்கரை

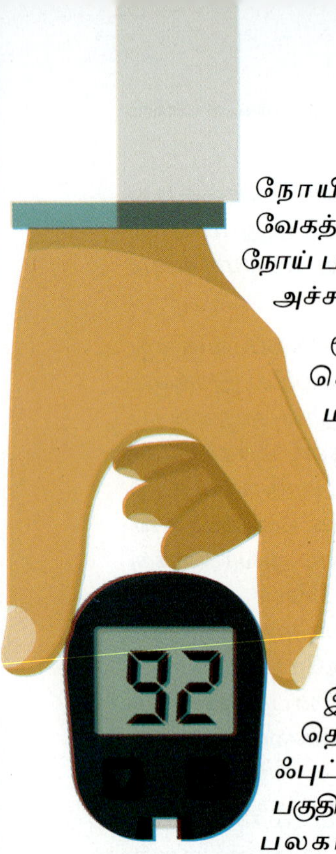

நோயின் முந்தைய நிலை வருகிறது. இந்த வேகத்தைப் பார்த்தால், கருவிலேயே சர்க்கரை நோய் பாதிக்கும் நிலையும் ஏற்பட்டுவிடுமோ என்ற அச்சம் ஏற்படுகிறது.

மூன்றாவதாக *Environmental Factors* என்று சொல்லக்கூடிய நம் சமூகச் சூழ்நிலை. மரபணுக் குறைபாடுகள் மற்றும் நம் உணவுமுறைக் காரணிகளைத் தாண்டி நம்முடைய வாழ்க்கைமுறை அதிகம் மாற்றம் அடைந்துள்ளது. அரிசியே சாப்பிட்டாலும், பாலீஷ் செய்யப்பட்ட அரிசியைத்தான் அதிகம் சாப்பிடுகிறோம். பண்டிகைகளுக்குச் சாப்பிட்டுக்கொண்டிருந்த இட்லி, தோசை இன்று நம் தினசரி உணவாகிவிட்டன. தெருவுக்குத் தெரு பேக்கரிகளும் ஃபாஸ்ட் ஃபுட் கடைகளும் வந்துவிட்டன. குறிப்பிட்ட பகுதிகளில் மட்டுமே கிடைக்கக்கூடிய இனிப்புப் பலகாரங்கள், இன்று ஆர்டர் செய்தால் வீட்டுக்கே வந்துவிடுகின்றன. ஏழை, பணக்காரர், நகரம், கிராமம் என்ற எந்த வித்தியாசமும் இல்லாமல் வாழ்க்கைமுறையில் மிகப்பெரிய மாற்றங்கள் வந்துவிட்டன. அதுவும் சர்க்கரை நோய் ஏற்படுவதற்கு முக்கியமான காரணமாக இருக்கிறது.

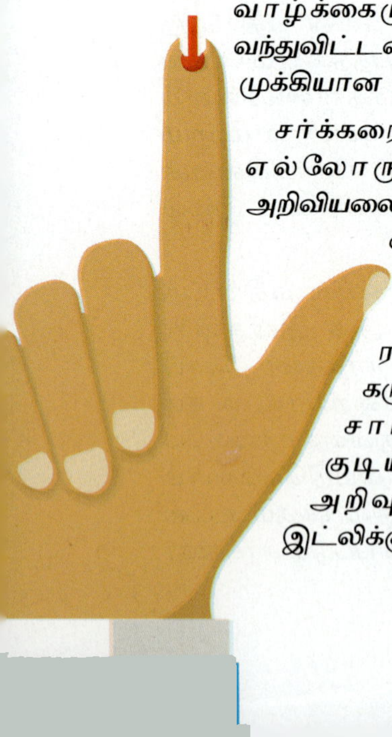

சர்க்கரை நோய் பாதித்தவர்கள் மட்டுமல்ல... எல்லோருமே அந்த நோயின் அடிப்படை அறிவியலைத் தெளிவாகப் புரிந்துகொள்ள வேண்டும் என்பதற்காகவே இவ்வளவு விரிவாக இதை எழுதினேன். 'இந்த உணவைச் சாப்பிடுங்கள்; இந்த மூலிகையை ரசம் வைத்துக் குடியுங்கள்; வெந்தயம், கருஞ்சீரகத்தைத் தண்ணீரில் ஊறவைத்துச் சாப்பிடுங்கள்; பாகற்காய் ஜூஸைக் குடியுங்கள்' என்றெல்லாம் ஆளாளுக்கு அறிவுரைகளை அள்ளி வழங்குவார்கள். இட்லிக்கு பதில் சப்பாத்தி சாப்பிடுங்கள் என்று

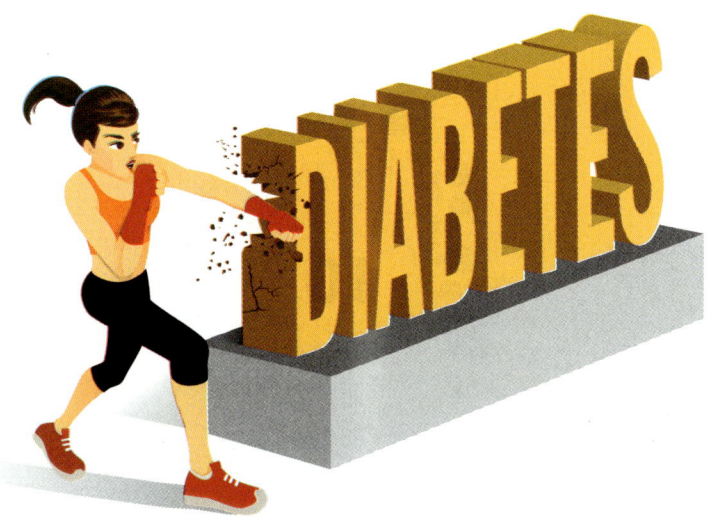

முன்னர் சொன்னதுபோய் இப்போது சிறுதானியம் சாப்பிடுங்கள் என்று சொல்கிறார்கள். என்ன செய்தாலும் சரி, சர்க்கரை நோய் கட்டுக்குள் வருவதில்லை. இதுதான் நிதர்சனமான உண்மை.

அடிப்படை அறிவியலைப் புரிந்துகொண்டால் மிக எளிதாக நம்மூரிலேயே கிடைக்கக்கூடிய உணவுகள் மூலம் சர்க்கரை நோயிலிருந்து விடுபடலாம், அல்லது, கட்டுக்குள் கொண்டுவரலாம். அவரவரின் தீவிரத் தன்மையைப் பொறுத்து மருந்துகளிலிருந்து முழுவதுமாக வெளிவரலாம்; அல்லது, அவற்றின் பயன்பாட்டைக் குறைக்கலாம். இவை அனைத்தையும் உணவுமுறை மூலமாகவே எப்படிச் செய்யலாம் என்பதை விரிவாகப் பார்க்கலாம்.

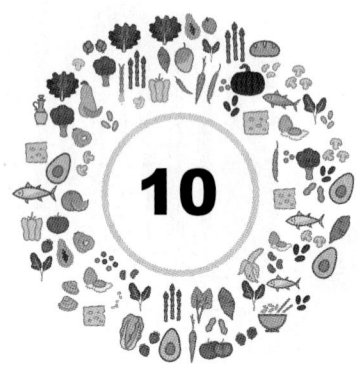

10

சர்க்கரை நோய் நம் உணவுமுறை, வாழ்க்கை முறையோடு எந்த அளவுக்கு சம்பந்தப்பட்டிருக்கிறது என்பதையும் அந்நோயை எப்படிக் கட்டுப்படுத்துவது என்பதையும் பார்த்தோம். சர்க்கரை நோயாளிகளுக்கு உகந்த உணவு முறை எது என்பதையும் உணவைக்கொண்டு சர்க்கரை அளவைக் கட்டுக்குள் வைத்திருப்பது எப்படி என்றும் பார்க்கலாம்.

உணவுக்கு ஏன் நாம் முக்கியத்துவம் கொடுக்கிறோம் என்றால், சர்க்கரை நோயின் அடிப்படைப் பிரச்னையே மாவுச்சத்தை உடல் பிராசஸ் செய்யாததுதான். எனவே, நம் உணவுமுறையைக் கட்டுப்படுத்தாமல் மருந்து, மாத்திரை சாப்பிட்டாலோ, இன்சுலின் ஹார்மோனையே ஊசியாகப் போட்டுக்கொண்டாலோ பெரும்பாலான சர்க்கரை நோயாளிகளுக்கு சர்க்கரை அளவு கட்டுக்குள் வராது.

சர்க்கரை பாதித்த சிலருக்கு மருந்துகள் எடுத்துக் கொண்டாலும், 80 யூனிட் இன்சுலின் போட்டுக் கொண்டாலும்கூட சராசரி சர்க்கரை அளவு 300 முதல் 400 வரை இருக்கும். சர்க்கரை அளவு தொடர்ந்து அதிகமாகவே

இருந்தால் எதிர்காலத்தில் சிறுநீரகப் பிரச்னை, பார்வைக் குறைபாடு, நரம்புப் பிரச்னை, கால் மரத்துப் போவது, தீராத கிருமித்தொற்று போன்ற பல பாதிப்புகள் ஏற்படலாம். காயங்கள் பெரிதாகி உறுப்புகளை வெட்டி எடுக்கும்நிலைகூட வர வாய்ப்புண்டு. இந்த நிலையில் இருப்பவர்களுக்கு இருக்கும் ஒரே தீர்வு உணவுமுறை மாற்றம் மட்டும்தான்.

அதேபோல, ஆரம்ப கட்ட சர்க்கரை நோய் இருப்பவர்கள், உணவுக் கட்டுப்பாடு இல்லாமல் மருந்துகள் எடுத்து சர்க்கரை அளவைக் கட்டுப்படுத்த முயற்சித்தால், அதீத சோர்வு, உடல் நடுக்கம், லோ சுகர், போன்ற பிரச்னைகளையே அதிகம் சந்திப்பார்கள். அவர்களும் மிக எளிதாக உணவுமுறை மூலம் சர்க்கரை அளவை கட்டுப்படுத்த முயற்சிப்பதே புத்திசாலித்தனம். எனவே ஆரம்ப கட்டத்தில் இருந்தாலும் சரி முற்றிய நிலையில் இருந்தாலும் சரி உணவுக்கட்டுப்பாடு சர்க்கரை நோயைக் கட்டுப்படுத்தும் பிரதான தூணாக இருக்கும்.

நாம் சாப்பிடும் உணவில் நம் உடலுக்கு எரிசக்தி தரக்கூடிய வேறு என்னென்ன சத்துகள் இருக்கின்றன என்று பார்த்தால் ஒன்று கொழுப்புச்சத்து, மற்றொன்று புரதச்சத்து. சர்க்கரை நோயாளிகளுக்கு இன்சுலின் எதிர்ப்புத்தன்மை, இன்சுலின் பற்றாக்குறை போன்றவை ஏற்படக் காரணம் மாவுச்சத்து பிராசஸிங்கில் ஏற்படும் பிரச்னைதான். ஆனால் அவர்களுக்குக் கொழுப்புச்சத்தையோ புரதச்சத்தையோ பிராசஸ் செய்வதில் எந்தப் பிரச்னையும் இருப்பதில்லை. அதனால்தான் சர்க்கரை நோயாளிகளுக்கு உடல் மெலிகிறது. உடல், உணவில் கிடைக்கும் மாவுச்சத்தை பிராசஸ் செய்ய முடியாமல் உடலில் இருக்கும் கொழுப்பு மற்றும் புரதச்சத்துகளை எல்லாம் எரிசக்தியாக மாற்றுகிறது. இதிலிருந்து நம் உடல் நமக்குத் தெளிவாகச் சொல்வது, சர்க்கரை நோய் இருப்பதால் கொழுப்பு மற்றும் புரதங்களை பிராசஸ் செய்வதில் எந்தவிதத் தடையும் இல்லை என்பதையே.

கொழுப்புச்சத்தையும் புரதச்சத்தையும் எரிசக்தியாக மாற்றும்போது உடல் இன்சுலின் பயன்பாடு இல்லாத வேறொரு முறையில் எரிசக்தி மாற்றத்தை நிகழ்த்துகிறது. அதனால் சர்க்கரை நோயாளிகள் உட்கொள்ளும் உணவில்

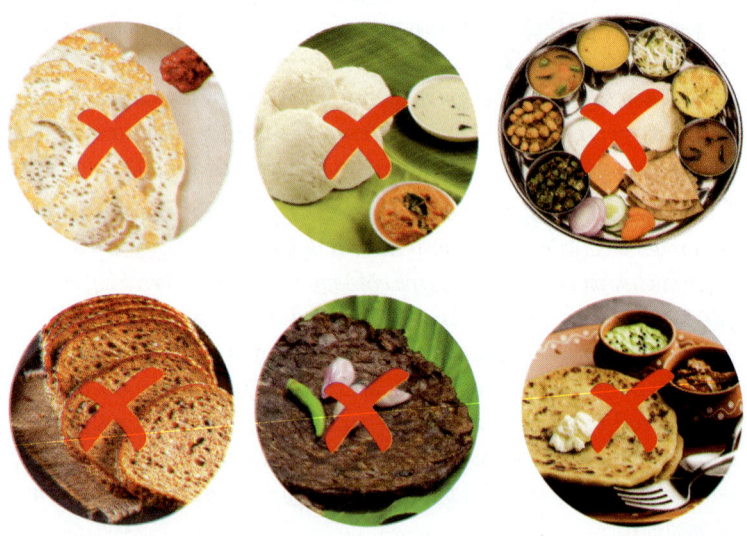

மாவுச்சத்தின் அளவைக் குறைத்து ஆரோக்கியமான கொழுப்புகள் மற்றும் புரதங்களை சரியான அளவில் எடுத்துக்கொண்டாலே சர்க்கரை அளவு அருமையாகக் கட்டுப்படும்.

நம்மில் நிறைய பேர், புரதம் சாப்பிட்டால் சிறுநீரகம் பாதிக்கும்; கொழுப்புச்சத்து இதயத்தை பாதிக்கும் என்று இந்தச் சத்துகளின் பக்கமே போகாமல் இருக்கிறோம். உண்மை என்னவென்றால், நம் ஊரில் டயாலிசிஸ் செய்யக்கூடிய 70% முதல் 80% நபர்களுக்கு, சிறுநீரகம் செயலிழந்ததற்கான காரணம் சர்க்கரை நோய் சரியாகக் கட்டுப்படாததுதான். இதனை 'Diabetic nephropathy' என்போம். அதேபோல் இங்கு ஏற்படும் பாதி மாரடைப்புகளுக்குக் காரணம், சர்க்கரை நோயால் வரக்கூடிய 'Angiopathy' என்னும் ரத்தக்குழாய் பாதிப்பே. ஆக, உண்மையான பிரச்னை என்பது சர்க்கரை நோய் கட்டுப்படாமல் இருப்பதே. அதனால் அனாவசியமாக புரதச்சத்துக்கும் கொழுப்புச்சத்துக்கும் பயந்து நாம் அவற்றை உட்கொள்ளாமல் இருப்பது தவறு.

நாம் தானியங்கள் குறித்துப் பேசியபோது Glycemic index, Glycemic load பற்றியும் பேசினோம். அதற்குச் சில

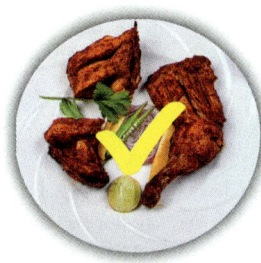 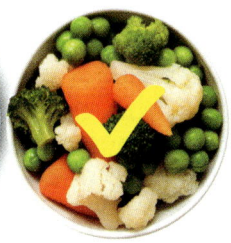 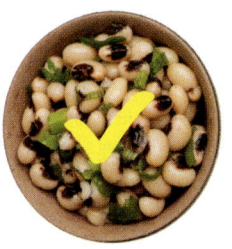

உதாரணங்களைக்கூடப் பார்த்தோம். உடலில் சர்க்கரை அளவை அதிகப்படுத்துவதை வைத்து நல்ல உணவு அரிசியா, சிறுதானியமா, பாரம்பர்ய அரிசிகளா, கோதுமையா, ஓட்ஸா என்று நாம் ஒப்பீடு செய்வது, தீப்பிடித்து எரிவதில் சிறந்தது பெட்ரோலா, டீசலா, மண்ணெண்ணெயா அல்லது விளக்கெண்ணெயா என்று ஒப்பீடு செய்வது போலதான். எல்லாமே கொழுந்துவிட்டுத்தான் எரியும். 'பாலீஷ் செய்யப்பட்ட வெள்ளை அரிசியும், மைதாவும் பெட்ரோலுக்கு சமம்' என்று நீங்கள் நினைத்தால் கோதுமையையும் சிறுதானியங்களையும் நாம் டீசல் என்று வைத்துக்கொள்ளலாம். பாரம்பர்ய அரிசிகளை மெதுவாக எரியக்கூடிய மண்ணெண்ணெய் அல்லது விளக்கெண்ணெய்க்கு இணையாகச் சொல்லலாம். ஏனென்றால் இந்த அனைத்து உணவுகளிலும் கிளைசீமிக் இன்டெக்ஸ் 50 முதல் 80 வரை. கிளைசீமிக் லோடு மிக அதிகம்.

ஊரே பேசக்கூடிய *Glycemic index, Glycemic load* இரண்டையும் வைத்து வேறு சில உணவுகள் பற்றியும் சொல்கிறேன். அந்தப் பட்டியல் உங்களை ஆச்சர்யப்படுத்தலாம். தேங்காயின் *Glycemic index* அளவு வெறும் 10 மட்டுமே. பாதாம், நிலக்கடலை போன்ற பருப்பு வகைகளின் *Glycemic index* அளவு 5-க்கும் கீழ்தான். முட்டை, பன்னீர், சிக்கன், மட்டன், மீன் போன்ற அசைவ உணவுகளின் *Glycemic index* அளவு பூஜ்யம். இவற்றைச் சாப்பிடுவதால் சர்க்கரை அளவு துளிகூட அதிகமாகாது. சுண்டல், பட்டாணி, பச்சைப் பருப்பு, பாசிப்பருப்பு போன்ற பருப்பு வகைகளில் ஓரளவு மாவுச்சத்து இருந்தாலும் அதன் *Glycemic index* அளவு 30 முதல் 35 வரைதான். நாம் 50 முதல் 80 வரை *Glycemic*

"பழங்களை அப்படியே சாப்பிடுவது நல்லதா? ஜூஸ் போட்டுக் குடிப்பது நல்லதா?"

- சந்திரமௌலி, திருநின்றவூர்

பழங்களில் மாவுச்சத்து, குறிப்பாக glucose, sucrose, fructose ஆகிய மூன்று வகை சர்க்கரை சத்துக்களும் ஒவ்வொரு அளவில் ஒவ்வொரு விதத்தில் இருக்கும். ஆனால் இதைவிட முக்கியம் அதில் இருக்கும் நார்ச்சத்து. பழத்தை அரைத்து வடிகட்டி ஜூசாக குடிக்கும்போது, அதிலிருக்கும் நார்ச்சத்து போய்விடும். நார்சத்து இல்லாமல் போடப்படும் ஜூஸ் கலர்கலராக விற்கப்படும் குளிர்பானங்களுக்குச் சமம். வைட்டமின் சேர்க்கப்பட்ட குளிர் பானங்கள் என்று வேண்டுமானால் சொல்லிக்கொள்ளலாம். பழங்களை அப்படியே நார்ச்சத்தோடு எடுத்துக்கொள்வதுதான் நல்லது.

"வீட்டில் சாதம் வடிக்கும்போது கிடைக்கும் தண்ணீரை நாங்கள் உப்பு சேர்த்துக் குடிப்போம். அது நல்லதா?"

- கருணாகரன், மண்டபம்.

சாதத்தை வடிக்கும்போது அந்தத் தண்ணீரில் 10% - 15% வரை ஸ்டார்ச் எனப்படும் மாவுச்சத்து இருக்கும். எனவே சர்க்கரை நோய் இருப்பவர்கள், உடல் பருமனைக் குறைக்க நினைப்பவர்கள் அந்தத் தண்ணீரைத் தவிர்ப்பது நல்லது. அது மிக எளிதாக ஜீரணம் ஆகக்கூடியது. அதனால் சர்க்கரை அளவு அதிகமாகும். மற்றபடி ஆரோக்கியமாக இருப்பவர்கள், அதிக உடல் உழைப்பு உள்ளவர்கள் இதைத் தாராளமாகக் குடிக்கலாம்.

index அளவு இருக்கும் உணவு வகைகளில் எது உகந்தது என்று விவாதம் செய்துக்கொண்டிருக்கிறோம். ஆனால், *Glycemic index* அளவு பத்துக்குள் இருக்கிற உணவுகளைப் பற்றிய விழிப்புஉணர்வே நம்மிடம் இல்லை.

மேற்சொன்ன உணவுகளின் *Glycemic load* அளவும்கூட கிட்டத்தட்ட பூஜ்யம்தான். இந்த உணவுகளும் காய்கறிகளும் ரத்தத்தில் குறைவாகவும் மெதுவாகவும் சர்க்கரை அளவைச் சேர்க்கும். இவற்றை வைத்து நாம் உணவு முறையை வடிவமைத்தோம் என்றால் சர்க்கரை அளவு மிக அருமையாகக் கட்டுப்படும். குறிப்பாக டைப்-2 சர்க்கரை நோயாளிகள், உடல் பருமன் கொண்ட சர்க்கரை நோயாளிகள், மாவுச்சத்தின் அளவை எவ்வளவு குறைக்கிறார்களோ அவ்வளவுக்கு சர்க்கரை நோயிலிருந்து விடுபடுவதற்கான சாத்தியம் இருக்கிறது. இதனை நாம் '*Reversal*' என்று சொல்வோம். 'சர்க்கரை நோயைக் கட்டுப் படுத்த மட்டுமே முடியும்' என்று சிலர் சொல்வார்கள்.

அது உண்மையில்லை. உடல் பருமன் உள்ள சர்க்கரை நோயாளிகளுக்கு உணவு முறையை மாற்றுவதன்மூலம் உடல் எடையைக் குறைத்து மருந்துகளே இல்லாமல், இன்சுலின் தேவைப்படாத அளவுக்கு சர்க்கரை அளவைக் கட்டுப்படுத்த முடியும். அதுமட்டும் இல்லாமல், தீவிரமான இன்சுலின் பற்றாக்குறை உள்ள சர்க்கரை நோயாளிகள், குறிப்பாக டைப்-1 சர்க்கரை நோயாளிகளுக்கும் உணவுமுறை மாற்றம் நிச்சயம் பயனளிக்கும். மருந்துகள் மற்றும் இன்சுலின் எடுத்துக்கொள்வதன் தேவையைப் பன்மடங்கு குறைக்கவும் முடியும்.

உணவு முறையை மாற்றம் செய்யாமல் 80 முதல் 100 யூனிட் வரை இன்சுலின் எடுத்துக்கொள்ளும்போது சர்க்கரை அளவு கட்டுப்படுவதைவிட, உணவுமுறை மாற்றத்துடன் வெறும் 20 முதல் 25 யூனிட் இன்சுலின் எடுத்துக்கொள்ளும்போது சர்க்கரை அளவு நன்றாகவே கட்டுப்படும். அந்த அளவுக்கு உணவுமுறை மாற்றம் என்பது சர்க்கரை நோயின் முகவரியை மொத்தமாக மாற்றும் வல்லமை கொண்டது.

சரி, சர்க்கரை நோய் தாக்கத்தைப் பொறுத்து என்ன மாதிரியான உணவுகளை எடுத்துக்கொள்ளலாம் என்று பார்ப்போம்.

மாவுச்சத்தை சுத்தமாகத் தவிர்த்துவிட்டு வெறும் கொழுப்பு, புரதங்கள் மற்றும் காய்கறிகளைச் சாப்பிடுவது ஒரு பக்கம் உள்ள எக்ஸ்ட்ரீம். இதை, நாம் லோ-கார்போஹைட்ரேட், கீட்டோ, LCFH, பேலியோ என வெவ்வேறு பெயர்களில் குறிப்பிடுவோம். இதில் நிறைய பயன்கள் உண்டு. ஆனால் இந்த உணவு முறையை அவரவர் உடல்நிலைக்குத் தகுந்தாற்போல மருத்துவரின் ஆலோசனையுடனே பின்பற்ற வேண்டும். இதைச் சரியாக, முறையாகப் பின்பற்றினால் டைப்-2 சர்க்கரை நோயாளிகள் மருந்துகளிலிருந்து விடுபடலாம். சர்க்கரை நோய் சம்பந்தமான *Fatty liver*, PCOD போன்ற மற்ற பிரச்னைகளையும் இந்த உணவு முறையால் பெரிய அளவில் கட்டுப்படுத்த முடியும். "இது ரொம்பவும் கஷ்டம், இட்லி தோசை, சோறு சாப்பிடாமல் என்னால் உயிர்வாழவே முடியாது. அதையெல்லாம் நிறுத்தச் சொன்னால் எப்படி டாக்டர்?" என்று சிலர் கேட்கலாம். இதுபோன்ற உணவு முறைகளை ஆர்வத்துடன் தொடங்கும் பலர், கொஞ்ச

காலம்கூட தொடர்ந்து அவற்றைப் பின்பற்றுவதில்லை. என்னைக் கேட்டால், முறையான அறிவுரைகளுடன் பேலியோ உணவுமுறையைக் கடைப்பிடிப்பது சர்க்கரை நோயாளிகளுக்கு மிகவும் நல்லது. இதில் புரதம், கொழுப்பு அதிகம் வருகிறதே, அவை உடலுக்கு கெடுதி இல்லையா என்று அடுத்தடுத்த அத்தியாயங்களில் பார்ப்போம்.

"கடினமான உணவுமுறைகள் எல்லாம் எனக்கு வேண்டாம் சார், தினமும் நார்மலான உணவுகளையே நான் எடுத்துக்கொள்கிறேன். அதன்மூலமாக சர்க்கரை நோயைக் கட்டுப்படுத்த வாய்ப்பிருக்கிறதா?" என்று நீங்கள் கேட்டால் அதற்கும் என்னிடம் பதில் இருக்கிறது. தினமும் நாம் உண்ணும் உணவிலிருந்து 300-400 கிராம் மாவுச்சத்தைச் சாப்பிடுகிறோம். ஒரு நாளைக்கு 100-150 கிராமுக்கு மேல் மாவுச்சத்தைச் சாப்பிடக்கூடாது என்பது என் அட்வைஸ். அதை எப்படி சாத்தியமாக்குவது? முதலில் மூன்று வேளையும் மாவுச்சத்து எடுத்துக்கொள்வதைத் தவிர்க்க வேண்டும். இப்போது அரிசி சாதம், இட்லி, தோசை, சப்பாத்தி, சிறுதானியக் கஞ்சி, கூழ்... இவையே நமது மூன்று வேளை உணவாக இருக்கின்றன. உணவின் வகையை மட்டும் ஒவ்வொரு வேளையும் மாற்றிக் கொள்கிறோம்.

சரி, வேறெதைத்தான் சாப்பிடுவது என்று நீங்கள் கேட்டால், Glycemic index குறைவாக உள்ள வேர்க்கடலை, பச்சைத் தேங்காய் இரண்டையும் எடுத்துக்கொள்ளலாம். மிகவும் ஆரோக்கியமான கொழுப்பு உணவுகள் அவை. இதே அசைவம் சாப்பிடுபவர்களாக இருந்தால் இரண்டு மூன்று முட்டைகளை ஆம்லேட் அல்லது பொரியல் செய்து சாப்பிடலாம். இவற்றிலெல்லாம் Glycemic index கிட்டத்தட்ட பூஜ்யம். அவை சர்க்கரை அளவைச் சிறிதும் உயர்த்தாது.

அடுத்தவேளை உணவாக உங்களுக்குப் பிடித்த தானியத்தை எடுத்துக்கொள்ளலாம். அது சோறாக இருக்கட்டும், சிறுதானியமாக இருக்கட்டும், அல்லது ஏதேனும் பாரம்பர்ய உணவு வகைகளாகக்கூட இருக்கட்டும். எதுவாக இருந்தாலும் குறிப்பிட்ட அளவு மட்டும் அதை எடுத்துக் கொண்டு, அந்த அளவில் இரண்டு மடங்குக் காய்கறிகளை எடுத்துக்கொள்ளலாம். மூன்றாவது வேளைக்குப் புரதங்கள் நிறைந்த உணவு. ஐந்து தோசைகள் சாப்பிடுவதை

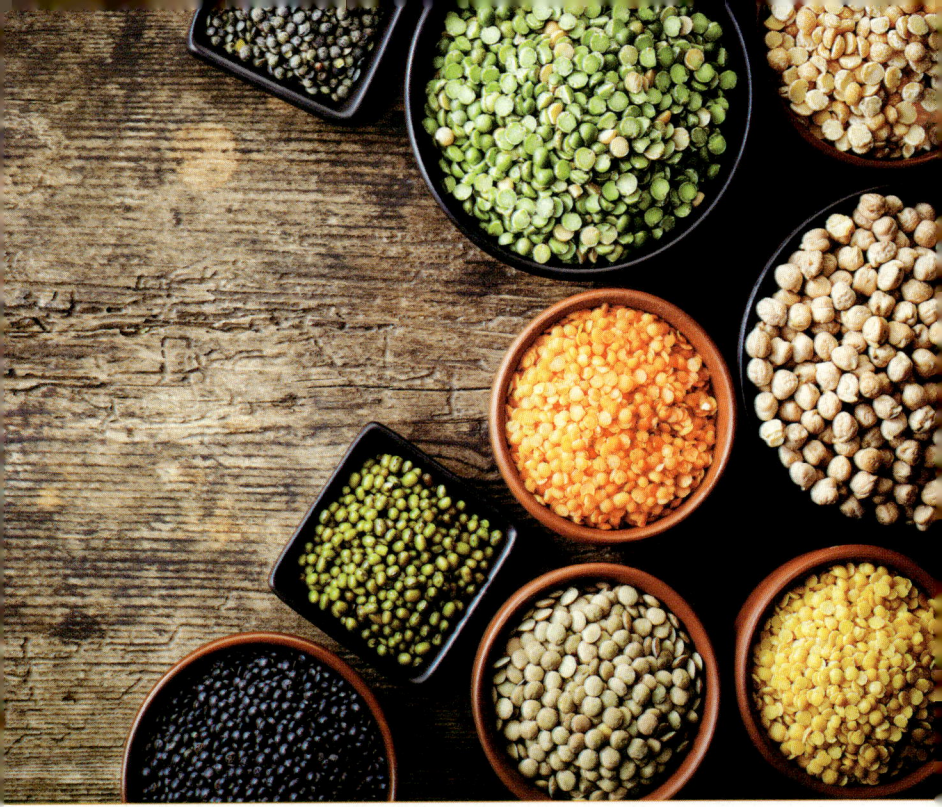

வழக்கமாகக் கொண்டிருந்தால் அதற்கு பதில் இரண்டு தோசை இரண்டு முட்டை அல்லது 250 கிராம் இறைச்சி எடுத்துக்கொள்ளலாம். சைவம் என்றால் வெறும் சுண்டலை மட்டுமேகூட ஒரு வேளை உணவாகச் சாப்பிடலாம். அப்படி வேண்டாம் என்றால் இரண்டு தோசைகளோடு சுண்டல் சேர்த்துக்கொள்ளலாம். மாவுச்சத்தை முழுவதுமாகக் குறைக்க முடியவில்லை என்றாலும், அதை சரிபாதியாவது குறைத்துவிட்டு அதற்கு நிகராக முட்டை, தேங்காய் போன்ற ஆரோக்கியமான கொழுப்புகள், புரதங்கள் உடைய உணவுகளைச் சாப்பிட்டாலே சர்க்கரை பாதிப்பை அருமையாகக் கட்டுப்படுத்தலாம்.

அடுத்து, ஸ்நாக்ஸ். பிஸ்கட்டில் டயாபெடிக் பிஸ்கட், ஸ்வீட்டில் டயாபெடிக் ஸ்வீட் என்றெல்லாம் இப்போது விற்கப்படுகின்றன. இதெல்லாம் ஊரை ஏமாற்றும் வேலை. சர்க்கரைக்குப் பதில் ஏதோ ஒரு செயற்கைச் சர்க்கரையைச் சேர்த்தாலும் அதே அளவு மாவுச்சத்தைத்தான் கொடுக்கப் போகிறது. எனவே அந்த மாய வலையில் விழாதீர்கள். ஸ்நாக்ஸ் சாப்பிட வேண்டும் என்றால் நிலக்கடலையை

வறுத்து சாப்பிடுங்கள். அல்லது சிறு சிறு தேங்காய்த் துண்டுகளைச் சாப்பிடுங்கள். சிறு கேரட் துண்டு, இனிப்பு குறைந்த கொய்யாப்பழம் என்று சாப்பிடுவதற்கு நிறையவே இருக்கின்றன. இதையெல்லாம் செய்தால் சர்க்கரை அளவு கட்டுப்படும். சர்க்கரை நோய் கட்டுப்படுவது மட்டுமல்லாமல் உங்களுக்கு உடல் பருமன் இருந்தால் அதுவும் அது சார்ந்த *PCOD* போன்ற பிரச்னைகளும் கட்டுப்பாட்டுக்குள் வந்து உடலில் மிக நல்ல மாற்றங்கள் உண்டாகும். மருந்துகளின் தேவை பாதிக்கு மேல் குறையும்.

இதைப் படித்துக்கொண்டிருக்கும் சர்க்கரை நோயாளிகள் வீட்டிலேயே *Glucometer* கொண்டு அந்த மாற்றத்தைக் கண்டுபிடிக்க முடியும். இரவு சாப்பிடும் முன்பு சர்க்கரை அளவைக் குறித்துக்கொள்ளுங்கள். பின்னர் நான்கு தோசை சாப்பிட்டு விட்டு இரண்டு மணி நேரத்துக்குப் பிறகு சர்க்கரை அளவைக் கணக்கிட்டுப் பாருங்கள். நாளை தோசைக்கு பதில் சப்பாத்தி சாப்பிட்டு சர்க்கரையின் அளவைக் கணக்கிடுங்கள். அடுத்ததாக ராகி அல்லது ஏதேனும் சிறுதானியத்தில் செய்யப்பட்ட தோசை சாப்பிட்டு அந்த அளவையும் எழுதிக்கொள்ளுங்கள். இவை அனைத்துக்கும் பிறகு வெறும் சுண்டல் பயறை மட்டும் சாப்பிட்டுக் குறித்துக்கொள்ளுங்கள். அடுத்து ஏதேனும் ஓர் அசைவ உணவை வறுவலாக 300 கிராம் அளவுக்கு எடுத்துக்கொண்டு இரண்டு தோசை சாப்பிட்டுப் பாருங்கள். அல்லது அதே அளவில் வெறும் அசைவம், முட்டை மட்டும் சாப்பிட்டு சர்க்கரை அளவை சோதித்துப் பாருங்கள். வரும் முடிவுகளை மின்னஞ்சல் அல்லது கடிதம் வழியாக என்னிடம் தெரிவியுங்கள்.

மாற்றத்தை நீங்கள் கண்கூடாகப் பார்க்கலாம். அந்த மாற்றங்கள் சர்க்கரை நோய் பற்றிய உங்கள் புரிதலை தலைகீழாக மாற்றி உங்களுக்கு ஷாக் தெரபியே கொடுத்து விடும். சரியான உணவு முறையைப் பின்பற்றி மாவுச்சத்தைக் குறைத்தால் சர்க்கரை நோயைக் கட்டுப்படுத்தலாம். முன்னாள் முதல்வரில் தொடங்கி பலர் உயிரை இந்த சர்க்கரை நோய் பறித்திருக்கிறது. உண்மையில் சரியான புரிதலோடு உணவு முறையைப் பின்பற்றினால் இந்தக் கொடிய நோயை மிகவும் எளிதாகக் கட்டுப்படுத்த முடியும்!

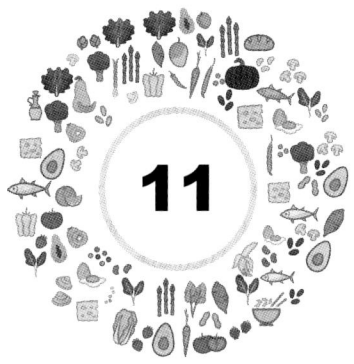

11

சர்க்கரை நோயைப் பற்றி விரிவாகப் பார்த்தோம். இப்போது அது தொடர்பான இன்னொரு விஷயத்தை அலசுவோம். எந்தச் சர்க்கரை உடம்புக்கு நல்லது? குழந்தையிலிருந்து பெரியவர் வரை சர்க்கரையைப் பிடிக்காதவர்கள் யாருமே இருக்க முடியாது. 'வெள்ளைச் சர்க்கரை ரொம்பவே மோசம்... நாட்டுச் சர்க்கரை, பனங்கருப்பட்டி, தேன்... இதெல்லாம் நல்லது' என்று சிலர் சொல்கிறார்கள். டீக்கடைகளில் நாட்டுச் சர்க்கரையா, கருப்பட்டியா என்று சாய்ஸ் கேட்கிறார்கள். மக்களும், 'வெள்ளைச் சர்க்கரை ஆபத்து... பனங்கருப்பட்டி மைசூர்ப் பாகை எவ்வளவு வேண்டுமானாலும் சாப்பிடலாம்' என சந்தோஷமாகச் சாப்பிடத் தொடங்கிவிட்டனர்.

சர்க்கரை சார்ந்து நிறைய கேள்விகள் உள்ளன. எந்தச் சர்க்கரை உண்மையிலேயே நல்ல சர்க்கரை, சர்க்கரை நோயாளிகளுக்கு உகந்தது எது, சர்க்கரை சாப்பிட்டால் உடல் எடை கூடுமா கூடாதா, செயற்கைச் சர்க்கரை பயன்படுத்தலாமா, வேண்டாமா?

இந்தக் கேள்விகளுக்கெல்லாம் அறிவியல்பூர்வமாக விடை தேடுவோம். அதற்கு முன்னால் சர்க்கரை பற்றிய ஒரு சுவாரஸ்யமான வரலாறு சொல்கிறேன். ஆஸ்திரேலியாவுக்கு அருகே இருக்கும் பபுவா நியூ கினியா, ஆஸ்திரனேசியா போன்ற தீவுகளே சர்க்கரையின் பூர்வீகம். அங்கிருந்து சுமார் 2000-3000 ஆண்டுகளுக்கு முன்பு இந்தியாவுக்கும் சீனாவுக்கும் வந்து சேர்ந்திருக்கிறது சர்க்கரை. ஆனால் முதன்முதலில் சர்க்கரையை ஆட்டி, பாகாக்கிப் பயன்படுத்தக்கூடிய வழக்கம் இந்தியாவில்தான் தொடங்கியது. கரும்பு, அதை ஆட்டும் இயந்திரம் பற்றியெல்லாம் சங்க இலக்கியங்களிலேயே பாடப்பட்டிருக்கிறது. 'கரும்பின் எந்திரம் களிற்றொடு பிளிரும்' என்று கரும்பு இயந்திரத்தை யானையின் சத்தத்தோடு ஒப்பிடுகிறது ஐங்குறுநூற்றுப் பாடல் ஒன்று. இங்கிருந்துதான் அரபு நாடுகளுக்கும் ஐரோப்பாவுக்கும் சர்க்கரை சென்றதாகச் சொல்கிறார்கள். அமெரிக்கா போன்ற மேலை நாடுகளுக்கு இன்னும் தாமதமாகவே சென்றடைந்திருக்கிறது.

அமெரிக்காவில் கிட்டத்தட்ட 15-ம் நூற்றாண்டு வரை இனிப்புக்குத் தேன் மட்டுமே பயன்படுத்தப்பட்டது. கிறிஸ்டோபர் கொலம்பஸ் ஸ்பெயினுக்கு அருகே உள்ள கேனரி தீவுகளுக்குப் பயணம் செய்தபோது அங்கே *Beatriz de Bobadilla* என்ற இளவரசியைச் சந்தித்திருக்கிறார். அந்த இளவரசி கொலம்பஸுக்குக் கரும்புத்துண்டு ஒன்றைத் தந்ததாக வரலாற்றுக் குறிப்புகள் கூறுகின்றன. அதன்பிறகுதான் உலகம் முழுவதும் கரும்பு பயிரிடப்பட்டது. இருந்தாலும், 'ட்ராப்பிக்கல் நாடுகள்' என்று சொல்லக்கூடிய மிதமான வெப்பநிலை உள்ள நாடுகளில்தான் பெரும்பாலும் கரும்பு பயிரிடப்படுகிறது. இப்போது நாம் சாப்பிடும் சர்க்கரையில் *80% கரும்பு பயிரிலிருந்து வந்தாலும் மீதமுள்ளவை Sugar beet* என்று சொல்லக்கூடிய ஒரு வகை இனிப்புக் கிழங்கிலிருந்து தயாரிக்கப்படுகிறது.

சர்க்கரை என்பது சுக்ரோஸ் (*Sucrose*) எனப்படும் இனிப்புத் தன்மை வாய்ந்த ஒரு கார்போஹைட்ரேட். சுக்ரோஸில் இரண்டு மூலப்பொருள்கள் இருக்கின்றன. எல்லா உணவுப் பொருள்களிலும் இருக்கக்கூடிய குளுக்கோஸ், பழங்களுக்கு இனிப்புத்தன்மையைத் தரக்கூடிய ஃப்ரக்டோஸ் (*Fructose*). இவை இரண்டும் சேர்ந்த கலவைதான் சுக்ரோஸ்.

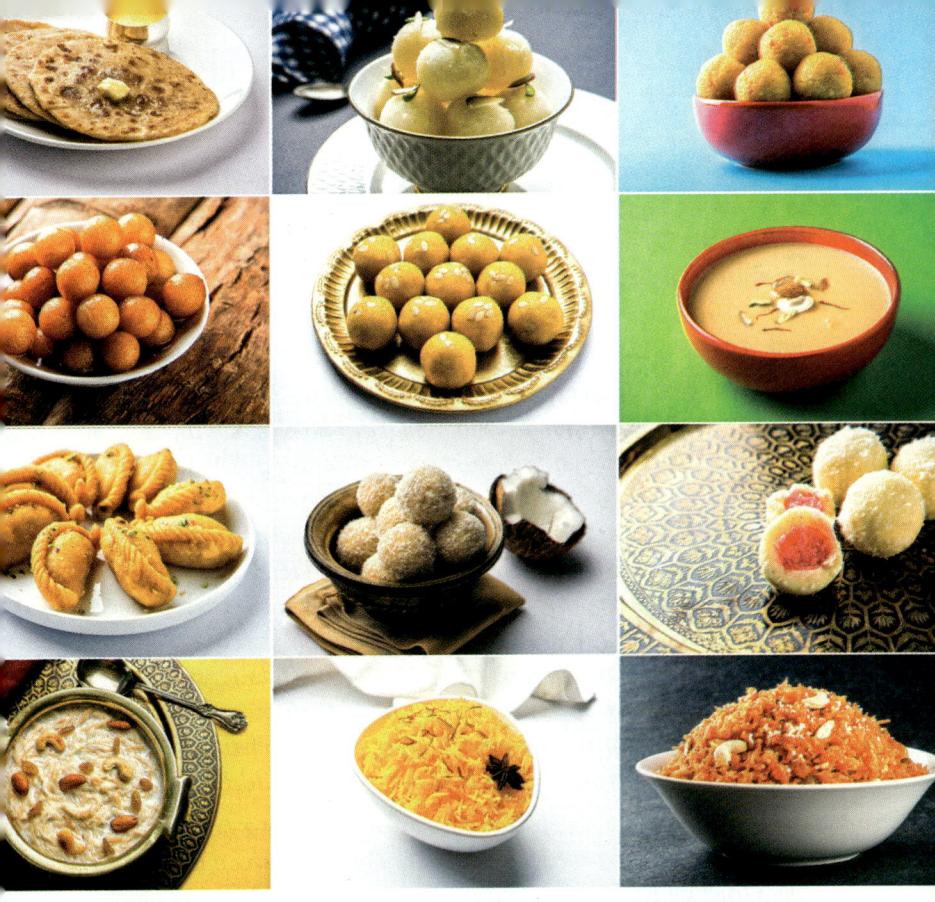

மிகத் தூய்மையாகச் சுத்திகரித்து (Refine), அதில் இருக்கக் கூடிய சுத்தமான சுக்ரோஸை மட்டும் பிரித்தெடுத்தால் அதுதான் வெள்ளைச் சர்க்கரை. அது 100% சுக்ரோஸால் மட்டுமே ஆனது. நாட்டுச் சர்க்கரை அல்லது பனங் கருப்பட்டியை எடுத்துக்கொண்டால், அதிலும் இருப்பது சுக்ரோஸ்தான். அவை மிகக் குறைவான சர்க்கரை அளவு கொண்டது என்று பலர் நினைக்கிறார்கள். அது தவறு. வெள்ளைச் சர்க்கரையில் 100% சுக்ரோஸ் உண்டென்றால் நாட்டுச் சர்க்கரையில் 88% சுக்ரோஸ் உள்ளது. பனை வெல்லத்திலும் கிட்டத்தட்ட 88 முதல் 90% சுக்ரோஸ் இருக்கிறது. அது சுத்திகரிப்பு எதுவும் இல்லாமல் தயாரிக்கப்படுவதால் மீதமுள்ள 10% முதல் 15% அளவுக்கு மொலாசஸ் (molasses) மற்றும் சில தாதுப்பொருள்களுடன் ஒன்றிரண்டு கழிவுப்பொருள்களும் அதில் உள்ளன. "சரி, தேன் எப்படி டாக்டர்" என்று கேட்டால், சுக்ரோஸாக இல்லாமல் 50% ஃப்ரக்டோஸ், 40 முதல் 50% குளுக்கோஸ்

மற்றும் தண்ணீர் ஆகியவற்றை இயற்கையாய்க் கலந்த ஒரு கலவைதான் தேன். எல்லாவிதமான சர்க்கரையும் இந்த சுக்ரோஸ், ஃப்ரக்டோஸ் மற்றும் குளுக்கோஸ் ஆகியவற்றின் கலவைதான். வெள்ளைச் சர்க்கரைக்கும் நாட்டுச் சர்க்கரைக்கும் உள்ள வித்தியாசம் வெறும் 10% தான்.

உண்மை இப்படி இருக்க, 'நாட்டுச் சர்க்கரை சேர்த்த உணவு சர்க்கரை நோயாளிகளுக்கும், உடல் பருமனைக் குறைப்பதற்கும் நல்லது' என்று பொதுவாகச் சொல்லப்படுகிறது. இதுபற்றி நான் முந்தைய வாரங்களிலேயே எழுதியிருக்கிறேன். எவ்வளவு மாவுச்சத்து எடுத்துக்கொள்கிறோம் என்பது எப்படி முக்கியமோ, அப்படித்தான் எவ்வளவு சர்க்கரை எடுத்துக்கொள்கிறோம் என்பதும். 4 ஸ்பூன் வெள்ளைச் சர்க்கரை சாப்பிடுவதும் 5 ஸ்பூன் நாட்டுச் சர்க்கரை சாப்பிடுவதும் நம் உடலுக்கு ஒரே அளவிலான சுக்ரோஸையே தரும். நாட்டுச் சர்க்கரையில் சர்க்கரையே இல்லை என்று நம்புவது மிகப்பெரிய அறியாமை. இதுகுறித்து நிறைய ஆராய்ச்சிகள் நடத்தப்பட்டுள்ளன.

சுத்திகரிக்கப்பட்ட வெள்ளைச் சர்க்கரை, சுத்தமான தேன், மிகவும் மோசமான சர்க்கரை என்று சொல்லப்படக்கூடிய High fructose corn syrup... இவையெல்லாம் உடலில் எந்த அளவு மாற்றத்தை ஏற்படுத்தியிருக்கிறது என்று பார்க்கும்பொழுது பெரிய வித்தியாசம் எதுவும் தெரியவில்லை. உடலில் இன்சுலின் எதிர்ப்புத்தன்மையை அதிகப்படுத்துதல், triglycerides கொழுப்பை அதிகப்படுத்துதல் ஆகியவற்றை மூன்றுமே சம அளவில்தான் செய்திருக்கின்றன.

இதற்கு ஆராய்ச்சிகள்கூட எதுவும் தேவையில்லை. குளுக்கோ மீட்டரை எடுத்துக்கொள்ளுங்கள். 4 ஸ்பூன் வெள்ளைச் சர்க்கரை ஒரு நாள், ஐந்து ஸ்பூன் நாட்டுச் சர்க்கரை, பனங்கருப்பட்டி அல்லது தேன் இன்னொரு நாள் என எடுத்துக்கொண்டு 2 மணி நேரத்துக்குப் பிறகு சர்க்கரை லெவல் எந்த அளவுக்கு அதிகமாகியிருக்கிறது என்று பாருங்கள். பெரிய வித்தியாசம் இல்லை என்பது தெரியும்.

இதையெல்லாம் தாண்டி சர்க்கரையில் இன்னொரு முக்கியப் பிரச்னை இருக்கிறது. அதில் இருக்கக்கூடிய

கலோரிகள், மாவுச்சத்து என்பதையெல்லாம் தாண்டி சுக்ரோஸின் மூலப்பொருளான ஃப்ரக்டோஸ், உடலின் இன்சுலின் எதிர்ப்புத்தன்மையைப் பெருமளவு உயர்த்தும். அது கல்லீரலில் கொழுப்பைச் சேகரிப்பது, ரத்தத்தில் *triglycerides* கொழுப்பை அதிகப்படுத்துவது முதலிய பலவித உடல் உபாதைகளுக்கு வழிவகுக்கும். கலோரிகள் என்பதைத் தாண்டி உடலுக்கு நேரடியான பாதிப்புகளை ஏற்படுத்தும் தன்மை சர்க்கரைக்கு இருப்பதால்தான் அதை 'பாய்சன்' என்னும் அளவுக்கு மக்கள் நினைக்கிறார்கள். எந்த அளவுக்கு சர்க்கரையைக் குறைக்கிறோமோ அந்த அளவுக்கு நல்லது. எந்தச் சர்க்கரைக்கும் இது பொருந்தும். அதிலும் சர்க்கரை நோயாளிகள் சர்க்கரையைப் பயன்படுத்தாமல் இருப்பதே நல்லது.

"சரி, எல்லாச் சர்க்கரையிலும் ஏறக்குறைய ஒரே அளவில்தான் சுக்ரோஸ் இருக்கிறது. ஆனால் நாட்டுச் சர்க்கரை, பனங்கருப்பட்டியில் பொட்டாசியம், தாதுச் சத்துகள், கால்சியம், இரும்புச்சத்தெல்லாம் இருக்கிறதாமே... அது உண்மையா?" என்று நீங்கள் கேட்கலாம். உண்மைதான். சுத்திகரிக்கப்படாத நாட்டுச் சர்க்கரை, பனங்கருப்பட்டி ஆகியவற்றில் தாதுச்சத்துகள் இருக்கும். சுத்திகரிக்கப்படுவதால் வெள்ளைச் சர்க்கரையில் தாதுச்சத்துகள் இருக்காது. நம் உடலுக்கு ஒரு நாள் தேவைக்கான தாதுச்சத்துகளை நாம் டீ, காபியில் சேர்த்துக்கொள்ளும் ஓரிரு ஸ்பூன் நாட்டுச் சர்க்கரையோ அல்லது பனங்கருப்பட்டியோ கொடுத்து விடுமா என்றால் நிச்சயமாகக் கிடையாது.

ஒரு வாழைப்பழம் நமக்குக் கொடுக்கும் பொட்டாசியம் அளவை நாம் நாட்டுச் சர்க்கரை வழி எடுத்துக்கொள்ள வேண்டுமானால் ஒன்றரைக் கிலோ நாட்டுச் சர்க்கரை சாப்பிட வேண்டும். ஒரு கப் கீரையில் நமக்குக் கிடைக்கும் இரும்புச்சத்தின் அளவு ஒன்றே முக்கால் கிலோ நாட்டுச் சர்க்கரை சாப்பிட்டால்தான் கிடைக்கும். ஒரு கப் பாலில் இருக்கும் கால்சியம், இரண்டரைக் கிலோ நாட்டுச் சர்க்கரையில்தான் கிடைக்கும். நாட்டுச் சர்க்கரை, பனங்கருப்பட்டியில் தாதுச் சத்துகள் இருக்கின்றன. ஆனால் மிகக்குறைந்த அளவே இருக்கின்றன. நாம் தினசரி ஓரிரு ஸ்பூன் பயன்படுத்துவதால் நம் உடலுக்குத் தேவையான

தாதுச்சத்துகள் கிடைத்துவிடாது. உணவுகளின் வழியே நமக்கு அதைவிட நிறைய தாதுச்சத்துகள் கிடைக்கும்.

என்னிடம் பலரும் கேட்கும் இன்னொரு கேள்வி, ‘வெள்ளைச் சர்க்கரையை சுத்திகரிப்பு செய்யும்போது எலும்பு சேர்ப்பதாகச் சொல்கிறார்கள், சல்பர் நிறைய இருக்கிறது என்கிறார்கள். பிளீச்சிங் செய்யப்படுகிறது என்கிறார்கள். நாட்டுச் சர்க்கரையில் இதெல்லாம் இல்லை அல்லவா?’

இதில் நாம் அறிந்துகொள்ளவேண்டிய உண்மை என்ன வென்றால், சுக்ரோஸ் என்கிற மூலப்பொருளின் நிறமே வெள்ளைதான். ஆனால் நாட்டுச் சர்க்கரை, பனங்கருப்பட்டி பிரௌன் நிறத்தில் இருக்கக்காரணம் அதிலிருக்கும் மொலாசஸ் என்ற மூலப்பொருள். சர்க்கரை ஆலைகளில் மொலாசலை சர்க்கரையிலிருந்து பிரித்து எடுப்பதற்காக *centrifugation* எனும் முறையைப் செயல்படுத்துவார்கள். அதாவது சர்க்கரைப் பாகை மிஷின்களில் வேகமாகச் சுழல விடுவார்கள். இந்தச் செயல்பாட்டில் சுக்ரோஸ் மற்றும் மொலாசஸ் இரண்டும் பிரிந்துவிடும். இவ்வாறு மொலாசஸ் பிரித்தெடுக்கப்பட்டாலும் ‘*Oxidation*’ நடந்து அந்தச் சர்க்கரை மீண்டும் பிரௌன் நிறமாக மாறுவதற்கு சிறிய வாய்ப்பு இருக்கிறது. அவ்வாறு நிகழாமல் இருப்பதற்காகவும் மேலும் சுத்திகரிப்பதற்காகவும் முன்பெல்லாம் ‘*Bone char*’ என்று சொல்லப்படும் ஆடு மாடுகளின் எலும்புச் சாம்பல் மற்றும் அதில் இருந்து பெறக்கூடிய கார்பன் ஆகியவற்றைப் பயன்படுத்தி வெண்மை நிறத்தைக் கொண்டுவந்தார்கள். இன்னும் சில நாடுகளில் இந்த முறை பின்பற்றப்படுகிறது.

இந்தியாவில் ‘*Sulphitation*’ என்ற முறையிலும், சில இடங்களில் ‘*Ion exchange*’ அல்லது ‘*Carbonitation*’ என்ற செயல்களின்வழியும் சுத்திகரிக்கிறார்கள். ‘*Sulphitation*’ முறையில் சல்பர் டை ஆக்சைடு வாயுவை சர்க்கரைப் பாகில் செலுத்துவார்கள். அது சில ரசாயன மாற்றங்களை நிகழ்த்தி சர்க்கரையின் வெள்ளை நிறத்தை நிரந்தரமாக்கும். பின்னர் அந்த சல்பர் கழிவுகள் நீக்கப்படும். இருந்தாலும் *70 ppm* என்ற அளவில் சல்பர் சர்க்கரையிலேயே தங்கிவிடும். இதன் காரணமாகவே வெள்ளைச் சர்க்கரையின் பயன்பாடு சுவாசப் பிரச்னைகளை ஏற்படுத்துகிறது என்றெல்லாம்

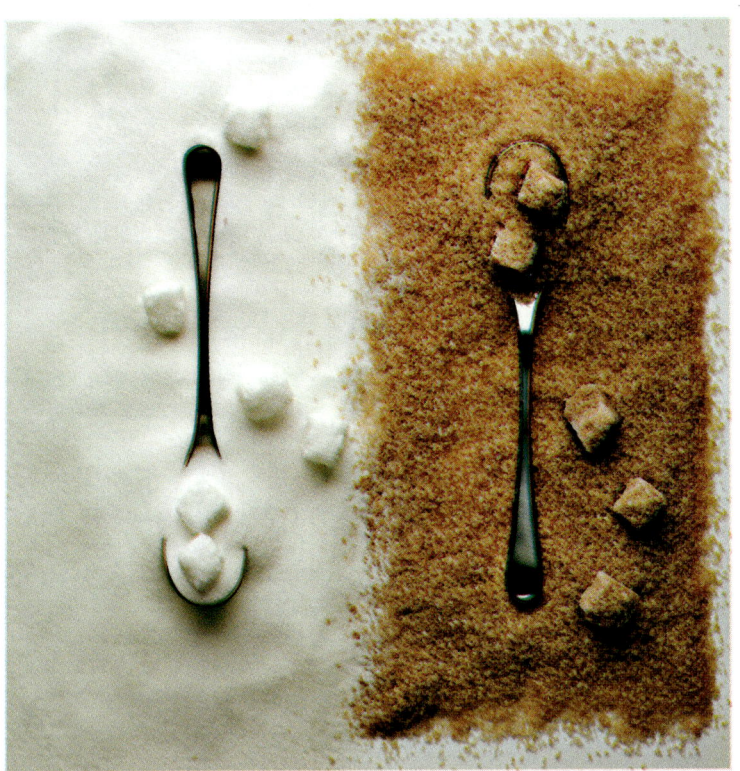

சொல்கிறார்கள். ஆலைகளில் தயாரிக்கப்படும் சர்க்கரையில் நிர்ணயிக்கப்பட்ட 70 ppm என்ற அளவில் சல்பர் இருந்தால் மட்டுமே அதை விற்பனைக்கு அரசு அனுமதிக்கிறது. இது சாதாரணமாக நாம் எடுத்துக்கொள்ளும் உணவுகளில் இருக்கக்கூடிய அளவுதான் என்று ஆராய்ச்சியாளர்கள் சொல்கிறார்கள். இது உடல்நலத்தை பாதிக்கும் என்பதற்கு எந்தவித திடமான ஆராய்ச்சி ஆதாரங்களும் இல்லை.

இருப்பினும் மக்களுக்கு இதன் மீதான பயம் தொடர்வதனால் லேட்டஸ்டாக 'Ion exchange' அல்லது 'Carbonitation' போன்ற முறைகளைப் பயன்படுத்தி சல்பரின் பயன்பாடே இல்லாமல் சர்க்கரை உற்பத்தியைச் செய்கிறார்கள். இதில் ஆடு மாடுகளின் எலும்பைப் பற்றிய பயமோ அல்லது சல்பர் குறித்த பயமோ கிடையாது.

"செயற்கைச் சர்க்கரை என்று சொல்கிறார்களே, அதைப் பற்றி உங்கள் கருத்து என்ன டாக்டர்?" என்று சிலர்

பழைய சோறு பற்றி நீங்கள் ஒன்றும் கூறவில்லையே? சோற்றில் தண்ணீர் ஊற்றி ஃப்ரிட்ஜில் வைக்கலாமா? வெளியில் வைத்து சாப்பிடுவது நல்லதா?

- ராம்குமார்

பழைய சோற்றை தாராளமாக சாப்பிடலாம். பழைய சோற்றின் பயனே அது ஃபெர்மெண்ட் (Ferment) ஆவதுதான். அப்படி ஆகும்பொழுது உடலுக்கு உகந்த நல்ல பாக்டீரியாக்கள் அதில் உருவாகும். நமது ஜீரண மண்டலத்தின் ஆரோக்கியத்தை அதிகப்படுத்தும். நீங்கள் பழைய சோற்றை ஃப்ரிட்ஜில் வைத்தால் ஃபெர்மென்டேஷன் தடைபடும். முழுப் பயன் கொடுக்காது.

மாப்பிள்ளைச் சம்பா அரிசி சாப்பிட்டால் நரம்பு வலுப்பெறும் என்று சொல்கிறார்கள். அதை 7-8 மணி நேரம் ஊறவைத்துச் சமைக்க வேண்டும் என்றும் சொல்கிறார்கள். உண்மையா?

- எழிலன்

மாப்பிள்ளைச் சம்பா அரிசி மட்டுமல்ல, உமியோடு உட்கொள்ளும் எந்த முழுத் தானியமும், Thiamine எனப்படும் நரம்புக்கு உகந்த முக்கியமான வைட்டமினை அதிக அளவு தரும். Neuropathy எனப்படும் நரம்புப் பிரச்னைகளை அது குறைக்கும். இந்த விஷயத்தில், மாப்பிள்ளைச் சம்பா, கறுப்பு கவுனி, பிரவுன் ரைஸ் போன்ற அனைத்து உமி நீக்காத அரிசி வகைகளும் ஒரே அளவு நல்ல Thiamine வைட்டமினைக் கொடுத்து நரம்புப் பிரச்னைகள் வராமல் தடுக்கும். மற்றபடி நீண்ட நேரம் ஊறவைப்பது ஜீரணத் தன்மையை அதிகரிக்கும். சமைப்பதை எளிதாக்கும்.

என்னைக் கேட்பதுண்டு. *Aspartame, Sucralose, Saccharin, Acesulfame...* மேலும் இயற்கையான சில மூலிகைகளில் இருந்து தயாரிக்கக்கூடிய இனிப்புத்தன்மை வாய்ந்த பொருள்களான *Stevia, Sorbitol, Xylitol, Lactitol* முதலியவை இந்த வகையில் சேரும். இவற்றில் சுக்ரோஸ் இருக்காது. அதேபோல எந்தவிதமான கலோரிகளையும் இவை அளிக்காது. ஆனால், நம் நாக்கில் செயற்கையாக இனிப்புச் சுவையை மட்டும் தூண்டிடும். அடிப்படையில் இவற்றில் மாவுச்சத்து, சுக்ரோஸ் ஆகியவை இல்லையென்றாலும் இனிப்புத்தன்மையைத் தூண்டுவதாலேயே நம் மூளையில் உள்ள சில பகுதிகளை பாதித்து இன்சுலின் சுரப்பை அதிகரித்து இன்சுலின் எதிர்ப்புத் தன்மையையும் அதிகரித்துவிடும் என்று ஆராய்ச்சிகள் கூறுகின்றன. இவற்றை அதிகம் உட்கொண்டாலும் ஹார்மோன் மாற்றங்கள் ஏற்படும். இதுமட்டுமல்லாமல் நம் குடலில் உள்ள *Probiotic Bacteria* என்று சொல்லக்கூடிய நல்ல

பாக்டீரியாக்களிலும் இந்தச் செயற்கைச் சர்க்கரை நிறைய மாற்றங்களை ஏற்படுத்துவதாகச் சொல்கிறார்கள்.

மேலும், நம் நாக்கில் இனிப்புத்தன்மையை உணரக் கூடிய Receptors, இந்தச் செயற்கைச் சர்க்கரையை எடுத்துக்கொள்வதால் மாற்றங்களுக்கு உள்ளாகி, குழம்பிப்போகிறது என்ற ரீதியிலும் ஆராய்ச்சி முடிவுகள் வந்தவண்ணம் இருக்கின்றன. இது ஒருபுறம் இருக்க, செயற்கைச் சர்க்கரையால் செய்யப்பட்ட ஸ்வீட்கள் 'சுகர் ஃப்ரீ' என்ற பெயரில் விற்கப்படுகின்றன. மைதா போன்ற ஏதோ ஒரு மாவால் செய்யப்பட்டு, அதில் இந்தச் செயற்கைச் சர்க்கரையைச் சேர்த்தால் மட்டுமே அது 'சுகர் ஃப்ரீ' ஆகிவிடாது. ஏற்கெனவே சொன்னதுபோல அந்த ஸ்வீட்டைத் தயாரிப்பதற்காகப் பயன்படுத்தப்படும் மாவில் ஏகப்பட்ட குளுக்கோஸ் சர்க்கரை இருக்கும். எனவே சுகர் ஃப்ரீ பிஸ்கட், டயாபெடிக் பிஸ்கட் அனைத்தும் வெறும் பம்மாத்து வேலைதான். சர்க்கரை நோயாளிகள், உடல் எடையைக் குறைக்க விரும்புவோர் இதுபோன்ற உணவுகளைத் தவிர்க்க வேண்டும்.

'Coconut sugar' போன்ற கரும்பு இல்லாமல் வேறு தாவரங்களிலிருந்து கிடைக்கும் சர்க்கரையைப் பயன்படுத்துவது லேட்டஸ்ட் ட்ரெண்டாக உள்ளது. கரும்பு, சுகர் பீட் கிழங்கு, தேங்காய் என எதிலிருந்து எடுத்தாலும் சர்க்கரை சர்க்கரைதான். அளவோடுதான் பயன்படுத்த வேண்டும்.

அப்படி என்றால், "எல்லாம் ஒன்றுதான், வெள்ளைச் சர்க்கரையையே பயன்படுத்தலாம்" என்று சொல்ல வருகிறீர்களா என்று கேட்டால், நான் அப்படிச் சொல்ல வில்லை. எந்தச் சர்க்கரையானாலும் சரி, குறைந்த அளவிலேயே பயன்படுத்துங்கள். உடல் பருமன் இருப்பவர்களோ, சர்க்கரை நோயாளிகளோ சர்க்கரையை முற்றிலும் தவிர்க்க முயலுங்கள். குழந்தைகளுக்கு இரண்டு வயது வரை நேரடியாக சர்க்கரையைக் கொடுக்க வேண்டாம் என்றே அறிவுறுத்துகிறோம். மற்றபடி ஆரோக்கியமாக இருப்பவர்கள் எந்தச் சர்க்கரையை வேண்டுமானாலும் பயன்படுத்தலாம். நாட்டுச் சர்க்கரை அல்லது பனங்கருப்பட்டியைப் பயன்படுத்த நினைத்தால்

நல்லது. நம் விவசாயிகளுக்கு நேரடியாக ஆதரவளிக்கும் செயல் அது.

நாட்டுச் சர்க்கரை, பனங்கருப்பட்டி என்பதாலேயே அதை அதிக அளவில் உணவில் சேர்த்து சாப்பிட்டாலோ, அதில் நிறைய இனிப்புப் பலகாரங்கள் செய்து சாப்பிட்டாலோ உடல் பருமன் தொடங்கி மற்ற ஹார்மோன் பிரச்னைகள் வரை அனைத்தும் வந்துசேரும். அளவுக்கு மிஞ்சினால் அமிர்தமும் நஞ்சு என்பது சர்க்கரை மாதிரியான பொருள்களுக்கு நன்றாகவே பொருந்தும். சர்க்கரை சாப்பிடுவது என்பது கிட்டத்தட்ட ஒரு போதைப்பொருள் சாப்பிடுவதுபோல அடிக்ஷன் என்கிறார்கள். அதிலிருந்து முற்றிலும் வெளியே வந்தால் அது இன்னும் அருமையான விஷயம்.

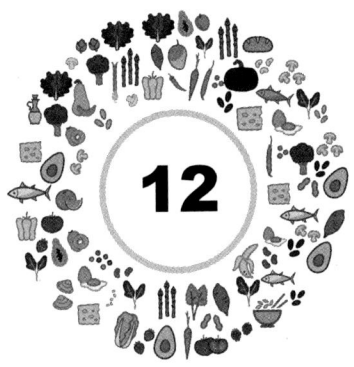

12

சர்க்கரை பற்றி நிறைய விஷயங்கள் அலசினோம். இங்கு நம் வாழ்க்கையில் இரண்டறக் கலந்திருக்கும் பழங்களைப் பற்றிப் பேசுவோம். பழங்கள் என்றாலே நமக்கு அதன் இனிப்புத்தன்மைதான் நினைவுக்கு வரும். பழங்கள் எல்லோருக்கும் பிடிக்கும். அதேநேரத்தில் அது தொடர்பாக நிறைய கேள்விகள் நம்மிடம் இருக்கின்றன. பழங்களை எவ்வளவு வேண்டுமானாலும் சாப்பிடலாமா? நாம் நினைக்கும் அளவுக்கு அதில் சத்துகள் இருக்கின்றனவா? சர்க்கரை நோயாளிகள் பழங்களைச் சாப்பிடலாமா? இவையெல்லாம்விட முக்கியமான இன்னொரு விஷயம், பழங்களை மட்டுமே உணவாகச் சாப்பிடும் 'Fruitarian' டயட்டை சிலர் பின்பற்றுகிறார்கள். அந்த அளவுக்கு உடலுக்குத் தேவையான சத்துகள் பழங்களில் உண்டா? பழங்களை மட்டுமே சாப்பிட்டு சர்க்கரை நோயைக் குணப்படுத்தலாம் என்பது போன்ற பிரசாரங்கள் எல்லாம் உண்மைதானா? எல்லாக் கேள்விகளுக்கும் விடை தேடுவோம்.

நம்மூரில் விளையும் பழங்கள் பற்றி எல்லோருக்கும் தெரியும். தாவரவியல்ரீதியாகப் பார்த்தால் ஒரு செடியின் பூ, அதன் விதைகளை வெவ்வேறு இடங்களுக்கு அனுப்பி

இனப்பெருக்கம் செய்வதற்காக உருவாக்கக் கூடியவைதான் பழங்கள். உண்மையில் நாம் காய்கறிகள் என்று நம்பக்கூடிய சில, அறிவியல் ரீதியாகப் பழங்கள்தான். உதாரணத்துக்கு வெள்ளரிக்காய், பூசணிக்காய், பீன்ஸ், நிலக்கடலை, பட்டாணி வகைகள், சோளம், கத்தரிக்காய், தக்காளி, மிளகாய், முந்திரி, பாதாம்... ஏன், கோதுமைகூடப் பழம்தான். இனிப்பாக இருந்தால்தான் பழங்கள் என்றில்லை. இது முதல் விஷயம்.

பழங்களில் என்னென்ன சத்துகள் இருக்கின்றன? நாம் அதிகம் பயன்படுத்தும் அரிசி, கோதுமை, தானியங்கள், சிறுதானியங்கள் மற்றும் சர்க்கரையில் பெரும்பாலும் கார்போஹைட்ரேட்ஸ் எனப்படும் மாவுச்சத்துதான் இருக்கிறது. இவற்றில் மாவுச்சத்து ஸ்டார்ச் (Starch) அல்லது செல்லுலோஸ் (Cellulose) வடிவங்களில் இருக்கும். காய்கறிகளைப் பொறுத்தவரை செல்லுலோஸ் எனப்படும் ஜீரணம் செய்ய முடியாத வகை மாவுச்சத்தே இருக்கும். இவை ஜீரணமாகி எரிசக்தியாக மாறி நம் உடலுக்கு குளுக்கோஸைத் தர இயலாது.

ஆனாலும் பழங்கள் இனிப்புத்தன்மையுடன் இருப்பது ஏன் என்று பார்த்தால், ஒரு காய் பழமாக மாறும்போது அதில் இருக்கக்கூடிய மற்ற வகை மாவுச்சத்துகள் சில முக்கியமான சர்க்கரைகளாக மாறுகின்றன. அவற்றில் முக்கியமானது 'ஃப்ரக்டோஸ்' என்னும் சர்க்கரை. இதுவே பழங்களுக்கு இனிப்புத்தன்மையைக் கொடுக்கிறது. ஆனால் பழங்களில் 'ஃப்ரக்டோஸ்' எனும் சர்க்கரைதான் முழுமையாக இருக்கிறது என்று சிலர் நினைக்கிறார்கள். பெரும்பாலான பழங்களில் ஃப்ரக்டோஸ், குளுக்கோஸ் மற்றும் இரண்டும் சேர்ந்த கலவையான சுக்ரோஸ் ஆகிய மூன்றும் இருக்கின்றன. இந்த மூன்று சர்க்கரைகளும் ஒவ்வொரு பழத்திலும் ஒவ்வொரு விகிதத்தில் இருக்கும். அதிலும் ஆப்பிள், பேரிக்காய் ஆகிய ஒன்றிரண்டு பழங்களில்தான் ஃப்ரக்டோஸ் சர்க்கரை மற்றவற்றைவிட மிக அதிகமாக இருக்கும்.

வாழைப்பழத்தில் பாதிக்கும் மேல் குளுக்கோஸ் சர்க்கரை தான்; ஃப்ரக்டோஸ் மிகவும் குறைவாகவே உள்ளது. அன்னாசி, மாதுளை, ஆரஞ்சு, திராட்சை முதலியவற்றில் பாதிக்கும்மேல் சுக்ரோஸ் அல்லது குளுக்கோஸ்தான்

இருக்கும். 75% சுக்ரோஸ் சர்க்கரையைக் கொண்டுள்ளது நாம் சாப்பிடும் மாம்பழம். அதேபோல, 70 சதவிகிதத்துக்கு மேல் ஃப்ரக்டோஸ் சர்க்கரை இருக்கும் பழம் எதுவுமே கிடையாது. இதுதான் உண்மை.

“சரி டாக்டர்... ஏதேதோ ரசாயனப் பெயர்களைச் சொல்கிறீர்கள். ஆனால் எல்லாமே சர்க்கரைதானே” என்று நீங்கள் கேட்கலாம். ஆனால், அதில் ஒரு உள்குத்து இருக்கிறது.

குளுக்கோஸ் என்னும் சர்க்கரை நம் உடலுக்கு சக்தியைக் கொடுக்கும் என்று ஆரம்பத்திலிருந்தே சொல்லிவருகிறேன். இந்த குளுக்கோஸைவிட இனிப்புத்தன்மை அதிகம் உள்ள ஃப்ரக்டோஸைப் பற்றி ஒரு விஷயம் சொல்கிறேன். இந்த ஃப்ரக்டோஸ் சர்க்கரையை உடலின் எந்த ஒரு பகுதிக்கும் ரத்தத்தின் வழியாகச் செலுத்தினால் அதனால் எரிசக்தியாக மாற முடியாது. ஏனென்றால் அந்தச் சர்க்கரையை பிராசஸ் செய்யக்கூடிய என்சைம்கள் உடலில் ஒரே ஒரு பகுதியில் மட்டும்தான் இருக்கின்றன. அதுதான் கல்லீரல். எனவே நாம் எவ்வளவு ஃப்ரக்டோஸ் சர்க்கரையைச் சாப்பிட்டாலும் அது கல்லீரலில் குளுக்கோஸாக மாற்றப்பட்டு, பின்னரே எரிசக்தியாக மாறுகிறது. இது நிறைய பேருக்குத் தெரியாத முக்கியமான விஷயம்.

சரி, இதற்கும் ஆரோக்கியத்துக்கும் என்ன தொடர்பு என்ற கேள்வி எழும். ஃப்ரக்டோஸ் சர்க்கரைக்கு இப்படி ஒரு தன்மை இருப்பதால், அதை எவ்வளவு எடுத்துக்கொண்டாலும் அதை பிராசஸ் செய்வது கல்லீரல்தான். ஃப்ரக்டோஸைப் போல கல்லீரலால் மட்டுமே பிராசஸ் செய்யக்கூடிய இன்னொரு பொருளும் இருக்கிறது, அதுதான் ‘ஆல்கஹால்.’ எனவே நாம் அளவுக்கு அதிகமாக ஃப்ரக்டோஸை எடுத்துக்கொண்டாலும் ஆல்கஹாலை உட்கொண்டாலும் நம் கல்லீரலுக்குத்தான் வேலைப்பளு அதிகரிக்கும். ஃப்ரக்டோஸை மிதமான அளவில் உட்கொண்டால் நம் கல்லீரல் மெதுவாக வேலை செய்து குளுக்கோஸாக மாற்றி நம் உடலுக்கு எரிசக்தியைக் கொடுக்கும். அளவுக்கு அதிகமாக இரண்டையும் எடுத்துக்கொண்டால் அவற்றைக் கல்லீரலால் உடனடியாக பிராசஸ் செய்ய இயலாது. இதனால் மீதமிருக்கும் ஃப்ரக்டோஸ் சர்க்கரை கொழுப்பாக மாறி

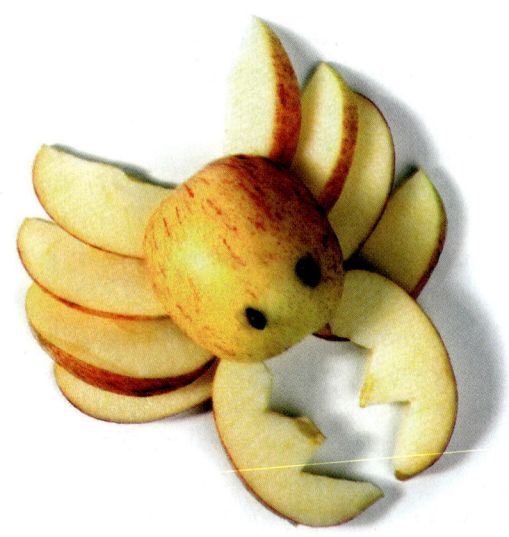

கல்லீரலிலேயே படியத் தொடங்கிவிடும். இதைத்தான் நாம் 'Fatty Liver' என்று அழைக்கிறோம். இப்பிரச்னை தற்போது பெரிய அளவில் உருவெடுத்துவருகிறது. இதற்குக் காரணம் நாம் எடுத்துக்கொள்ளும் அதிக அளவிலான சர்க்கரை. அதாவது சர்க்கரை என்றால் வெள்ளைச் சர்க்கரை, நாட்டுச் சர்க்கரை மட்டும் கிடையாது... பழங்களை அதிக அளவில் சாப்பிடுவதும் இந்த 'Fatty liver' ஏற்படக் காரணமாக இருக்கும். இதன் காரணமாகத்தான் பழங்களாகவே இருந்தாலும் அளவோடு சாப்பிட வேண்டும் என்கிறோம். முன்பு மதுப் பழக்கத்தினால் அதிகமாகிக்கொண்டிருந்த இந்தக் கல்லீரல் கொழுப்புப் பிரச்னை தற்பொழுது அதிகமாக முதல் காரணம் - அளவுக்கு அதிகமான சர்க்கரைச்சத்தும் மாவுச்சத்தும்தான்.

வெளிநாட்டுக் குளிர்பானங்களில் *High Fructose corn syrup* என்று சொல்லக்கூடிய அதிக ஃப்ரக்டோஸ் இருக்கக்கூடிய செயற்கைச் சர்க்கரையைப் பயன்படுத்துகிறார்கள். இவற்றை மோசமான ஒன்றாக நாம் கருதுகிறோம். ஆனால் பழங்கள் மற்றும் பழ ஜூஸ்களை அதிகம் எடுத்துக்கொண்டாலும் *Fatty Liver* ஏற்படும் என்பதைப் புரிந்துகொள்ள வேண்டும். அதுமட்டுமல்லாமல் உடலில் இன்சுலின் எதிர்ப்புத்தன்மையை மோசமடையச் செய்து

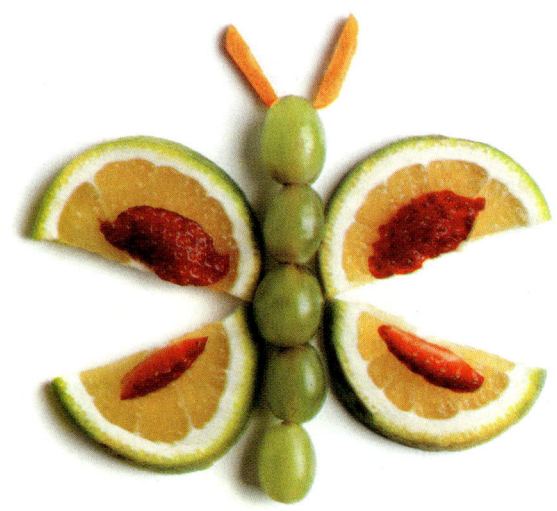

சர்க்கரை நோய் இல்லாதவர்களுக்கு நோயை ஏற்படுத்தும், இருப்பவர்களுக்கு அதை மேலும் தீவிரமாக்கும்.

"அது சரி சார், பழங்களை மட்டுமே சாப்பிடுங்கள்... சர்க்கரை நோயை நன்கு கட்டுப்படுத்தலாம் என்று ஒரு வீடியோ வைரலானதே" என்று நீங்கள் கேட்டால், அதில் பாதி உண்மை, பாதி பொய் என்று சொல்வேன். நான் சொன்னதுபோல பழங்களில் சுக்ரோஸ், ஃப்ரக்டோஸ் சர்க்கரைகள் அதிக அளவில் இருப்பதால் அவை ரத்தத்தில் சர்க்கரை அளவை உடனடியாக ஏற்றாது. சாப்பாடு, சப்பாத்தி சர்க்கரையை ஏற்றும் வேகத்துக்கு இவை ஏற்றாது. ஏனென்றால் ஃப்ரக்டோஸ் சர்க்கரை, கல்லீரலுக்குப் போய் குளுக்கோஸாக மாற குறிப்பிட்ட நேரத்தை எடுத்துக் கொள்ளும்.

அதனால்தான் பழங்களைச் சாப்பிடும் சர்க்கரை நோயாளிகளுக்கு சர்க்கரையின் அளவு உடனடியாக ஏறாதவாறு ஒரு மாயத்தோற்றம் இருக்கும். இதுதான் மக்கள் ஏமாறும் இடம். பழங்களை அதிக அளவு எடுத்துக் கொள்ளும்போது Fatty Liver, இன்சுலின் எதிர்ப்புத்தன்மை ஆகியவை ஏற்பட்டு நாளடைவில் நோயின் தன்மை தீவிரமாகும். எனவே சர்க்கரை அளவு மெதுவாக உயர்வது உண்மையென்றாலும் அளவுக்கதிமாகச் சாப்பிடும்போது

கோதுமை பற்றி விரிவாக எழுதியிருந்தீர்கள்... பிரெட்டில் கோதுமை பிரெட் நல்லதா, மில்க் பிரெட் நல்லதா?

- யூசுப் ஜாகிர்

கோதுமையை மாவாக அரைத்துவிட்டாலே அதன் கிளைசெமிக் இன்டெக்ஸ், 54-லிருந்து 68-ஆக (அதாவது அரிசிக்கு நிகராக) மாறிவிடும் என்று கட்டுரையில் குறிப்பிட்டிருந்தேன். நீங்கள் குறிப்பிட்டுள்ள இரண்டு பிரட் வகைகளிலும் இனிப்பு சேர்ப்பார்கள். எனவே கோதுமை பிரட் அல்லது மைதாவில் செய்த சர்க்கரை சேர்த்த இனிப்பான மில்க் பிரட் இரண்டுமே அளவோடு எடுத்துக்கொள்வதுதான் நல்லது. இரண்டுக்கும் பெரிய வித்தியாசம் இல்லை.

ராகியில் களி செய்து சாப்பிடலாம் என்கிறீர்கள். அதை அரைத்துத்தானே செய்ய வேண்டும். பிராசஸ் செய்யாமல் களி எப்படிச் செய்வது?

- பாபநாசம் நடராஜன்.

ராகியை உமி நீக்காமல் அப்படியே மில்லில் கொடுத்து அரைத்துப் பயன்படுத்த வேண்டும். நீங்களே அரைத்து, சலித்து, உமியை நீக்கினால்தான் அதனுடைய சத்துக்கள் மாறுபடும். அப்படியே அரைத்து எந்த உணவுக்குப் பயன்படுத்தினாலும் அது நல்லுணவுதான்.

நோயின் தன்மை மோசமாகும் என்பதே அதிர்ச்சியூட்டும் உண்மை.

அதனால்தான் பழங்களை மட்டுமே எடுத்துக்கொள்ளக் கூடிய ஃப்ரூட்டேரியன் டயட்டில் பலவிதமான கணையப் பிரச்னைகள் வருகின்றன. ஆப்பிள் நிறுவனத்தின் முன்னாள் நிறுவனரான ஸ்டீவ் ஜாப்ஸ், ஃப்ரூட்டேரியன் டயட்டில் இருந்ததாகச் சொல்கிறார்கள். ஏன் மகாத்மா காந்தியும் சில ஆண்டுகள் பழங்களை மட்டுமே சாப்பிடக்கூடிய உணவு முறையில் இருந்ததாகவும் படித்துள்ளேன். அவருக்கு நிறைய உடல் உபாதைகள் ஏற்பட்டதாகவும், மருத்துவர்களின் அறிவுரைகளின்படி அந்த உணவு முறையிலிருந்து வெளியேறியதாகவும் செய்திகள் இருக்கின்றன.

அப்படியானால் சர்க்கரை நோயாளிகள் பழங்களே சாப்பிடக்கூடாதா? இதை அப்படிப் புரிந்துகொள்ள வேண்டிய அவசியம் இல்லை. நாம் அன்றாடம் சாப்பிடும் இட்லி, தோசை, சப்பாத்தி, சிறுதானியங்கள் போன்ற உணவுகளுடன் ஒப்பிடுகையில் பழங்களில் இருக்கும் மாவுச்சத்தின் அளவு குறைவுதான். ஒரு குறிப்பிட்ட

அளவிலான கலோரி நம் அன்றாட உணவின் வழி எளிதாகக் கிடைத்துவிடும். ஆனால், பழங்கள் அவ்வளவு கலோரிகளைத் தராது.

உதாரணமாக, நாம் காலை உணவாகச் சாப்பிடும் நான்கு அல்லது ஐந்து இட்லி மற்றும் சாம்பார், சட்னி சுமார் 800 கலோரிகளைக் கொடுத்துவிடும். பழங்களிலேயே அதிக இனிப்பானது என்று சொல்லப்படும் மாம்பழத்தை ஒன்றரைக் கிலோ சாப்பிட்டால்தான் இவ்வளவு கலோரிகள் சேரும். எனவே ஒரு வகையில் இட்லி, தோசை போன்ற நமது அன்றாட உணவுகளுடன் ஒப்பிடுகையில் பழங்கள் நல்லதே. ஆனால், 'எவ்வளவு பழங்கள் சாப்பிட்டாலும் நன்மையே என்கிற கூற்று தவறு' என்பதே நான் சொல்வது.

சர்க்கரை நோயாளிகள் ஒரு நாளில் ஒன்று அல்லது இரண்டு பழங்கள் சேர்த்துக்கொள்ளலாம். அவற்றை முழுப்பழமாக எடுத்துக்கொள்வதே நல்லது. ஏனெனில் பழங்கள் உண்பதால் கிடைக்கும் நன்மைகளுக்குக் காரணமே, அவற்றில் சர்க்கரையுடன் சேர்ந்திருக்கும் நார்ச்சத்துதான். இந்த நார்ச்சத்து, நாம் பழங்களை அரைத்து வடிகட்டி ஜூஸ் போட்டுக் குடிக்கும்போது இல்லாமல் போய்விடுகிறது.

பழங்களை ஜூஸாகக் குடிப்பதும் குளிர்பானங்களைக் குடிப்பதும் ஒன்றுதான். எனவே முழுப்பழமாக ஒன்று அல்லது இரண்டு எடுத்துக்கொள்வது நன்மையே. அளவுக்கு மேல் பழங்கள் சாப்பிடுவது நல்லதல்ல. குறிப்பாக சர்க்கரை நோயாளிகள், உடல் பருமன் இருப்பவர்கள், கல்லீரலில் கொழுப்பு படிந்தவர்கள் இதைக் கவனத்தில் எடுத்துக் கொள்ளவேண்டும்.

"எல்லாம் சரி டாக்டர், பொதுவாக பழங்களில் நிறைய சத்துகள் இருக்கின்றன, ஆயுள் நீடிக்கும், உடலில் இருக்கும் நச்சுப்பொருள்களை நீக்கும், ரத்தத்தைச் சுத்திகரிக்கும் என்றெல்லாம் சொல்கிறார்களே, இது எந்த அளவுக்கு உண்மை?" என்று நீங்கள் கேட்கலாம்.

பழங்களில் வைட்டமின்கள், தாதுப் பொருள்கள் ஆகியவை எந்த அளவில் இருக்கின்றன என்பதைத் தெரிந்துகொண்டால் உங்களுக்கு உண்மை புரிந்துவிடும். உதாரணத்துக்கு ஆரஞ்சுப்பழம் சாப்பிட்டால் அது மூலம்

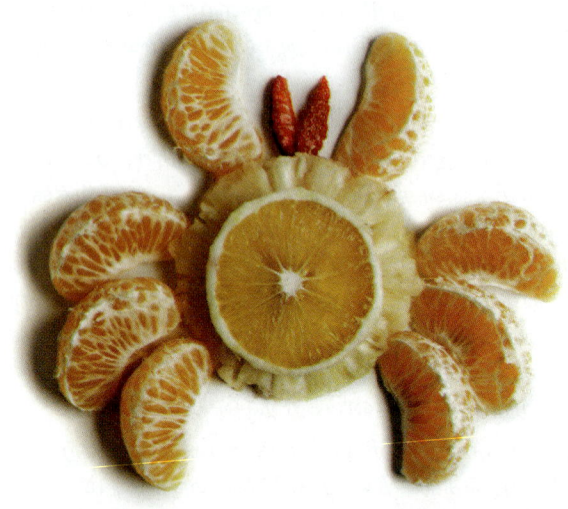

'வைட்டமின் சி' கிடைக்கும் என்பது நமக்குத் தெரியும். 500 மில்லி கிராம் 'வைட்டமின் சி' கிடைக்க வேண்டுமென்றால் நாம் ஒன்றேகால் கிலோ ஆரஞ்சு சாப்பிட வேண்டும். ஆனால், அதே அளவு 'வைட்டமின் சி' மூன்றே நெல்லிக்காயில் அல்லது 100 கிராம் இலந்தை வடையில் கிடைத்துவிடும். எனவே தினசரி ஒரு ஆரஞ்சு சாப்பிட்டுவிட்டு எனக்குத் தேவையான 'வைட்டமின் சி' கிடைத்துவிட்டது என்று நம்புவது தவறு. பப்பாளி, மாம்பழம் போன்ற நிறமான பழங்களில் வைட்டமின் ஏ அதிகம் இருப்பதாகக் கேள்விப்பட்டிருப்போம். ஆனால் நம் உடலுக்கு ஒரு நாள் தேவைக்கான வைட்டமின் ஏ கிடைக்கவேண்டும் என்றால் இரண்டு கிலோ பப்பாளியோ அல்லது ஒன்றரைக் கிலோ மாம்பழமோ சாப்பிட வேண்டும். ஆனால் அதே அளவு வைட்டமின் ஏ, இரண்டே கேரட்களில் அல்லது அசைவம் சாப்பிடுபவர்களுக்கு இரண்டு துண்டு ஈரலில் கிடைத்துவிடும்.

இதேபோலதான் மற்ற சத்துகளும்! இரும்புச்சத்து என்றால் எல்லோரும் பேரீச்சை மற்றும் உலர்திராட்சையைக் கைகாட்டுவோம். ஆனால், ஒரு நாளைக்கு நமக்குத் தேவையான இரும்புச்சத்து கிடைக்க இரண்டு கிலோ பேரீச்சை அல்லது ஒரு கிலோ உலர் திராட்சை சாப்பிட

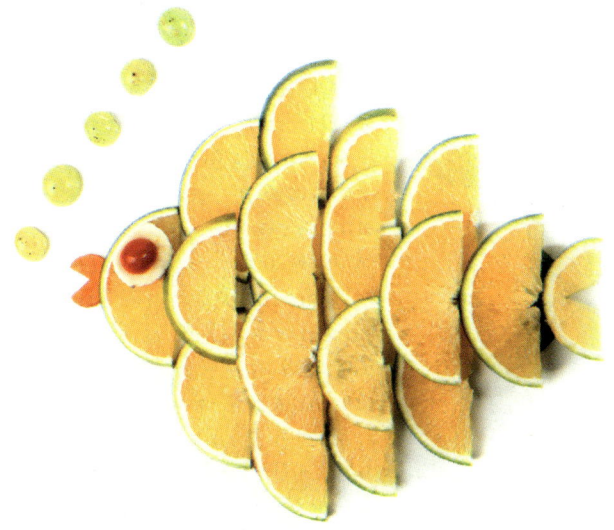

வேண்டும். ஆனால் 300 கிராம் கீரை அல்லது ஒரு கப் முளைக்கட்டிய பச்சைப்பயிறு மாதிரியான தானியங்கள் சாப்பிட்டாலோ, 50 முதல் 100 கிராம் ஈரல் சாப்பிட்டாலோ அதே அளவு இரும்புச்சத்து எளிதாகக் கிடைத்துவிடும். தினமும் இரண்டு மூன்று உலர்பழங்களைச் சாப்பிட்டுவிட்டு எனக்குத் தேவையான இரும்புச்சத்து கிடைக்கவில்லை என்று வருந்துவோருக்கு இப்போது அதற்கான காரணம் புரிந்திருக்கும் என்று நம்புகிறேன்.

ரத்த சுத்திகரிப்பு போன்ற செயல்பாடுகளுக்கு உதவும் Anti-oxidants மாதுளை, ஸ்ட்ராபெரி, கிவி போன்ற ஃபேன்ஸியான பழங்களில் நிறைய இருப்பதாகச் சொல்வார்கள். ஒருநாளின் தேவைக்கான அடிப்படை அளவு Anti-oxidants கிடைக்க வேண்டும் என்றால் அரைக் கிலோ மாதுளையோ அல்லது ஒரு லிட்டர் மாதுளை ஜூஸோ குடிக்க வேண்டும். ஆனால் ஒரு கிலோ மாதுளையில் இருக்கக்கூடிய Anti-oxidants 10 கிராம் புதினா இலைகளில், ஒரு நெல்லிக்காயில், ஒரு ஸ்பூன் லவங்கத்தில், 50 கிராம் இஞ்சியில் மிக எளிதாகக் கிடைத்துவிடும்.

பழங்களில் சத்துகள் இருக்கின்றன. ஆனால் நம் உடலுக்குத் தேவையான அளவு சத்துகளை நாம் பழங்களில் இருந்து எடுக்க வேண்டும் என்றால் நாம் மிக அதிக அளவில்

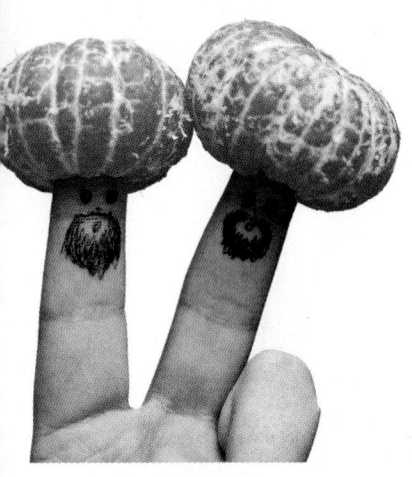

பழங்களைச் சாப்பிடவேண்டும். இப்படி அதிக அளவில் பழங்கள் சாப்பிடும்போது அதில் இருக்கும் வைட்டமின்கள் மற்றும் பிற சத்துகளைத் தாண்டி இயற்கையான சர்க்கரை தன் வேலையைக் காட்டத் தொடங்கி உடலின் இன்சுலின் எதிர்ப்புத்தன்மை அதிகமாகிவிடும். எனவே, "பழங்கள் மூலமாக பிற தாதுச்சத்துகள் கிடைக்கும். அதற்காகவே நான் பழங்கள் சாப்பிடுகிறேன்'' என்கிற வாதம் அறிவியலுக்கு எதிரானது. பழங்கள் நல்ல ஆரோக்கியமான உணவுதான் என்றாலும் அதற்கும் அளவு இருக்கிறது. வைட்டமின்கள், தாதுச்சத்துகள், நார்ச்சத்து என எதுவாக இருந்தாலும் பழங்களில் வரையறுக்கப்பட்ட அளவில்தான் இருக்கிறது. அளவுக்கதிமாகச் சாப்பிடும்போது பயன்களைவிட சர்க்கரையால் ஏற்படும் பிரச்னைகளே அதிகம்.

என் பரிந்துரை என்னவென்றால், சர்க்கரை நோய் இல்லாதவர்கள் ஒரு நாளுக்கு 200 கிராம் முதல் 250 கிராம் வரை பழங்கள் சாப்பிடலாம். சர்க்கரை நோய் இருப்பவர்கள் பெரும்பாலும் பழங்களைத் தவிர்க்கலாம். அல்லது அதிகபட்சம் 100 கிராம் சாப்பிடலாம். 100 கிராம் என்பது பாதுகாப்பான அளவு.

250 கிராமுக்கு மேல் பழங்களைச் சாப்பிட வேண்டிய அவசியம் யாருக்கும் கிடையாது. பழங்களில் இருக்கும் அனைத்து சத்துகளும் மிக எளிதாக மிக மலிவாக நாம் அன்றாடம் பயன்படுத்தும் மற்ற உணவுப் பொருள்களிலேயே கிடைக்கின்றன. இந்த அறிவியலை நாம் புரிந்துகொண்டால் விலையுயர்ந்த பழங்களை கஷ்டப்பட்டு வாங்கிச் சாப்பிட வேண்டிய அவசியம் இல்லை. அளவோடு பழங்களை எடுத்துக்கொள்வது ஆரோக்கியமான வாழ்வுக்கு வழிவகுக்கும். அளவில்லாமல் பழங்களைச் சாப்பிடுவது உடலுக்கு நிச்சயம் கெடுதலை உண்டாக்கும் என்ற உண்மையை நாம் புரிந்துக்கொண்டால் நம் உணவுத்தட்டு ஆரோக்கியமாக இருக்கும்.

13

உணவுகளில் உள்ள மாவுச்சத்து குறித்தும், அது நம் உடலில் ஏற்படுத்தும் விளைவுகள் குறித்தும் விரிவாகப் பார்த்தோம். இப்போது உடலுக்குத் தேவையான இன்னொரு சத்தைப் பற்றி விரிவாகப் பார்க்கலாம். புரோட்டீன் என்கிற புரதச்சத்து.

இந்தப் புரதச்சத்து நம் உடலுக்கு எவ்வளவு தேவை என்பது பற்றி நிறைய குழப்பங்கள் இருக்கின்றன. ஒரு பக்கம் 'குழந்தைகளும் கர்ப்பிணிகளும் புரதச்சத்துகளை நிறைய எடுத்துக்கொள்ள வேண்டும்' என்று கூறப்படுகிறது. இன்னொரு பக்கம் "ஐயோ, புரோட்டீன் எடுத்துக்கொள்கிறீர்களா? நிறைய சாப்பிட்டால் கிட்னி சட்னி ஆகிடுமே" என்று சொல்கிறார்கள். எனவே, புரதம் என்றால் என்ன? உடலுக்கு அது எவ்வளவு தேவை? அது எங்கெல்லாம் பயன்படுகிறது? எந்தெந்த உணவுகள் வழியாக அது கிடைக்கும்? அசைவர்களுக்கு மட்டும்தான் புரதம் கிடைக்குமா, சைவ உணவுகளில் கிடைக்காதா? இதைப் பற்றியெல்லாம் விரிவாகப் பார்ப்போம்.

ஆரம்பத்திலேயே நாம் மூன்று மேக்ரோ நியூட்ரியன்ட்ஸ் பற்றிப் பேசினோம். கார்போஹைட்ரேட், புரோட்டீன் மற்றும் கொழுப்பு. தான் எரிந்து உடலுக்கு சத்துகளைக் கொடுக்கக்கூடியவைதான் இந்த மேக்ரோ நியூட்ரியன்ட்ஸ். பொதுவான உணவுகளில் மாவுச்சத்துக்கு அடுத்தபடியாக நம் உடலுக்கு அதிக எரிசக்தியைக் கொடுப்பவை இந்தப் புரதச்சத்துகள்தான். ஆனால், மாவுச்சத்துக்கு இல்லாத தனித்தன்மை புரதத்துக்கு உண்டு. மாவுச்சத்தின் ஒரே வேலை குளுக்கோஸாக மாறி உடலின் அனைத்து செல்களுக்கும் எரிசக்தியைத் தருவது. புரதங்கள் அப்படிக் கிடையாது.

'உடற்பயிற்சி செய்பவர்கள் தசை வளர்ப்பதற்கும், உடல்நலமில்லாமல் போனவர்கள் நலம் பெறுவதற்குமே புரதம் அவசியம்' என்பது நம் மக்களிடையே இருக்கும் தவறான எண்ணம். சுமார் 60 கிலோ எடையுள்ள ஒரு ஆணின் உடலில் தண்ணீர் போக மற்றவற்றின் எடை 26 கிலோ இருக்கும். அதில் புரதம் மட்டுமே 10 கிலோ இருக்கும். தண்ணீர்போக மீதமிருக்கும் 26 கிலோவில் 10 கிலோ என்பது மிகப்பெரிய அளவுதான். மொத்த எடையில் சுமார் 15% இந்தப் புரதம்தான். புரதம்தான் நம் உடம்பில் எல்லாமே. தசைகளில் இருக்கக்கூடியவை வெறும் '*Structural*' புரதம்தான். மற்றபடி நம் உடலின் செல்களில் இருக்கக்கூடிய செல் ஜவ்வுகள், உடலில் நடக்கக்கூடிய கோடானுகோடி உயிர் வேதியியல் ரியாக்‌ஷன்கள் ஒவ்வொன்றுக்கும் உதவக்கூடிய என்சைம்கள் அனைத்துமே புரதங்களால் ஆனவை. இது தவிர '*Immunoglobulin*' என்று சொல்லக்கூடிய நோய் எதிர்ப்புச் சக்தியும் புரதம்தான். மேலும், இன்சுலின் போன்ற பெரும்பாலான ஹார்மோன்களும் புரதம்தான். எனவே தசைகளில் மட்டுமல்லாமல் உடலின் அனைத்து வேலைகளிலும் மிக முக்கியப் பங்கு வகிக்கின்றன இந்தப் புரதங்கள்.

மேக்ரோ நியூட்ரியன்ட்ஸான இந்தப் புரதங்கள், வெறும் எரிசக்தி கொடுப்பதைத் தாண்டி 'இவை இல்லாமல் நம்மால் உயிர் வாழவே இயலாது' என்பதுதான் உண்மை. மாவுச்சத்து இல்லாமல் நம்மால் உயிர் வாழமுடியும். ஏனென்றால், மாவுச்சத்தை நாம் உணவுவழி எடுத்துக்கொள்ளவில்லை என்றாலும் புரதங்களில் இருந்தும் கொழுப்பில் இருந்தும் நம் உடலுக்குத் தேவையானவற்றைத் தயார் செய்துகொள்வதற்கு

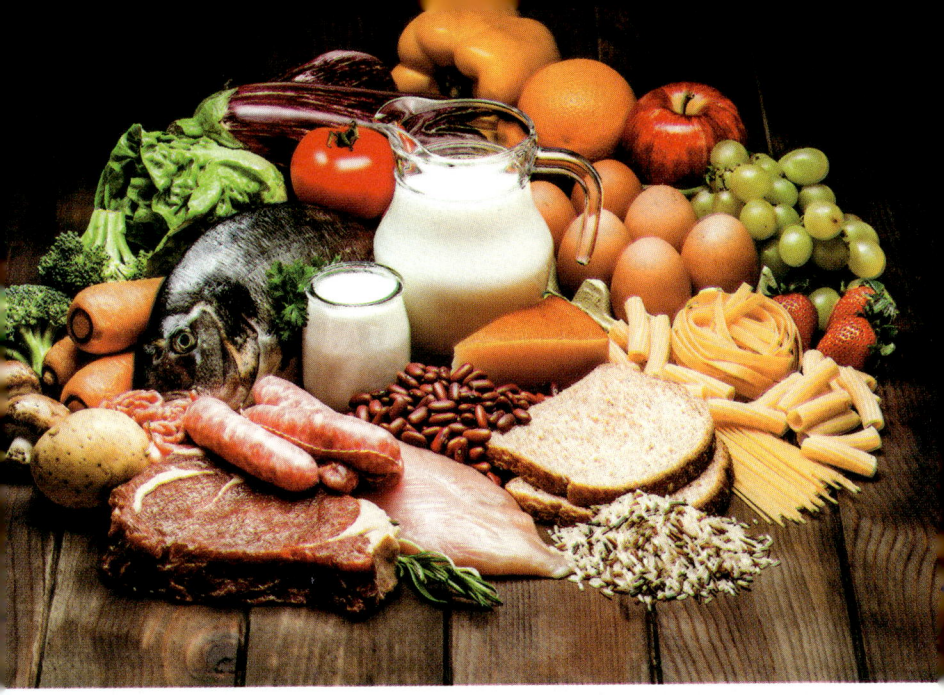

நம் உடலில் வழிவகைகள் இருக்கின்றன. ஆனால் பலவகைப் புரதங்களை நம் உடலால் உற்பத்தி செய்ய இயலாது. உணவு மூலம் மட்டுமே எடுத்தாக வேண்டும்.

இரண்டாவது, புரதம் நம் தினசரி தேவை. நம் தோலில் தொடங்கி வயிற்றில் இருக்கக்கூடிய செல்கள், நகங்கள், முடி என உடலில் இருக்கக்கூடிய ஒவ்வொரு செல்லும் தொடர்ச்சியாக உடைந்து மறுபடியும் உருவாவதை வழக்கமாகக்கொண்டிருக்கின்றன. இதை 'செல் டர்ன்ஓவர்' (cell Turnover) என்று சொல்வோம். இந்தச் செயல்பாடுகள் ஒவ்வொன்றுக்கும் புரதங்கள் தேவை. செல்கள் உடைகின்றன; அதனால் புரோட்டீன்கள் உடைந்து கழிவுகளாய் மாறி வெளியேறுகின்றன. மறுபடியும் கோடானுகோடி செல்கள் தினமும் உருவாகின்றன. இதற்காக நாம் புரதங்களை எடுத்துக்கொண்டே ஆகவேண்டும். எவ்வளவு புரதங்கள் தினசரி உடைந்து கழிவாக மாறுகின்றனவோ அதற்கு நிகரான புரதங்களை நாம் தினசரி எடுத்துக்கொண்டே இருக்க வேண்டும். இதை 'Nitrogen balance' என்றும் சொல்வோம்.

சரி, 'ஒரு நாளைக்கு எவ்வளவு புரதங்கள் தேவை' என்று கேட்டால், இதன் அளவு சுருக்கமாக 0.8 கிராம்/கிலோ. அதாவது ஒரு கிலோ எடைக்கு 0.8 முதல் 1 கிராம் வரை

கொண்டக்கடலையை இரவு முழுவதும் ஊறவைப்பது வழக்கம். ஊறவைக்கும் தண்ணீரை பிற உணவுகள் சமைக்கப் பயன்படுத்தலாமா?

- விக்னேஷ்

பெரும்பாலும் தானியங்கள், பயறு வகைகளை ஊறவைப்பது அதில் உள்ள பைட்டிக் ஆசிட் போன்ற சத்துகளை உடலில் சேரவிடாமல் தடுக்கும் சில ரசாயனங்களை நீக்குவதற்குத்தான். அதே தண்ணீரை மீண்டும் சமையலுக்குப் பயன்படுத்துவது நல்லதில்லை.

வெளிநாடுகளில் கலோரி என்ற அளவைக் கணக்கிட்டு உணவை எடுத்துக்கொள்கிறார்கள். அது நமக்குச் சரியாக வருமா?

-அண்ணா அன்பழகன்

உடல் எடையைக் குறைக்க விரும்புபவர்கள் கலோரிகள் கணக்கிட்டுச் சாப்பிடுவது பயன் கொடுக்கும். ஆனால், எவ்வளவு கலோரிகள் சாப்பிடுகிறோம் என்பதைவிட என்ன சாப்பிடுகிறோம் என்பது மிகவும் முக்கியம். கலோரிகளை மட்டும் கணக்கிட்டுக் குறைவாகச் சாப்பிட்டு உடல் எடையைக் குறைத்தாலும் அதைத் தக்கவைக்க இயலாது.

புரதம் தேவை. 60 கிலோ எடை கொண்ட ஒருவருக்கு 48 முதல் 60 கிராம் புரதம் தினசரி தேவை. அதுவும் நல்ல தரமான புரதங்களை எடுத்துக்கொள்ள வேண்டும். தரத்துக்கான அர்த்தம் என்ன என்பதைப் பின்னர் சொல்கிறேன். நான் கூறிய இந்த தினசரி தேவை என்பது ஒரு சராசரி மனிதனுக்குத்தான். கர்ப்பிணிகள், பாலூட்டும் பெண்கள், வளரும் குழந்தைகள், பருவமடைந்திருக்கும் பிள்ளைகள், நோயிலிருந்து மீண்டு வரும் நபர்களுக்கு இந்தத் தேவை அதிகமாகிறது. இங்கு அதே 60 கிலோ எடையுள்ள ஒருவருக்கு தினசரி 90 கிராம் புரதம் தேவைப்படுகிறது. இதேபோல விளையாட்டு வீரர்கள், உடல் கட்டமைப்பு செய்பவர்கள் ஆகியோருக்கு தினசரி 120 கிராம் வரை தேவைப்படுகிறது. அதாவது 2 கிராம்/கிலோ.

நம் தினசரி தேவையைவிடக் குறைவான அளவை எடுத்துக்கொண்டால் நம் உடல் என்ன செய்யும் தெரியுமா? ஏற்கெனவே உடலில் இருக்கக்கூடிய அந்த 10 கிலோ புரதத்திலிருந்து இந்த தினசரி தேவைக்காக எடுத்துக் கொள்ளப்படும். தசைகளில் இருக்கக்கூடிய, எதிர்ப்பு சக்திக்குக் காரணமான புரதங்களும் இதில் சேரும். இதனால்

'Muscle wasting' என்று சொல்லப்படக்கூடிய தசை இழப்பு ஏற்பட்டு உடல் பலவீனமாகும். இதுதவிர நோய் எதிர்ப்பு சக்தி குறைதல், 'Cachexia' எனப்படும் உடல் மெலிந்து போகும் ஒரு குறைபாடு ஆகியவையும் ஏற்படும். இவற்றால் உயிருக்கேகூட ஆபத்து ஏற்படலாம். எனவேதான் நாம் உயிர்வாழ்தலில் புரதங்கள் மிக முக்கியப் பங்கு வகிக்கின்றன என்று சொல்கிறோம்.

இவ்வளவு முக்கியத்துவம் வாய்ந்த புரதத்தை எப்படி எடுத்துக்கொள்வது, எந்த உணவுகளின் மூலமாக எடுத்துக்கொள்வது என்ற குழப்பங்களும் நம்மிடையே இருக்கின்றன. 'அசைவ உணவுகளே சிறந்த புரத உணவுகள், சைவ உணவுகளில் புரதங்களே இல்லை' என்ற எண்ணமும் சிலருக்கு இருக்கிறது. இந்த சந்தேகங்களுக்குள் போவதற்கு முன்பாக, ஒரு முக்கியமான கான்செப்டைப் புரிந்துகொள்ள வேண்டும்.

ஒரு வீட்டைக் கட்ட செங்கல்லும் சிமென்ட்டும் தேவையாய் இருப்பதுபோல இந்தப் புரதங்களின் அடிப்படைக்கூறு அமினோ அமிலங்கள் (Amino acids). பலவிதமான அமினோ அமிலங்கள் வெவ்வேறு அளவில் வெவ்வேறு காம்பினேஷனில் சேரும்போது நம் உடலில் வெவ்வேறு புரதங்கள் உருவாகின்றன. நம் உடலில் 20 முக்கிய அமினோ அமிலங்கள் உள்ளன. இவைதான் உடலில் பல்லாயிரக்கணக்கான புரதங்களை உருவாக்குகின்றன. இதில் 9 அமிலங்களை 'Essential amino acids' என்கிறோம். காரணம், மீதமிருக்கும் 11 அமிலங்களை நம் உடல் பிற சத்துகளிலிருந்து தானே உற்பத்தி செய்துகொள்ளும். இந்த 9 Essential amino அமிலங்களை உடலால் உற்பத்தி செய்ய முடியாது. உணவிலிருந்து மட்டுமே எடுத்துக்கொள்ள முடியும். போதிய அளவில் எடுத்துக்கொள்ளவில்லை என்றால் சத்துக்குறைபாடு மட்டுமல்ல, இறப்புகூட நேரலாம். *Histidine, Isoleucine, Leucine, Lysine, Methionine, Phenylalanine, Threonine, Tryptophan, Valine* ஆகியவையே இந்த 9 Essential அமிலங்கள். இவற்றை வைத்துதான் ஒரு புரதம் நல்லதா இல்லையா என்பதை அறிய முடியும். விலங்குகளின் புரதங்கள் அனைத்தையும் நல்ல புரதங்கள் என்றே சொல்கிறோம். காரணம், அவற்றின் புரத அமைப்பு, அவற்றில் இருக்கக்கூடிய *essential* அமிலங்கள் நம் உடலையொத்தே இருக்கின்றன.

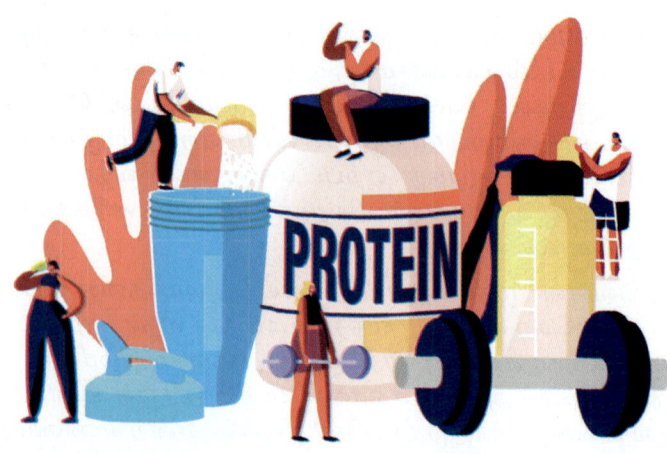

9 Essential அமினோ அமிலங்களும் அசைவ உணவுகளிலிருந்து முழுவதும் நமக்குக் கிடைத்துவிடுகின்றன. அதனால்தான், விலங்குகளிலிருந்து பெறக்கூடிய புரதங்களை நாம் 'Complete Protein' என்று அழைக்கிறோம். "அப்படியென்றால் தாவரங்களில் புரதங்களே கிடையாதா டாக்டர்? சைவ உணவுகளை மட்டும் சாப்பிடுபவர்கள் பலவீனமாகியிருக்க வேண்டுமே?" என்று நீங்கள் கேட்பது எனக்குக் கேட்கிறது.

தாவரங்களில் சோயா பீன்ஸ் மட்டுமே முழுப்புரதம். அதில் இந்த 9 அமிலங்களும் கிடைத்துவிடும். ஆனால் சோயா, பரவலாக விரும்பிச் சாப்பிடும் உணவு கிடையாது. அப்படியென்றால் மற்றவர்களுக்கு இந்தச் சத்து எப்படிக் கிடைக்கிறது? இங்கு நாம் இன்னொரு முக்கியமான கான்செப்டைத் தெரிந்துகொள்ள வேண்டும். பாரம்பர்யமாக, நாம் தெரிந்தோ தெரியாமலோ பலவகையான சைவ உணவுகளைச் சேர்த்துச் சாப்பிட்டுக்கொண்டிருக்கிறோம். அதில் ஆச்சரியப்படக்கூடிய ஓர் அறிவியல் உண்மை இருக்கிறது. சைவ உணவுகளில் புரதம் என்பது பருப்பு வகைகளில் மட்டுமே கிடைக்கிறது என்றுதான் பலரும் நினைக்கிறார்கள். 100 கிராம் எடையுள்ள சமைக்காத, ஏதேனும் ஒரு பருப்பு அல்லது சுண்டலை எடுத்துக்கொண்டால் அதில் இருக்கக்கூடிய அதிகபட்ச புரத அளவு 18-20 கிராம்தான். பருப்பு வகைகளில் 50 சதவிகிதம் மாவுச்சத்துதான் உள்ளது. அதனால் பருப்பு வகைகளை புரோட்டீன் உணவுகள் என்று மட்டுமே கூறிவிட முடியாது.

தானியங்களிலும் ஓரளவு புரதம் இருக்கிறது. 100 கிராம் பாலீஷ் செய்யப்பட்ட அரிசியில் 7 கிராம் அளவுக்குப் புரதம் இருக்கிறது. கோதுமையில் 12 கிராம் வரை இருக்கிறது. ஓட்ஸில் 16 கிராம், தினை, சாமை போன்ற சிறு தானியங்களில் 10-12 கிராம் வரை புரதம் இருக்கிறது. பிரவுன் அரிசி, சிகப்பரிசி, கறுப்பு கவுனி ஆகியவற்றில் 10 கிராம் வரை புரதம் இருக்கிறது. இப்போது இரண்டையும் ஒப்பிட்டுப் பார்த்தால் புரதம் அதிகமிருக்கும் உணவுகள் என்று சொல்லப்படக்கூடிய பருப்பு வகைகளிலேயே 18 கிராம்தான் இருக்கிறது. ஆனால் பருப்பு வகைகளில் இருக்கக்கூடிய புரதத்தில் பாதி அரிசி முதலிய தானியங்களில் இருக்கிறது. நிறைய பேருக்கு தானியங்களில் புரதம் இருக்கிறது என்பதே தெரிவதில்லை.

சைவ உணவுகளில் எல்லா 'Essential' அமிலங்களும் இருப்பதில்லை. உதாரணத்துக்கு, தானியங்கள், சிறு தானியங்களில் எல்லா முக்கிய அமிலங்களும் இருக்கும், 'லைசின்' (Lysine) என்ற ஒன்றைத் தவிர. பருப்பு வகைகளில் 'Methionine' மற்றும் 'Cysteine' ஆகிய இரண்டும் இருக்காது. அதனால்தான் நாம் பருப்பு வகைகளையும் தானியங்களையும் சேர்த்தே நம் பாரம்பர்ய உணவு முறையில் சாப்பிடுகிறோம். நாம் சாப்பிடும் இட்லி, தோசையில் அரிசியும் உளுத்தம் பருப்பும் இருக்கின்றன. அரிசி சாதத்திற்குப் பருப்பு சாம்பார் தொட்டுக்கொள்கிறோம். வடஇந்தியாவில் சப்பாத்திகூடவே 'தால்' எனப்படும் பருப்பு மசியல். யோசித்துப் பார்த்தால், வடை தொடங்கி நாம் சாப்பிடும் பல உணவுகளில் அரிசியும் பருப்பும் சேர்ந்தே இருக்கின்றன. அப்படிச் சாப்பிடுவதால் தானியத்தில் இல்லாத லைசின் அமிலம் பருப்பு மூலமும், பருப்பில் இல்லாத இரண்டு அமினோ அமிலங்கள் தானியங்கள் மூலமாகவும் நமக்குக் கிடைத்துவிடுகின்றன. எனக்குப் பருப்பு சாம்பார் பிடிக்காது என்று தோசைக்குத் தக்காளி சாஸ் தொட்டுச் சாப்பிட்டால் இந்தச் சமநிலை போய்விடும். எளிமையாகச் சொன்னால், நாம் அன்றாடம் சாப்பிடும் அரிசி சாதம், பருப்பு சாம்பார், இட்லி, தோசை மூலமாகவே நமக்கு வேண்டிய புரதங்கள் கிடைத்துவிடும். எப்படி ஒவ்வோர் உணவு காம்பினேஷனும் நமது முன்னோர்கள் ஓர் அர்த்தத்தோடு வைத்திருக்கிறார்கள் பாருங்கள்!

சரி, கூடுதல் புரதம் வேண்டும் என்று சிலர் புரோட்டீன் பவுடரையெல்லாம் எடுத்துக்கொள்கிறார்களே... அது தேவையா?

நான் சொன்னதுபோல், 60 கிலோ எடையுள்ள நபர் 48-50 கிராம் வரை புரோட்டீனை எடுத்துக்கொள்ள வேண்டும். அதை எப்படி எடுத்துக்கொள்வது என்று பார்ப்போம். அசைவம் சாப்பிடுபவர்கள், ஒரு நாளைக்கு இரண்டு முட்டைகள் சாப்பிடலாம். அதிலேயே 12 கிராம் வரை நல்ல புரதங்கள் கிடைத்துவிடும். அடுத்ததாக அன்றாடம் சாப்பிடும் பால் மற்றும் தயிர் (200-250 மில்லி) மூலம் 10 கிராம் புரதம் கிடைத்துவிடும். இதுதவிர 300-400 கிராம் சாப்பாடு, பருப்பு எடுத்துக்கொண்டால் அதன் மூலம் 30-40 கிராம் புரதம் கிடைத்துவிடும். எனவே, நமது அடிப்படையான உணவுப்பழக்கம் மூலமாகவே நமக்குத் தேவையான புரதங்கள் கிடைத்துவிடுகின்றன. கொஞ்சம் கூடுதலாக எடுத்துக்கொள்ள நினைத்தால் பருப்பு வகைகளைச் சற்று அதிகரிக்கலாம். வாரத்தில் இரண்டு மூன்று நாள்கள் எடுத்துக்கொள்ளலாம். 100 கிராம் இறைச்சியில், 25 கிராம் வரை புரதங்கள் உள்ளன. சைவம் சாப்பிடுபவர்கள், பருப்பு வகைகளுடன் சோயா, பால், பனீர் போன்றவற்றைச் சேர்த்துக்கொள்ளலாம். நம் தினசரி உணவுகளின் மூலமாகவே இந்தத் தேவை பூர்த்தியாகிவிடும். கூடுதலாகத் தேவைப்படும்போது மட்டும் முட்டைகள், பருப்பு வகைகள் மற்றும் அசைவ உணவுகளைச் சேர்த்துக்கொள்ளலாம்.

புரோட்டீன் பவுடர் தேவையா என்று கேட்டால், அதில் இரண்டு விஷயங்கள் உள்ளன. பொதுவாக கடைகளில் நாம் வாங்குவது புரோட்டீன் பவுடரே கிடையாது. அவற்றில் 100 கிராமுக்கு 15 கிராம் புரோட்டீன் இருந்தாலே ஆச்சர்யம்தான். பெரும்பாலும் சர்க்கரை மட்டுமே இருக்கும். ஒரு பொருளில் எது அதிகமாக இருக்கிறதோ அதன் பெயர் சொல்லித்தானே அழைக்க வேண்டும்? அப்படிப் பார்த்தால் புரோட்டீன் பவுடர் என்று சொல்வதே தவறு. அது வெறும் சர்க்கரை பவுடர்தான். உண்மையைச் சொல்லவேண்டும் என்றால், புரோட்டீன் பவுடர் என்பதே ஏமாற்று வேலை. புரோட்டீன் பானங்கள், சத்து பானங்கள் என்றெல்லாம் விளம்பரப்படுத்தி விற்கப்படும் எல்லாமே

அதே ரகம்தான். அதேநேரம், பாடி பில்டிங் செய்பவர்கள் எடுத்துக்கொள்ளும் 'Whey' மற்றும் 'Casein' புரோட்டீன்களில் 100 கிராமுக்கு 70 முதல் 80 கிராம் வரை புரதங்கள் இருக்கும். ஆனால் அவற்றின் விலை மிக அதிகம். வெறும் 300 முதல் 400 கிராம் இருக்கும் டின் விலை 3,000 முதல் 4,000 ரூபாய் வரை ஆகலாம்.

பாடி பில்டிங் செய்பவர்கள்கூட இவ்வளவு அதிகமாகச் செலவு செய்யத் தேவையில்லை. குறைந்த செலவிலேயே இந்தப் புரதங்களை எடுக்க முடியும். உதாரணங்கள் சொல்கிறேன். விலையுயர்ந்த புரோட்டீன் பவுடர் மூலம் நமக்கு 500 கிராம் புரதம் கிடைக்க, குறைந்தபட்சம் 5,000 ரூபாய் செலவு செய்ய வேண்டும். இதே 500 கிராம் புரதத்தை நாம் முட்டையின் வழி 500 ரூபாய்க்குள்ளாகவே எடுத்துவிடலாம். புரோட்டீன் பவுடர்களில் கிடைப்பதைவிட தரமான புரதம் 500 ரூபாயில் முட்டை மூலம் நமக்குக் கிடைக்கிறது. பருப்பு வகைகளை எடுத்துகொண்டால் 500 கிராம் புரதம் கிடைக்க இரண்டரைக் கிலோ போதுமானது. 250 முதல் 300 ரூபாய்க்குள் முடிந்துவிடும். இதுவே அசைவத்தின்வழி புரதத்தை எடுக்க வேண்டும் என்றால் பிராய்லர் சிக்கன் விலை மலிவாகக் கிடைக்கும். 400 ரூபாயில் இரண்டு கிலோ சிக்கன் மூலம் தரமான புரதம் கிடைத்துவிடும். மட்டன் என்றால் சிக்கனைவிட விலையை இரண்டுமடங்காக வைத்துக்கொள்ள வேண்டியதுதான். அதேபோல் சோயா சம்பந்தப்பட்ட 'மீல் மேக்கர்' போன்றவற்றிலிருந்து அதே அளவு புரதத்தை எடுக்கவேண்டுமானால் 100 முதல் 150 ரூபாய் போதுமானது.

எவ்வளவு எளிதாகவும் விலை மலிவாகவும் தரமான புரதங்களை நாம் தினசரி உணவிலிருந்தே எடுத்துக் கொள்ளலாம் பாருங்கள்.

சரி, புரதங்களின் அத்தியாவசியம் பற்றி நிறைய பேசியிருக்கிறோம். ஆனால் புரதங்கள் நம் சிறுநீரகத்தை பாதிக்கும் என்று சொல்கிறார்களே, அது உண்மையா? இந்தக் கேள்வியையும் புரதம் குறித்த முரண்பாடான செய்திகளையும் பற்றி நாம் அடுத்தடுத்த அத்தியாயங்களில் பேசுவோம்.

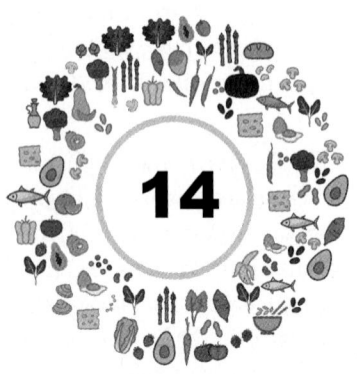

14

புரதங்கள் பற்றிய மூடநம்பிக்கைகளையும் மாயைகளையும் கடந்த அத்தியாயத்தில் உடைத்தோம். புரதங்களின் அத்தியாவசியத் தேவைகளையும் அலசினோம். புரதங்கள் உடலில் நடக்கும் இன்றியமையாத பல பணிகளுக்கு உதவுகின்றன. ஆனால், அவற்றை எடுத்துக்கொள்ள மக்கள் அஞ்சுகிறார்கள். அளவுக்கு அதிகமாகப் புரதங்களை எடுத்தால் சிறுநீரகம் பாதிக்கப்படும் என்று சில மருத்துவர்களும் நம்புகிறார்கள். அதனால் சர்க்கரை நோய், இதய நோய் இருப்பவர்கள் புரத உணவுகளைச் சாப்பிடக்கூடாது என்று வழிகாட்டுகிறார்கள். உண்மையில் கூடுதலாகப் புரதங்கள் எடுத்து கிட்னி பாதிப்பு ஏற்படுவதைவிட சரியான அளவு புரதங்களை எடுத்துக்கொள்ளாமல் விடுவதால்தான் பெரும்பாலான பாதிப்புகள் வருகின்றன.

சரி... புரதங்களுக்கும் சிறுநீரகத்துக்கும் என்ன தொடர்பு?

மாவுச்சத்து, கொழுப்புச் சத்து இரண்டிலுமே இல்லாத ஒன்று புரதச்சத்தில் உள்ளது. அது நைட்ரஜன். இந்த நைட்ரஜன்தான் உடலில் நடக்கும் பல்வேறு வேலைகளில் முக்கியப் பங்கு வகிக்கிறது. அதே நேரத்தில் நைட்ரஜன்

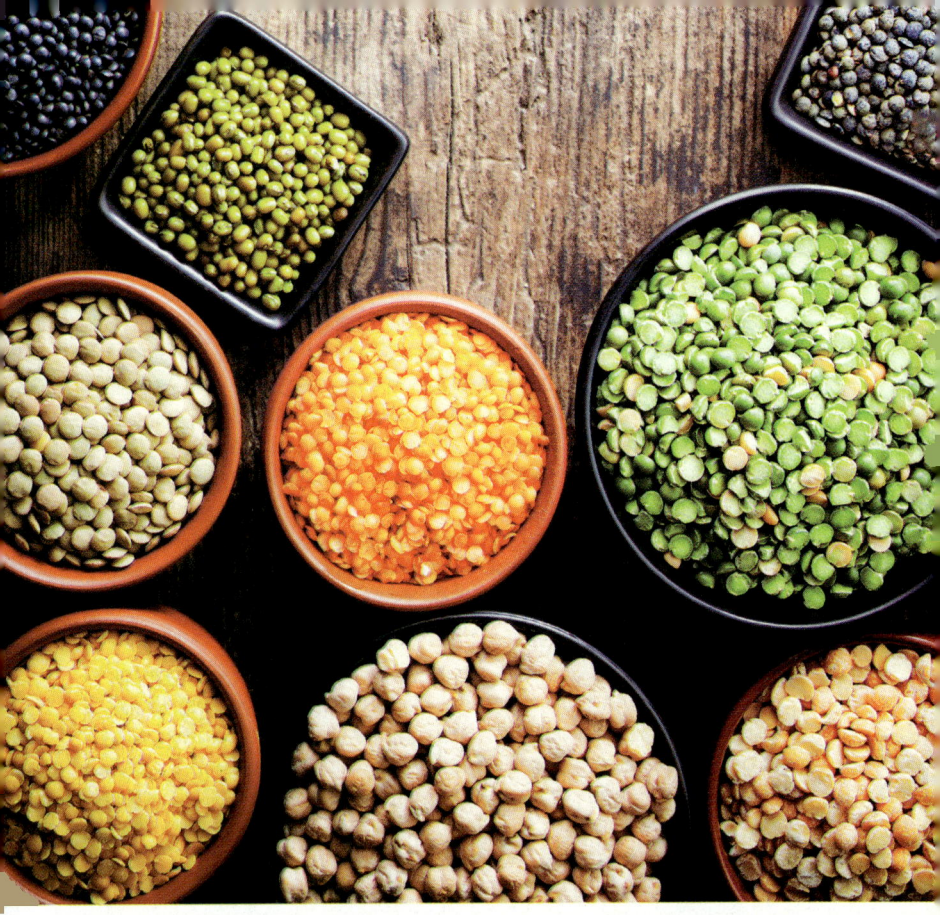

கழிவுகளை நம் உடலிலிருந்து வெளியேற்றியாக வேண்டும். இல்லையென்றால், இதே நைட்ரஜன் சில பிரச்னைகளையும் உருவாக்கும். நீரில் இருக்கக்கூடிய மிகச்சிறிய உயிரினங்கள் முதல் மனிதர்கள் வரை இந்த நைட்ரஜன் கழிவுகளைப் பல்வேறு வகையில் உடலிலிருந்து வெளியேற்றுகிறார்கள். நுண்ணுயிரிகள் நைட்ரஜனை அம்மோனியாவாக வெளியேற்றும். பறவைகள், பல்லிகள் யூரிக் அமிலமாக வெளியேற்றும். பாலூட்டிகளான நாம் யூரியா (Urea) என்னும் உப்பாக மாற்றி வெளியேற்றுகிறோம்.

இந்தச் செயலை நம் உடலில் மேற்கொள்வது கல்லீரலும் சிறுநீரகமும். யூரியாவை உருவாக்குவதில் கல்லீரல் மிக முக்கியப் பங்கு வகிக்கிறது, அதைச் சிறுநீராக மாற்றி உடலை விட்டு வெளியேற்றும் பணியைச் சிறுநீரகம் செய்கிறது. தேவையான அளவு புரதங்களை எடுத்துக்கொண்டால் சிறுநீரகம் தன் வேலையைச் சரியாகச் செய்துவிடும். ஆனால்,

சமச்சீர் உணவு என்றால் என்ன?

- அண்ணா அன்பழகன்

உலகத்திலுள்ள அனைத்து மக்களுக்கும் பொருந்துகின்ற மாதிரி, சமச்சீர் அல்லது பேலன்ஸ்டு டயட் என்று ஒன்று இல்லவே இல்லை. உலக சுகாதார நிறுவனம் 50% மாவுச்சத்து, 20% புரதச்சத்து, 30% கொழுப்புச்சத்து எடுப்பது சமச்சீர் உணவு என்று வரையறை செய்துள்ளது. எந்த நோய்களும் இல்லாத மக்கள் இந்த விகிதத்தில் உணவுகளை எடுத்துக் கொள்ளலாம். ஆனால் வேறு பல பிரச்னைகள் இருப்பவர்களுக்கு இந்த ஃபார்முலா பொருந்தாது. அவரவர் பிரச்னையைப் பொறுத்து சமச்சீர் உணவு விகிதம் மாறுபடும்.

காய்கறி, கீரைகளை அதிகம் எடுத்துக்கொள்ள வேண்டும் என்று கூறுகிறீர்கள். தற்போது நிறைய செயற்கை உரங்கள், பூச்சி மருந்துகள் பயன்படுத்துகிறார்கள். இது ஆபத்தில்லையா?

- கிடையூர் மாணிக்கம்

நீங்கள் கூறியிருக்கும் பூச்சிக்கொல்லி பற்றிய பயம் நியாயம்தான். இதற்கு இரண்டு தீர்வுகள் உண்டு. ஒன்று, நீங்களே மாடித்தோட்டம் அல்லது வீட்டுத் தோட்டம் போட்டு தேவையான குறைந்தபட்ச காய்கறிகளை சுத்தமாக விளைவித்துக்கொள்ள வேண்டும். அல்லது, காய்கறி, கீரைகளை 2-3 முறை நன்றாகத் தண்ணீரில் அலசிப் பயன்படுத்த வேண்டும். நான் கூறிய முதல் விஷயம் எல்லோருக்கும் சாத்தியம் இல்லை என்பதால் இரண்டாவது விஷயத்தைப் பின்பற்றுவது எளிதானது.

எந்த அளவுக்குப் புரதங்களை அதனால் வெளியேற்ற முடியும், அதன் திறன் என்ன என்ற கேள்வியும் எழுகிறது.

ஆரோக்கியமான மனிதனின் உடல் எடையில் ஒவ்வொரு கிலோவுக்கும் ஒரு கிராம் என்ற அளவில் புரதம் தேவை. பெண்களுக்கும் வளரும் குழந்தைகளுக்கும் ஒன்றரை கிராம் வரை தேவை. உடற்பயிற்சி மேற்கொள்பவர்களுக்கு 2 கிராம் வரை தேவை. சிறுநீரகம் குறித்து ஆராய்ச்சிகளின்படி ஆரோக்கியமான ஒரு மனிதரின் சிறுநீரகம், ஒரு கிலோவுக்கு இரண்டரை முதல் மூன்று கிராம் புரதங்களை எளிதாக வெளியேற்றும். கூடுதலாகப் புரதங்கள் தேவைப்படும் விளையாட்டு வீரர்கள் எடுத்துக்கொள்ளும் அளவைவிட இது அதிகம். நாம் சாதாரணமாகச் சாப்பிடும் புரத அளவை விட சுமார் நான்கு மடங்கை சிறுநீரகத்தால் பிராசஸ் செய்ய முடியும். எனவே தேவையான புரத அளவைவிட சற்று அதிகமாக எடுத்தால் அது சிறுநீரகத்தை பாதிக்கும்

என்பதற்கு எந்த ஆதாரமும் கிடையாது. இந்த பயத்தைப் போக்க நிறைய ஆராய்ச்சிகள் நடத்தப்பட்டிருக்கின்றன.

இந்த பயம் எதனால் ஏற்படுகிறது என்று பார்க்கும்போது சில சிறுநீரக நோய்களைப் பற்றித் தெரிந்துகொள்ளும் அவசியம் ஏற்படுகிறது. மேலே குறிப்பிட்ட அனைத்தும் ஓர் ஆரோக்கியமான மனிதரை வைத்துச் சொன்னது. சர்க்கரை நோய், உயர் ரத்த அழுத்தம் முதலியவை பாதித்திருக்கும் நபர்களுக்கு சிறுநீரகத்தில் ஏற்கெனவே பிரச்னை இருக்கும். அதனால்தான் புரதங்களைக் குறைவாக எடுக்குமாறு மருத்துவர்கள் அறிவுறுத்துவார்கள். இல்லையென்றால் ரத்தத்தில் யூரியா, யூரிக் ஆசிட், Creatinine போன்றவற்றின் அளவு அதிகரித்துவிடும்.

சிறுநீரக பாதிப்புள்ளவர்களுக்கு மருத்துவர்கள் சொல்வதை வைத்து, 'ஆரோக்கியமாக உள்ளவர்களும் அதிக புரதங்களை எடுத்துக்கொண்டால் சிறுநீரக பாதிப்பு ஏற்பட்டுவிடும்' என்று தவறாகப் புரிந்துகொள்ளப்படுகிறது. மஞ்சள் காமாலை இருந்தால் எண்ணெய்ப் பதார்த்தங்கள், அசைவம் வேண்டாம் என்று சொல்லுவோம். அதற்காக, அவற்றைச் சாப்பிட்டால் மஞ்சள் காமாலை வந்துவிடும் என்று எடுத்துக்கொள்ள முடியுமா?

இதை இன்னும் எளிதாகப் புரிந்துகொள்ள எளிய உதாரணம் சொல்கிறேன்.

நம் சிறுநீரகம் ஒரு வகையான வடிகட்டி என்று நமக்குத் தெரியும். இதை நம் கிச்சனில் இருக்கக்கூடிய சல்லடையுடன் ஒப்பிடலாம். நம் உடலின் கழிவுகளைச் சிறுநீரகம் வடிகட்டி வெளியேற்றுவதைப்போல நம் கிச்சன் சிங்கிலும் கழிவுநீர் வெளியேறுகிறது. சல்லடை நார்மலாக இருக்கும்வரை அதன் வழியாக எவ்வளவு தண்ணீரை ஊற்றினாலும் எந்த இடரும் இல்லாமல் சென்றுவிடும். சல்லடையில் நிறைய அழுக்குப் படிந்து அதன் ஓட்டைகள் அடைபட்டு இருந்தால், அதில் சிறிதளவு தண்ணீர் ஊற்றினாலும் வெளியேறாது. இதை அப்படியே சிறுநீரகத்தோடு ஒப்பீடு செய்வோம். அழுக்குப் படிந்து சரியாக வேலை செய்யாத சல்லடைதான், நோயால் பாதிப்பட்டிருக்கும் சிறுநீரகங்கள். புரதங்களை வெளியேற்றும் தன்மை அவர்களின் சிறுநீரகங்களுக்கு இருக்காது. இதுபோன்ற சிறுநீரக பாதிப்பு உள்ளவர்கள்

புரதங்களை அதிக அளவில் எடுக்கும்பொழுது யூரியா, Creatinine, யூரிக் ஆசிட் ஆகியவற்றின் அளவு ரத்தத்தில் அதிகமாகி உடலில் பலவித பிரச்னைகளை ஏற்படுத்தும்.

சல்லடை நல்ல நிலையில் இருக்கும்போது எப்படி அனைத்துக் கழிவுகளையும் வெளியேற்றுகிறதோ, அதேபோல ஆரோக்கியமாக இருப்பவர்கள் ஒரு கிலோவுக்கு 2 கிராம் வரை புரதம் எடுத்தாலும் நம் உடல் அதை வெளியேற்றிவிடும். அது எந்தவித சிறுநீரக பாதிப்பையும் ஏற்படுத்தாது.

சர்க்கரை நோய், உடல் பருமன் அல்லது உயர் ரத்த அழுத்தம் இருப்பவர்கள், புரதம் எடுத்துக்கொண்டால் பிரச்னை வருமா என்பதையும் சல்லடையை வைத்தே பார்த்துவிடுவோம். ஒரு சல்லடை அடைக்காமல் இருக்க என்ன செய்வோம்? நன்றாகத் தண்ணீர் ஊற்றி அழுக்கு அடைக்காமல் பார்த்துக்கொள்வோம் அல்லவா? அதேதான் இங்கேயும்... மேற்சொன்ன நோய்களால் நம் உடலின் சல்லடையான சிறுநீரகம் பாதிக்காமல் இருக்க புரதங்களை நன்கு எடுத்துக்கொள்ள வேண்டும்.

மாவுச்சத்துகளைக் குறைத்து புரதங்களை நன்கு சேர்த்துக் கொண்டால் உடல் பருமன் குறையும். அதேபோல சர்க்கரை நோயைக் கட்டுப்படுத்தவும் புரதங்கள் மிக நல்ல உணவு. முன்பே சொல்லியிருக்கிறேன், நாலு இட்லி சாப்பிடுவதற்குப் பதில் இரண்டு இட்லி, இரண்டு முட்டை; நான்கு சப்பாத்தி சாப்பிடும் இடத்தில் இரண்டு சப்பாத்தி, அதனுடன் சுண்டல் வகைகள் அல்லது சில மீன், சிக்கன் துண்டுகள் எடுத்துக்கொண்டால் சர்க்கரை அளவு பாதிக்கும் மேல் குறையும். நம்மூரில் 100 பேர் டயாலிசிஸ் எடுத்துக்கொள்கிறார்கள் என்றால் அதில் 70-80 பேருக்கு சர்க்கரை நோயே காரணமாக இருக்கிறது. சிறுநீரகத்துக்கு முக்கிய எதிரி சர்க்கரை நோய்தான். அதேபோல உயர் ரத்த அழுத்தம் ஏற்படக் காரணமும் உடல் பருமன்தான். *50 சதவிகித சர்க்கரை நோய்க்குக் காரணமும் உடல் பருமன்தான்.*

உண்மையில் நல்ல புரதங்களை எடுத்துக்கொண்டு உடல் பருமன், சர்க்கரை நோய் மற்றும் உயர் ரத்த அழுத்தம் ஆகியவற்றைக் கட்டுக்குள் வைத்தால் சிறுநீரக பாதிப்பு வராமல் உடலைப் பாதுகாக்கலாம்.

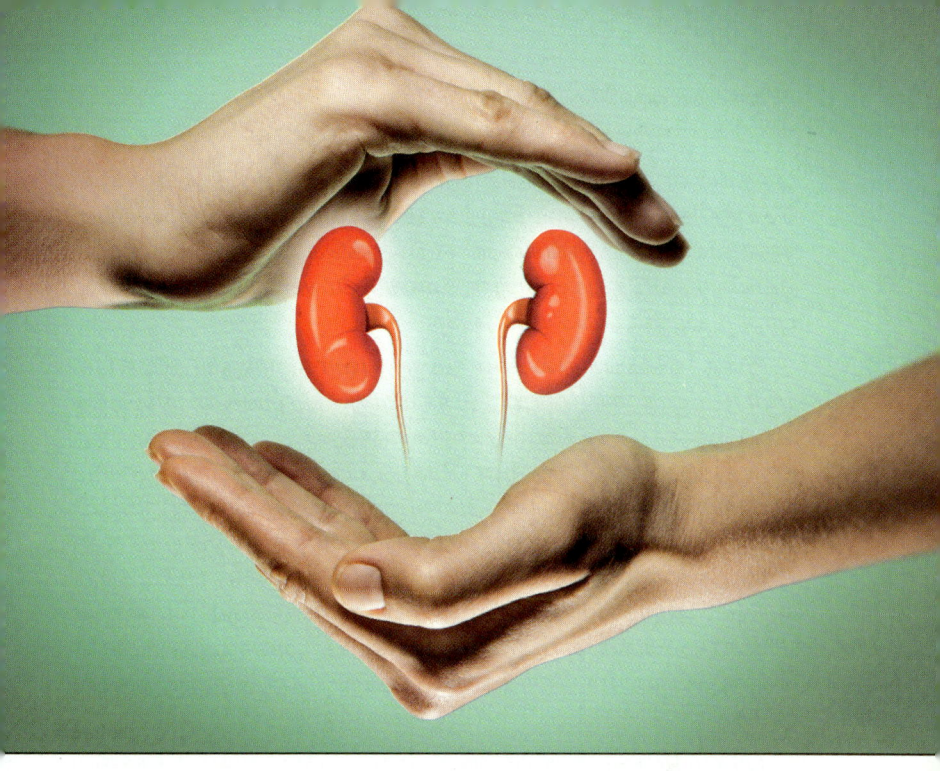

நிறைய சர்க்கரை நோயாளிகளுக்கு ஆரம்பத்தில் சிறுநீர் வழியாகப் புரதக்கசிவு ஏற்படுவதுண்டு. இதை urine microalbumin leakage என்று சொல்லுவோம். அவர்களுக்கு மாவுச்சத்தைக் குறைத்து, புரதங்களை அளித்து, சர்க்கரை அளவைக் கட்டுப்படுத்தும்போது ஆரம்பக்கட்ட சிறுநீரக பாதிப்புகள் ரிவர்ஸ் ஆவதை நாங்கள் பார்த்துள்ளோம். இது எந்த ஒரு மருந்தாலும் சாத்தியமில்லை. சிறுநீரக பாதிப்பால் ஏற்படும் இந்தப் புரதக்கசிவுகூட, நல்ல புரதங்களைக் கொடுக்கும்போது நெகட்டிவ் ஆன நிகழ்வுகளையெல்லாம் பார்த்து நாங்கள் ஆச்சர்யப்பட்டிருக்கிறோம். எனவே, நல்ல ஆரோக்கியமான புரதங்களைப் போதிய அளவில் எடுப்பது உங்களின் சிறுநீரகங்களைப் பாதுகாக்கும்.

மழை பெய்வதால் குடைபிடித்துச் செல்கிறோம். குடைபிடிப்பதால்தான் மழை வருகிறது என்று சொல்வது எவ்வளவு அபத்தமோ, அதுபோன்றதே 'புரதங்களால் சிறுநீரகங்கள் பாதிக்கப்படும்' என்பது. அதே சமயத்தில் சிறுநீரக பாதிப்பு இருப்பவர்கள் புரதங்களை தொடவே கூடாது என்பது தவறு. அவர்களுக்கும் கட்டாயம் ஒரு கிலோ எடைக்கு 0.4 முதல் 0.5 கிராம் புரதம் வரை நல்ல

புரதங்கள் எடுத்துக்கொள்ள வேண்டும். டயாலிசிஸ் செய்துகொள்பவர்கள் சிறுநீரக மருத்துவர் ஆலோசனைப்படி தேவையான புரதங்களை எடுத்துக்கொள்வது அவசியம். குறைவாக எடுத்துக்கொள்ள வேண்டுமே தவிர, அவர்களுக்கும் புரதம் அத்தியாவசியமானதே.

இந்த விஷயத்தில் சில மருத்துவர்களுக்குக் குழப்பம் ஏற்பட ஒரு காரணம் இருக்கிறது. புரதங்கள் நிறைந்த உணவுகள், அசைவ உணவுகளைச் சாப்பிட்டு அடுத்த நாள் ரத்தப் பரிசோதனை செய்து பார்க்கும்போது யூரியா, *Creatinine* ஆகியவற்றின் அளவு சற்று கூடுதலாக இருக்கும். இதைப் பார்த்து மருத்துவர்கள் பயந்துவிடுகிறார்கள். புரதங்கள் நிறைந்த உணவு முறையைக் கடைப்பிடிக்கும் ஒருவர், அசைவம் சாப்பிட்டு மறுநாள் எடுக்கும் டெஸ்டில் 10% கூடுதலாகக் காட்டுவது இயல்பே. அவரிடம் “உங்கள் கிட்னியெல்லாம் போச்சுங்க” என்று பயமுறுத்துவதுதான் தவறு.

புரதம் மிகுந்த உணவுகளை எடுக்கும்போது நம் ரத்தத்தில் யூரியாவின் அளவு தற்காலிகமாக அதிகரிக்கும். அது உணவில் இருக்கக்கூடிய யூரியா மட்டுமே. அசைவம் சாப்பிடும்போது அதிலிருக்கும் *Creatine* என்ற புரதம், சமைக்கும்போது *Creatinine*-ஆக மாறிவிடும். 300-400 கிராம் அசைவம் சாப்பிட்டால் இதன் அளவு 0.2 கிராம் என்ற அளவில் அதிகமாவதற்குக் காரணம் இதுதான். உணவில் இருக்கக்கூடிய இவை வெளியேறும்வரை இந்த அளவு இருக்கும். புரதம் இல்லாத உணவுகளை அடுத்த 12 மணி நேரத்துக்குச் சாப்பிடாமல் இருந்தாலே இந்த அளவு பழைய நிலைக்குத் திரும்பிவிடும். எனவே சிறிதளவு யூரியா மற்றும் கிரியாட்டினின் அதிகமாக இருந்தாலே சிறுநீரக பாதிப்பு ஏற்பட்டுவிட்டது என்று நம்புவதும் தவறு. இது உணவினால் ஏற்படும் தற்காலிக மாற்றம் மட்டுமே. உடனடியாக நார்மல் ஆகிவிடும். இது பயப்பட வேண்டிய விஷயமே கிடையாது.

இதுபோன்ற பயங்களின் காரணமாக 40 அல்லது 50 வயதுக்கு மேல் உள்ள பல நபர்கள் புரதங்கள் பக்கம் போவதே இல்லை. குறிப்பிட்ட வயதுக்கு மேலே புரதங்களை மிகக் குறைவாக எடுத்தால், ஒட்டுமொத்த இறப்பு விகிதம் பல மடங்கு அதிகமாகிறது என்று பல ஆராய்ச்சிகளில்

நிரூபணமாகியுள்ளது. அதனால் அனைவரும் தேவையான புரதங்களை எடுப்பது மிக அவசியம்.

ஒரு பக்கம் புரதம் எடுப்பதற்கு மக்கள் பயந்து கொண்டிருக்கையில், இன்னொரு பக்கம் உடற்பயிற்சி செய்பவர்கள், மிக அதிக அளவு புரோட்டீன் சாப்பிட்டால் தசை கட்டுக்கட்டாக மாறிவிடும் என்று நினைக்கிறார்கள். அதற்காக புரோட்டீன் பவுடர்களை டப்பா டப்பாவாக பல ஆயிரங்கள் செலவு செய்து எடுத்துக்கொள்கிறார்கள்.

இது முற்றிலும் தவறு. கடினமான உடற்பயிற்சியை மேற்கொள்ளும்போது கண்ணுக்குத் தெரியாத தசைநார்கள் சேதமாகும். இந்த சேதமும் அதனால் ஏற்பட்ட காயமும் ஆறும்போது தசைகள் பெரிதாகும். இதை *Muscle Hypertrophy* என்று சொல்வோம். இதைத்தான் நாம் தசைக்கூடுதல் என்று சொல்கிறோம். இந்த டேமேஜ் ஏற்பட்டு ரிப்பேராகும் பிராசஸுக்குத் தேவையான அளவு புரதங்கள் நமக்கு அவசியம். எனவே நல்ல உடற்பயிற்சிகள் செய்து தேவையான அளவு புரதங்கள்... அதாவது ஒரு கிலோவுக்கு 2 கிராம் புரதம் என்ற அளவில் எடுத்துக்கொண்டாலே தசைகள் கூடும். ஆனால் தசை கூடுவதற்கு முக்கியமான காரணம் இந்தப் புரதங்கள்தானா என்றால், கிடையாது.

தசைகள் கூடுவதற்கு முக்கியமான காரணம் உடற்பயிற்சிகள்தான். புரதங்கள் இதற்கு சப்போர்ட் மட்டுமே செய்யும். எந்த உடற்பயிற்சியும் செய்யாமல் வெறும் புரதங்களை மட்டும் எடுத்துக்கொண்டு இருந்தால் அவை யூரியாவாக மாறி சிறுநீரில்தான் வெளியேறும். கட்டட வேலை போன்ற கடினமான வேலை செய்யும் நபர்களைப் பாருங்கள். எந்தவித பிரத்யேகப் புரத உணவும் சாப்பிடாமலேயே அவர்களுக்கு தசைகள் கட்டுக்கட்டாக இருக்கும். காரணம் அவர்களது கடின உடல் உழைப்புதான்.

ஆரோக்கியமான புரதங்களைத் தேவைக்கு ஏற்ப தாராளமாக எடுத்துக்கொள்ளுங்கள். சிறுநீரகப் பிரச்னைகள் உட்பட பல நோய்களைத் தடுக்கும் மிகப்பெரும் வல்லமையே அதற்கு உண்டு.

15

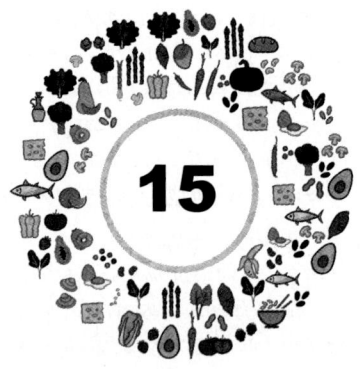

புரதங்கள் பற்றி இரண்டு அத்தியாயங்களில் பார்த்தோம். அசைவம் சாப்பிடுபவர்களுக்குக் கோழிக்கறி பிரதான உணவு. கோழிக்கறி என்றாலே ஒரு கேள்வி நமக்கு முன் வந்து நிற்கும். பிராய்லர் கோழி நல்லதா, கெட்டதா? “பிராய்லர் கோழி மிகவும் மோசமானது. ஹார்மோன் ஊசி போட்டு வளரவைக்கிறார்கள்” என்று சிலர் சொல்கிறார்கள். இன்னொரு பக்கம் சிக்கன் மூலம் செய்யப்படும் பிரியாணி, ஷவர்மா, கிரில் சிக்கன் கடைகளில் மக்கள் கூட்டம் அலை மோதுகிறது. உண்மை என்ன?

என் சமூகவலைதளப் பக்கங்களில் பிராய்லர் சிக்கன் குறித்து ஒரு கருத்துக்கணிப்பு நடத்தினேன். நூற்றுக்கு 40 பேர், ‘சிக்கன் நல்லதல்ல, அதனாலேயே நாங்கள் பிராய்லர் சிக்கன் சாப்பிடுவதில்லை’ என்று கூறியிருந்தார்கள். 25 பேர், ‘விலை குறைவாக இருப்பதால் சாப்பிடுகிறேன். ஆனால் அது நல்லதல்ல என்ற சந்தேகம் எனக்கும் இருக்கிறது’ என்றனர். இன்னொரு 25 சதவிகித மக்கள் இதை சுவைக்காக உண்பதாகக் கூறினர். மீதமுள்ள 10 சதவிகித மக்கள் ‘இது ஆரோக்கியமானதுதான். இதைப் புரதத்திற்காகவே

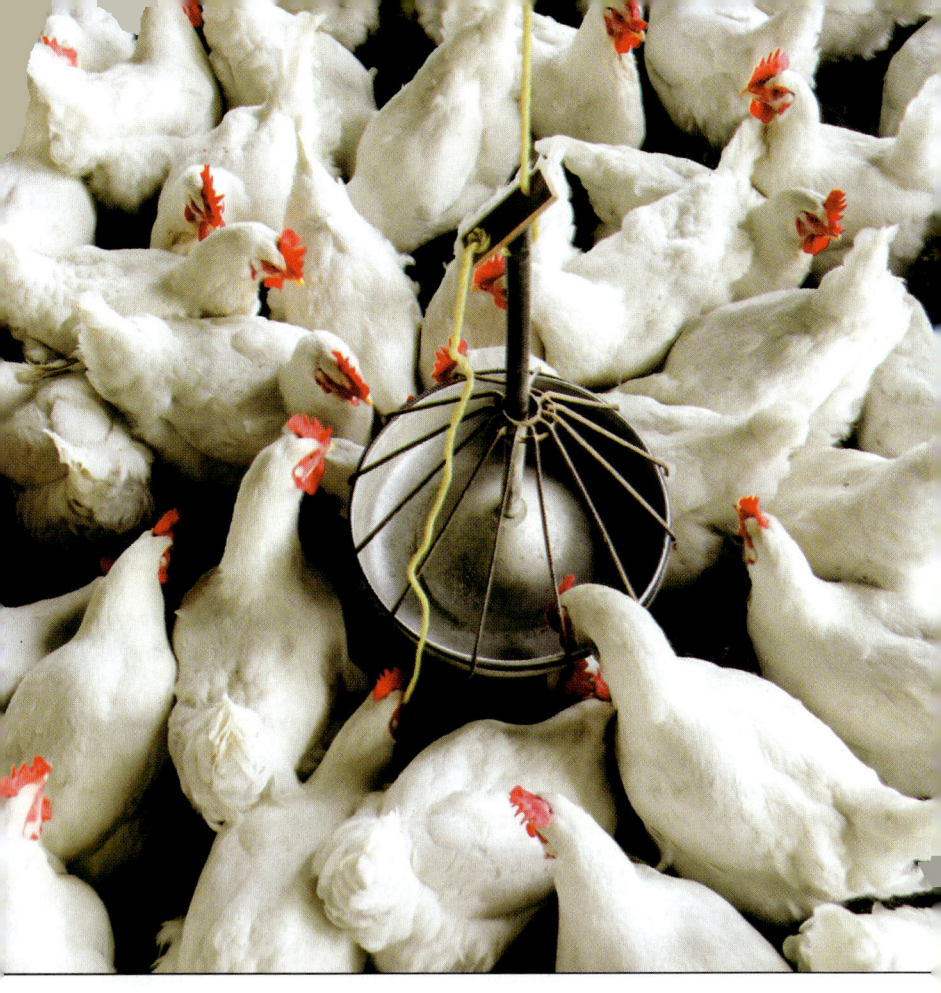

எடுத்துக்கொள்கிறேன்' என்று கூறினர். எந்த அளவுக்கு மாறுபட்ட கருத்து நம் மக்களிடம் இருக்கிறது பாருங்கள்.

உண்மையில் பிராய்லர் கோழி நல்லதா கெட்டதா, அதன் வரலாறு என்ன, புரதத்துக்காக அதை எடுத்துக்கொள்ளலாமா, அதைத் தாண்டி அதில் என்ன சத்துகளெல்லாம் உள்ளன என்பதை விரிவாகப் பார்க்கலாம்.

பிராய்லர் முறை எப்போது தொடங்கியது என்பதிலிருந்து இதை ஆரம்பிக்கலாம். அந்தக் காலத்தில் கோழிகள் வீட்டில் மனிதர்களோடு வளர்ந்தன. கால்போன போக்கில் காடுமேடுகளில் உணவைத் தேடித் தின்றன. தேவை ஏற்படும்போது மக்கள் அதை உணவாக்கிக்கொண்டார்கள். நிறைய பேர் சிக்கன் சாப்பிட விரும்பியபோது அதைப் பண்ணைகளில் வளர்க்க ஆரம்பித்தனர்.

Intermediate diet பற்றி எழுதினால் பயனுள்ளதாக இருக்கும். சர்க்கரை நோயாளிகள் பின்பற்றலாமா?

– காந்தி மணிபாலன்

Intermittent fasting எனப்படும் விரதமுறை எல்லா வகையான சர்க்கரை நோயாளிகளுக்கும் பயன்படாது. உடல் பருமனுடன் இருக்கும் சர்க்கரை நோயாளிகளுக்கு மிகவும் உகந்ததாக இருக்கும். அதுவும் அவர்கள் விரதம் இருக்கும் நேரம் போக, மற்ற நேரத்தில் என்ன சாப்பிடுகிறார்கள் என்பது முக்கியம். ஏற்கெனவே நான் கூறியுள்ளவாறு மாவுச்சத்து குறைந்த உணவுகளை எடுப்பது சரியான பயன்களைக் கொடுக்கும். அதேசமயத்தில் உடல் எடை குறைவான சர்க்கரை நோயாளிகளுக்கு விரதமுறை பெரிதாகப் பயன் தராது. அப்படியே எடுக்க விருப்பப்பட்டால் ஒரு நாளைக்குத் தேவையான அனைத்து கலோரிகளும் இரண்டு வேளை உணவில் கிடைக்கும்படி அளந்து உணவை எடுக்க வேண்டும்.

இரவில் கீரை, தயிர், மீன் சாப்பிடக்கூடாது. அதுபோல பகலானாலும் ஊறுகாய், கருவாடு சாப்பிடக்கூடாது என்று சொல்கிறார்களே, இது சரியா?

– அ.யாழினி பர்வதம்

அந்தக் காலத்தில் இரவில் விளக்குகள் இல்லாத சமயத்தில் வீட்டின் அருகிலுள்ள கீரையைப் பறிக்க நாம் சென்றால், இருட்டில் விஷத்தன்மையுள்ள செடிகளைக் கீரை என்று நினைத்துப் பறித்துக்கொண்டுவந்து சாப்பிட வாய்ப்பு இருந்தது. அதனால் சுருக்கமாக 'கீரையை இரவில் சாப்பிட வேண்டாம்' என்று சொன்னார்கள். இப்போதும் இரவு கீரையைச் சாப்பிட்டால் ஜீரணம் ஆகாது என்று நினைப்பது தவறு. இரவில் மீன் சாப்பிடக்கூடாது, தயிர் சாப்பிடக்கூடாது, பகலில் கருவாடு சாப்பிடக்கூடாது என்றெல்லாம் சொல்லப்படும் விஷயங்களுக்கு வேறு ஏதாவது நடைமுறைக் காரணங்கள் இருந்திருக்கலாம். அவை உடலுக்கு ஒவ்வாது என்பது அறிவியல்பூர்வமான கூற்று இல்லை. இரவில் சென்னை மெரினா பீச்சில் மீன் சாப்பிடும் கூட்டத்தைப் பாருங்கள். அவர்களெல்லாம் நன்றாகத்தான் இருக்கிறார்கள்.

முதன்முதலில் 1975-களில் பிராய்லர் கோழிகள் புழக்கத்தில் வந்தன. கோழிகளில் பல்வேறு ரகங்கள் இருந்தாலும் பிராய்லர் கோழிகள் சீக்கிரம் வளர்ந்து நல்ல எடை மற்றும் சுவையைக் கொடுப்பதால் அதையே தேர்வு செய்து வளர்த்தார்கள். தொடக்கத்தில் ஒரு கோழி வளர்ந்து உணவாக மாறக்கூடிய தன்மையை அடைவதற்கு 60-70 நாள்கள் வரை ஆனது. இப்போது அதன் வளர்ப்புக்காலம் வெறும் 40 நாள்கள் மட்டுமே. பிராய்லர் கோழி வளர்ப்பில் உலகின் நான்காவது பெரிய நாடாக இருக்கிறது இந்தியா.

38 லட்சம் டன் கோழிக்கறி இங்கு வருடம்தோறும் உற்பத்தி செய்யப்படுவதாகச் சொல்கிறார்கள். இதில் நிறைய சத்துகள் இருக்கின்றன என்று ஒரு பக்கம் சொன்னாலும், 'இதைச் சாப்பிடுவதால்தான் பெண் குழந்தைகள் சீக்கிரம் பருவமடைகிறார்கள், மகளிருக்கு PCOD, குழந்தையின்மை போன்ற பிரச்னைகள் ஏற்படுகின்றன' எனப் பலர் சொல்கிறார்கள்.

இதுபற்றியெல்லாம் அலசுவதற்கு முன்பாக பிராய்லர் கோழிக்கறியில் உள்ள சத்துகளைப் பார்த்துவிடுவோம். 100 கிராம் கோழிக்கறியில் சுமார் 27-30 கிராம் வரை உயர்தரப் புரதங்கள் உள்ளன. அதாவது 9 முக்கியமான அமினோ அமிலங்கள் கோழிக்கறியில் இருக்கின்றன. இக்கறியில் கொழுப்பு அதிகமாக இருக்கிறது என நிறைய பேர் நினைக்கிறார்கள். அது தவறு. 100 கிராமில் வெறும் 14 கிராம் மட்டுமே கொழுப்பு உள்ளது. அதுவும் தோலோடு சேர்த்து சாப்பிட்டால்தான். தோலை நீக்கிய கோழிக்கறியில் 34 கிராம் புரதங்களும் 3 கிராம் கொழுப்பும் மட்டுமே உள்ளன.

ஒரு மனிதனுக்கு ஒரு நாளைக்குத் தேவைப்படும் சுமார் 60 கிராம் புரதம் பிராய்லர் கோழி மூலமாகக் கிடைக்க வேண்டுமென்றால் 200 கிராம் எடுத்துக்கொண்டால் போதும். 1 கிலோ பிராய்லர் சிக்கன் 200 ரூபாய் என வைத்துக்கொண்டாலும் ஒரு நபரின் புரதத்தேவைக்கு ஆகும் செலவு வெறும் 40 ரூபாய்.

எனவே பிராய்லர் கோழிபோல புரதங்களை அளிக்கக்கூடிய உணவுகள் வேறெதுவும் இல்லை. முட்டையேகூட சற்று விலை அதிகம்தான். ஏன், பருப்பு, பயறு வகைகளைவிட மிகக் குறைந்த விலையில் பிராய்லர் கோழியில் புரதம் கிடைக்கிறது. அதேநேரம், தரம் அதிகமாக உள்ள உணவாகவும் இதைச் சொல்லலாம். பாரா ஒலிம்பிக்கில் பதக்கம் வென்ற மாரியப்பன் தங்கவேலு, தனக்கு தினசரி தேவைப்படும் சத்துகளைக் கோழிக்கறி மூலமாகவே எடுத்துக்கொண்டதாகப் பேட்டி ஒன்றில் சொன்னார். நான் ஏற்கெனவே சொன்னதைப்போல பல ஆயிரம் செலவு செய்து வாங்கும் புரோட்டீன் பவுடர்களைவிட விலை மலிவான, மிக உயரிய புரதங்களைக் கோழிக்கறி

அளிக்கிறது. அதனால்தான் இதைப்பற்றி நாம் மீண்டும் மீண்டும் பேசவேண்டியுள்ளது.

முக்கியமான விஷயத்தை இந்த இடத்தில் பதிவு செய்ய விரும்புகிறேன். இணையத்தில் ஏதோ நான்கு விஷயங்களைப் படித்து மட்டும் நான் இந்தக் கட்டுரையை எழுதவில்லை. கால்நடை மருத்துவர்கள், கோழிப் பண்ணை உரிமை யாளர்கள் பலரிடமும் இதுகுறித்து நன்கு பேசி ஆய்வு செய்த பிறகே எழுதுகிறேன். பண்ணை உரிமையாளர்கள் பணம் கொடுத்துதான் இதை எழுதச் சொல்கிறார்கள் என்றுகூட சிலர் குற்றம் சாட்டலாம். நான் அந்த நிலை யிலெல்லாம் இல்லை. ஓர் ஆரோக்கியமான உணவு பற்றி மக்களிடையே நிலவிவரும் பயம், வதந்திகள் ஆகியவற்றை அறிவியல்பூர்வமாக அலசாமல் இந்தக் கட்டுரைத் தொடர் முழுமை பெறாது என்பதால்தான் இந்தச் சர்ச்சைக்குரிய விஷயத்தைக் கையில் எடுத்து அலசியிருக்கிறேன்.

பிராய்லர் கோழிகள் ஹார்மோன் ஊசிபோட்டு வளர்க்கப்படுகின்றன. அதனால்தான் அவை வேகமாக வளர்கின்றன என்பது ஒரு பிரதான குற்றச்சாட்டு. உண்மையில் கோழிகளுக்கு ஊசிகள் போடப்படுகின்றனவா என்றால், கண்டிப்பாகப் போடப்படுகின்றன. ஆனால் என்ன ஊசி என்பதில்தான் விஷயமே உள்ளது. ஒரு கோழி வளர்வதற்குள் 5 ஊசிகள் போடப்படும். ஆனால், அவை வெறும் தடுப்பூசிகள் மட்டுமே. குழந்தைகளுக்கு நோய்கள் வராமல் தடுக்க நாம் தடுப்பூசி போடுவதைப் போல கோழிகளைத் தாக்கக்கூடிய Ranikhet, Flu போன்ற நோய்களைத் தடுக்கத் தடுப்பூசிகளைப் போடுகிறார்கள். பண்ணையில் ஒரு கோழிக்கு நோய் ஏற்பட்டாலும், அங்கு இருக்கும் ஆயிரக்கணக்கான கோழிகளும் பாதிக்கப்படும். அதைத் தவிர்க்கவே தடுப்பூசி போடுகிறார்கள்.

சில தடுப்பு மருந்துகளைச் சொட்டு மருந்தாகவும் கொடுக்கிறார்கள். இதில் மக்களுக்குத் தெரியாத இன்னொரு முக்கிய விஷயமும் உள்ளது. பிராய்லர் கோழிக்குப் பதில் நிறைய பேர் கடைகளில் நாட்டுக்கோழி வாங்குவதுண்டு. தங்கள் சொந்தப் பயன்பாட்டுக்காக வீட்டிலேயே வளர்க்கப்படும் நாட்டுக்கோழிகள் வேண்டுமானால் இயற்கை முறையில் மேய்ந்து ஆரோக்கியமாக வளரலாம்.

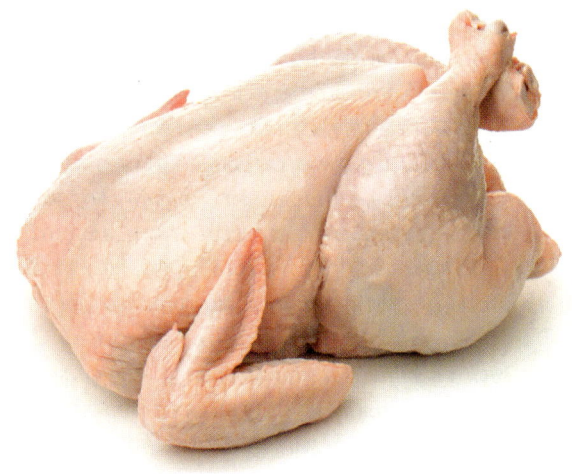

ஆனால் கடைகளில் வாங்கும் நாட்டுக்கோழிகள் அனைத்துக்கும் பண்ணைகளில் அனைத்துத் தடுப்பூசிகளும் செலுத்தப்படுகின்றன. நிறைய கால்நடை மருத்துவர்கள் என்னிடம் பகிர்ந்த விஷயம் இது.

எனில், கோழிகளுக்கு ஹார்மோன் தடுப்பூசி போடப்படுவதே இல்லையா, ஹார்மோன் செலுத்தி ஓர் உயிரை வளர்க்க முடியுமா என்ற கேள்விகளுக்கான விடையை முதலில் பார்த்துவிடுவோம். வளர்ச்சிக்குரிய ஹார்மோன்களைக் கொண்டு உடலை வளர்க்க வேண்டும் என்றால் உயரத்தை மட்டுமே அதிகப்படுத்த முடியும். உயரக்குறைபாட்டால் பாதிக்கப்பட்டவர்களுக்கு *Growth* ஹார்மோன் ஊசிகளை குறிப்பிட்ட வயதில் செலுத்துவார்கள். ஆனால் அதே ஊசியைக் கோழிகளுக்கும் செலுத்த வேண்டுமென்றால் ஒரு நாளைக்கு *2* முதல் *4* முறை போட வேண்டும். இந்த ஊசிகளின் விலை மிக அதிகம். இதை *40* நாள்களுக்கு தினமும் செலுத்தினால் *20,000* ரூபாய்க்கு மேல் செலவாகும். இருபதாயிரம் ரூபாய் செலவு செய்து வளர்க்கப்பட்ட ஒரு கோழியின் கறியை கிலோ *150* ரூபாய்க்கு விற்பது சாத்தியமா?

ஹார்மோன் இல்லாமல் ஸ்டீராய்டு ஹார்மோன்களைச் செலுத்த முடியுமா என்றால் அதற்கும் வாய்ப்பில்லை.

'Anabolic steroids' என்று சொல்லப்படும் மருந்துகள் சில புழக்கத்தில் இருந்தாலும் அவற்றின் விலை மிக அதிகம். அவற்றால் ஏற்படும் பயனும் மிகக்குறைவு. மேலும் இவ்வளவு செலவழித்து இந்த ஹார்மோன்கள் மற்றும் ஸ்டீராய்டுகளைக் கோழிகளுக்குச் செலுத்தினால் உண்மையிலேயே அவை வேகமாகவும் பெரிதாகவும் வளர்கின்றனவா என்று ஆராய்ச்சிகளும் நடத்தப்பட்டன. அந்த ஆராய்ச்சிகளில் ஏமாற்றம்தான் மிஞ்சியது. உடல் எடையிலும் வளரும் காலத்திலும் எந்த வித மாற்றமும் இந்த ஹார்மோன்கள் கொடுப்பதில்லை என்றுதான் உண்மையில் ஆராய்ச்சிகள் சொல்கின்றன. எனவே, ஹார்மோன் ஊசி போட்டுக் கோழிகள் வளர்க்கப்படுகின்றன என்று கூறுவது அறிவியல் தெரியாமல் வைக்கப்படும் அபத்தமான வாதம். இதற்கான தரவுகளை நீங்களே பற்பல ஆராய்ச்சிக் கட்டுரைகளில் இணையத்தில் காணலாம்.

'ஊசி போடப்படுகிறது. ஆனால் அது தடுப்பூசி என்கிறீர்கள். ஹார்மோன் ஊசி இல்லை என்றும் சொல்கிறீர்கள். இருந்தும் அந்தக் கோழி வேகமாக வளர்வது ஏன்?' என்று நீங்கள் கேட்கலாம். இதற்கு மூன்று காரணங்கள் உண்டு. ஒன்று அந்தக் கோழியின் Breed. நாட்டுக் கோழி வளர்வதற்கு மூன்று மாதங்கள்வரை ஆகும். பிராய்லர் கோழி முதன்முதலில் பண்ணைகளில் வளர்க்கப்பட்டதே அதன் வேகமான வளர்ச்சிக்காகத்தான். எப்படி மாடுகளில் குறிப்பிட்ட இனம் மட்டும் அதிக பாலைக் கொடுக்கிறதோ, குறிப்பிட்ட அரிசி வகை அதிக விளைச்சல் தருகிறதோ அதேபோலத்தான் இதுவும். எனவே பிராய்லர் கோழிகள் விரைவாக வளரும் தன்மை பெற்றவை என்பது முதல் காரணம். தொடக்கத்தில் 60-70 நாள்கள்வரை வளர்ந்த அவை தற்போது 45 நாள்களிலேயே முழு வளர்ச்சியை எட்டிவிடுகின்றன. காரணம், அது வளரும் சூழ்நிலை, கொடுக்கப்படும் உணவு. இதை Controlled environment என்று கூறுவார்கள். அதாவது பண்ணையின் தட்பவெட்ப நிலை, காற்றில் உள்ள ஈரப்பதத்தின் அளவு தொடங்கி அவை வளர்வதற்கு சாதகமாகவே அனைத்தும் முடிவு செய்யப்படுகின்றன. அதேபோல கோழிகளுக்குக் கொடுக்கக்கூடிய தீவனங்களைப் பார்த்தால், நம் குழந்தைகளுக்குக்கூட இப்படிக் கணக்கிட்டு உணவளிக்க மாட்டோம். அந்த அளவுக்கு இந்த உணவில்

புரதம், மாவுச்சத்து, கொழுப்பு தொடங்கி நுண்சத்துகளின் அளவுவரை இவ்வளவுதான் இருக்க வேண்டும் எனச் சிறந்த முறையில் உருவாக்கியிருக்கிறார்கள் கால்நடை ஆராய்ச்சியாளர்கள்.

'அப்படியென்றால் பெண் குழந்தைகள் சிலர் குறைந்த வயதிலேயே பருவமடைகிறார்களே... அதற்கும் பிராய்லர் சிக்கனுக்கும் சம்பந்தமில்லையா' என்று நீங்கள் கேட்கலாம். உலகம் முழுக்கவே பூப்படையும் வயது கடந்த நூறாண்டுகளில் 2-4 ஆண்டுகள் வரை சராசரியாகக் குறைந்துள்ளது. நிறைய ஆராய்ச்சிகளில் இது நிரூபணமாகியுள்ளது. இந்த மாற்றம் பிராய்லர் கோழிகள் வருவதற்கு முன்பாகவே, அதாவது 1900-ங்களில் இருந்தே நிகழ்ந்துவருகிறது. மேலும் சைவர்கள், அசைவர்கள் என இரு தரப்பினருக்கும் இந்த மாற்றம் ஏற்பட்டுள்ளது. கோழிக்கறி இதற்கான காரணமாக இருந்தால் அதைச் சாப்பிடாத சைவ உணவுக்காரர்களின் பூப்படையும் வயது எப்படிக் குறைந்திருக்கும்?

பூப்பெய்தும் வயது குறைந்ததற்கான காரணம், நம் வாழ்க்கைத் தர முன்னேற்றம்தான் என்பது என் கருத்து. 1960-70களில் நம் வாழ்க்கையைப் பசியும் பட்டினியும் சூழ்ந்திருந்தது. தற்போதிருக்கும் அளவுக்கு உணவு உற்பத்தி இல்லை. இன்று அனைவருக்கும் சத்துள்ள உணவு கிடைக்கிறது, வாழ்க்கைத் தரம் உயர்ந்துள்ளது. புரதங்கள் நிறைந்த சத்துள்ள உணவுகளை எடுத்துக்கொள்ளும்போது சராசரி பூப்பெய்தும் வயது குறைகிறது.

சீக்கிரம் பூப்பெய்துவதற்குக் கூறப்படும் மற்றொரு காரணம் உடல் பருமன். மாவுச்சத்து நிறைந்த ஸ்நாக்ஸ் உணவுகள், இனிப்புகள், அதிக அளவு சாதம், இட்லி, தோசை போன்றவை சாப்பிட்டு உடல் பருமன் ஏற்படும்போது பெண்களுக்கு கொழுப்பில் இருந்து Extragonadal Estrogen ஹார்மோன் உற்பத்தியாகி ஹார்மோன் குளறுபடிகள் ஏற்பட்டுப் பூப்பெய்தும் தன்மையை விரைவில் கொடுக்கிறது என்பதுதான் உண்மை. பெண்கள் சீக்கிரமாகப் பூப்படைவதற்கு மாறியுள்ள உணவுமுறை காரணமே தவிர, குறிப்பிட்ட உணவு மீது குற்றம் சாட்டுவது தவறு. அதேபோல பெண்களுக்கு PCOD, மாதவிடாய்க் கோளாறுகள் ஏற்பட்டால் அதற்கும் இந்தக் கோழிகள்மீதே குற்றம் சாட்டுவதும் தவறு.

PCOD-க்கு முக்கிய காரணம் உடலின் இன்சுலின் எதிர்ப்புத் தன்மை. உடல் பருமன், மாவுச்சத்து உணவு ஆகியவற்றைக் குறைத்து, தரமான புரதங்கள் மற்றும் மாவுச்சத்துகளைச் சாப்பிட்டால் PCOD காணாமல்போய்விடும்.

இந்தப் பிரச்னைகள் இருக்கும் நிறைய பெண்களுக்கு நான் சிகிச்சை அளித்துள்ளேன். கோழிக்கறி போன்ற உணவுகளை பயந்து அவர்கள் சாப்பிடாமல் இருந்தபோது மீண்டும் சாப்பிடவைத்து மாவுச்சத்தைக் குறைத்தேன். பல வருடங்கள் ஹார்மோன் பிரச்னையுடன் தவித்த பெண்கள், மிகக் குறுகிய காலத்திலேயே குணமாகினர். கோழிக்கறி, முட்டை போன்றவற்றை பயத்தால் தவிர்த்து, எட்டு வருடம் பத்து வருடம் கர்ப்பம் தரிக்க முடியாமல் இருந்த பல பெண்கள், இந்த ஆரோக்கியமான புரத உணவுகளைச் சாப்பிட்டு மாவுச்சத்தைக் குறைத்து ஐந்தாறு மாதங்களில் குழந்தைப்பேறு அடைந்த கதைகள் ஏராளம்.

எனில், 'இந்தக் கோழிகள் தட்டில் வைத்துக் கும்பிடும் அளவுக்கு அப்பழுக்கற்ற உணவா' என்று கேட்டால், அதுவும் இல்லை. கோழிகளுக்கு நோய்கள் தாக்கிவிடக்கூடாது என்பதற்காக அதன் தீவனங்களில் Antibiotics மிக அதிக அளவில் பயன்படுத்துகிறார்கள் என்ற குற்றச்சாட்டு உள்ளது. இவற்றில் Tetracycline, colistin போன்றவை மிகவும் சக்திவாய்ந்தவை. மிகத்தீவிர சிகிச்சையின் கடைசிக்கட்டத்தில் கொடுக்கப்படுபவை இவை. இவற்றைத் தீவனத்தில் கலந்து கோழிகளுக்குக் கொடுப்பது, சாப்பிடுபவர்களுக்கு மட்டும் பிரச்னையில்லை. மொத்தச் சமூகத்துக்குமே பிரச்னை. ஆன்ட்டிபயாட்டிக் பயன்படுத்திய அந்தக் கோழிக்கறியைச் சாப்பிடுவதால் நேரடிப் பிரச்னை நமக்கு ஏற்படுவது இல்லை. ஏனென்றால் Antibiotic மருந்துகள் கோழியின் உடலிலிருந்து 24 மணி நேரத்திற்குள்ளாகவே வெளியேறிவிடும். அதை நாம் சமைத்துச் சாப்பிடும்போது அதன் சுவடுகள் மிகக் குறைவாகவே இருக்கும். அதன் தன்மையும் மாறுபட்டுவிடும். ஆனால், இப்படி Antibiotics-ஐ கண்டபடி உபயோகிக்கும்போது இதனால் பாதிப்பாகாத வகையில் Antibiotic resistant பாக்டீரியாக்கள் உருவாகும். இவை நம் தண்ணீரில், மண்ணில் கலந்து, மீண்டும் அந்த பாக்டீரியாக்கள் மனிதர்களுக்குத் தொற்று

ஏற்படுத்தும்பொழுது, சாதாரண மருந்துகள் கொடுத்து அவற்றுக்கு சிகிச்சை அளிக்க முடியாது. இதனால் ஒவ்வொரு நோய்க்கும் ஒரு படி மேலான மருந்துகளே பயன்படுத்தும் நிலை உருவாகியுள்ளது. இதற்கான முக்கிய காரணமாக கணக்கற்ற *Antibiotic* பயன்பாடு இருப்பதால் குறிப்பிட்ட வகைகளைத் தடைசெய்ய அரசு வலியுறுத்திவருகிறது. அதைப் பண்ணை உரிமையாளர்கள் கடைப்பிடிக்கிறார்களா என்பதைக் கண்காணிக்கும் பொறுப்பு அரசுக்கு இருக்கிறது.

மேலும், கோழிகள் வளர்க்கப்படும்போது அவை நடந்தால்கூட எடை குறைந்துவிடும் என்பதால் அவற்றை நகரக்கூட விடுவதில்லை என்ற குற்றச்சாட்டும் முன்வைக்கப்படுகிறது. இதனால் கறியை உண்பவர்களுக்கு எந்த பாதிப்பும் கிடையாது என்றாலும், அவற்றைக் கொஞ்சமேனும் மேயவிட்டால் ஒமேகா-3 போன்ற சத்துகள் அதிகரித்துத் தரமும் கூடும் என்று சிலர் சொல்கிறார்கள். தற்போது *Antibiotic Free* என்ற வகை பிராய்லர் கோழிகள் வந்துள்ளன. அதேபோல ஃப்ரீ ரேஞ்ச் சிக்கன் என்ற பெயரில் கோழிகளை மேயவிடுவதும் தொடங்கியுள்ளது.

குறைந்த விலையில் ஒரு குடும்பத்திற்குத் தேவையான மொத்தப் புரதத்தை ஒரே வேளையில் தரக்கூடிய உணவு பிராய்லர் கோழிக் கறி. அதைப்பற்றிய வதந்திகள் பெரும்பாலும் அறிவியலுக்கு அப்பாற்பட்டவையே. அதேநேரத்தில் சில இடங்களில் தவறான செயல்பாடுகள் இருக்கவே செய்கின்றன. அவற்றைக் கண்காணித்து சரிசெய்ய வேண்டிய பொறுப்பு கால்நடை மருத்துவர்கள், பண்ணை உரிமையாளர்கள் மற்றும் அரசுக்கு இருக்கிறது. அதையும் சரி செய்து இன்னும் ஆரோக்கியமான புரதங்கள் நிறைந்த உணவுகளை மக்களுக்குத் தருவார்கள் என்று நம்புகிறேன்.

மாவுச்சத்து, சர்க்கரை, புரதம் பற்றி நிறைய பேசிவிட்டோம். இப்போது அதிக குழப்பங்கள் கொண்ட கொழுப்பு உணவுகளைப் பற்றிப் பேசலாம். கொழுப்பு என்றாலே உடல் எடையை அதிகரிக்கும், மாரடைப்பை ஏற்படுத்தும் என்பதே நிறைய பேரின் எண்ணம். அதனால் கொழுப்பைத் தீண்டத்தகாத பொருளாகவே பார்க்கிறார்கள்.

உடல் பருமனாக இருப்பவர்கள் உடலில், குறிப்பாக வயிற்றுப் பகுதியில் கொழுப்பு இருப்பது தெரிகிறது. அதேபோல மாரடைப்பு ஏற்பட்டால் ரத்தக்குழாயில் கொழுப்பு படிந்திருப்பதாக மருத்துவர்கள் சொல்கிறார்கள். எந்தப் பிரச்னைக்கு மருத்துவர்களிடம் சென்றாலும், ‘எண்ணெயையும் அசைவத்தையும் குறைத்துக்கொள்ளுங்கள்’ என்கிறார்கள். பெரியவர்களுக்குக் கொடுக்கப்படும் உணவு பற்றிய அறிவுரைகள் பெரும்பாலும் ‘கொழுப்பைக் குறைத்துக்கொள்ளுங்கள்’ என்பதாகவே இருக்கிறது. அந்த அளவுக்கு மக்களுக்குக் கொழுப்பு பற்றி பயம் இருக்கிறது.

நவீன உணவுச்சந்தையில் ஜீரோ கொலஸ்ட்ரால் உணவுகள், லோ ஃபேட் உணவுகள், கொழுப்பு நீக்கப்பட்ட பால், கொழுப்பு நீக்கப்பட்ட இறைச்சி, எண்ணெய் இல்லாமல் பயப்படுத்தக்கூடிய Non-Stick தவா என எங்கு பார்த்தாலும் கொழுப்புக்கு எதிரான செயல்பாடுகள். இன்னொரு பக்கம், 'வெங்காயம், பூண்டு சாப்பிடுங்கள், மாதுளை சாப்பிடுங்கள்... இவை ரத்தத்தில் உள்ள கொழுப்பைக் குறைக்கும்' என்பது போன்ற அறிவுரைகள். இவை அனைத்தையும் வைத்துப் பார்க்கும்போது கொழுப்பு ஒரு தீண்டத்தகாத பொருள். அது நம் உணவில் எப்படியோ கலந்துவிட்டது என்பதுதான் நம் எண்ணமாக இருக்கிறது. இதில் எந்த அளவுக்கு உண்மை இருக்கிறது? கொழுப்பு உண்மையிலேயே தீண்டத்தகாத உணவுதானா? பின் எதற்காக இப்படி ஒரு பொருள் படைக்கப்பட்டு நம் உடலிலும் இருக்கிறது?

முதலில், கொழுப்பின் வகைகளைப் பற்றி நாம் தெரிந்துகொள்ள வேண்டும். நான் முன்பே சொல்லி யிருக்கிறேன். மாவுச்சத்து, புரதங்கள் மற்றும் கொழுப்பு ஆகியவை நம் உடலின் மேக்ரோ நியூட்ரியன்ட்ஸ். இந்த மூன்றில் கொழுப்புக்கு நம் உடலில் இன்றியமையாத பங்கு இருக்கிறது. மக்கள், கொலஸ்ட்ராலையும் கொழுப்பையும் ஒன்றாக்கிக் குழப்பிக்கொள்கிறார்கள். ஒட்டுமொத்தமாக கொழுப்பு என்பதை 'Lipid' என்று சொல்லலாம். இந்தக் கொழுப்பு 'Fatty acids' என்ற ஒரு வகையிலும் 'Steroids' என்ற வகையிலும் இருக்கிறது. முன்சொன்ன கொலஸ்ட்ரால் 'Steroid' வகையில் வரும். முட்டை பற்றிய கட்டுரையிலேயே இதை விரிவாகப் பார்த்தோம். நம் தோலுக்கு அடியில் படிந்திருப்பது, நாம் சாப்பிடுவது ஆகிய அனைத்தும் இந்த 'Fatty acid'-ன் கீழே வரும். இதிலும் நிறைய வகை இருக்கிறது. 'Triglycerides', 'Glycolipid', 'Sphingomyelin' என்பவைதான் இதில் பெரும்பாலும் இருக்கக்கூடியவை. இதில் Triglycerides-ஐ தான் உணவாக அதிக அளவில் எடுத்துக்கொள்வோம். இந்த வகை கொழுப்புதான் நம் உடலுக்குப் பெரும்பாலும் எரிசக்தியைக் கொடுக்கக்கூடியது. மற்ற கொழுப்புகள் நம் செல்களில் முக்கியப் பங்கு வகிக்கக்கூடியவை. குறிப்பாக நம் மூளை நரம்புகளிலும் அதன் கட்டமைப்பிலும் முக்கியப் பங்கு வகிப்பவை. மூளையையே ஒரு கொழுப்புப் பிண்டம் என்றுதான் சொல்வோம். அதில் 'Sphingomyelin' என்ற

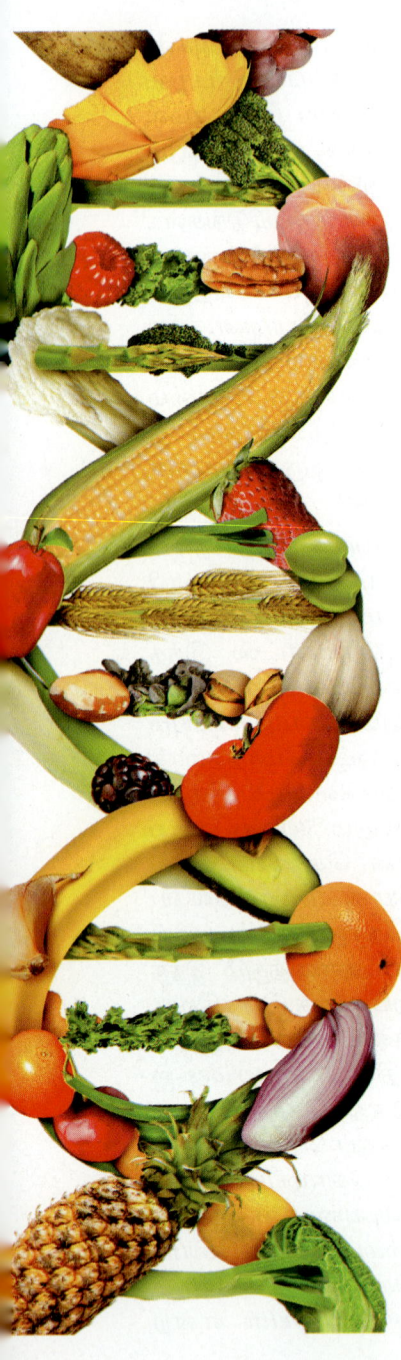

கொழுப்புவகை இல்லாவிடில் சரியான மூளை வளர்ச்சி இருக்காது.

மேக்ரோ நியூட்ரியன்ட்ஸ் மூன்று வகை இருக்கின்றன என்று சொல்லியிருந்தேன். அதில் அதிக அளவில் எரிசக்தியைக் கொடுக்கக்கூடியவை கொழுப்புகள் தான். அதேபோல எரிபொருளை நம் உடல் மிக எளிதாகச் சேமிக்கவும் இந்தக் கொழுப்புதான் உதவுகிறது. உதாரணத்துக்கு, ஒரு கிராம் மாவுச்சத்து எரிபொருளாக மாறினால் 4 கிராம் எரிசக்தி கிடைக்கிறது. அதேபோல 1 கிராம் புரதத்திலிருந்து மூன்றரை முதல் நான்கு கிராம் எரிசக்தி கிடைக்கிறது. அதே 1 கிராம் கொழுப்பை மாற்றினால் சுமார் 9 கிராம்வரை எரிசக்தி கிடைக்கிறது. அதாவது மற்றவற்றைவிட இரண்டு மடங்கு அதிகம். இதற்காகத்தான் கொழுப்பு நம் உடலில் இருக்கிறது.

தாவரங்களிலும் கொழுப்பு இருக்கிறது. அவற்றில் கொழுப்பு இருக்கும் பகுதியான விதைகளை எடுத்து அரைத்து எண்ணெயாகப் பயன்படுத்துகிறோம். சரி, ஏன் இந்தக் கொழுப்பு விதைகளில் இருக்கிறது? காரணம், விதைகள் ஒரு செடியாக, மரமாக வளர்கின்றன. ஆனால் அவை மண்ணிலிருந்து வெளிவந்து சூரிய ஒளி மூலமாக சக்தி பெறும்வரை கொழுப்பு மாதிரியான உயர்ந்த சக்தியுள்ள உணவுகளே அதற்கு எரிசக்தி கொடுக்க முடியும். அதனால்தான் விதைகளிலிருந்து

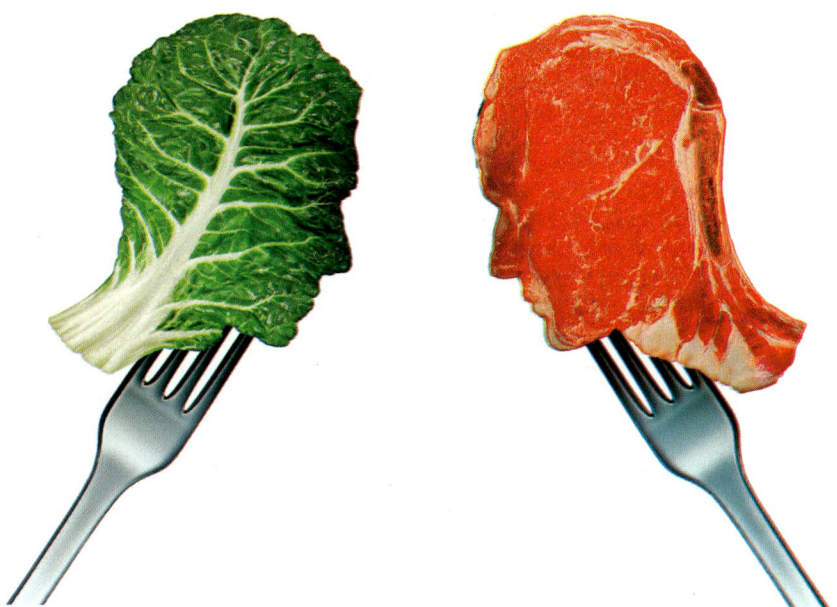

எண்ணெய் தயாரித்துப் பயன்படுத்துகிறோம். தேங்காய் என்பதே கிட்டத்தட்ட விதைதான். இயற்கையாக அவை மரமாய் மாறுவதற்கான தொடக்க சக்தி விதைகளில் இருக்கின்றன.

இதே காரணத்துக்காகத்தான் விலங்குகளிலும் கொழுப்பு இருக்கிறது. இதுபற்றி விரிவாக அறிய நம் உடலின் மெட்டபாலிசத்தை அறிந்துகொள்ள வேண்டும். நாம் இட்லி, தோசை சாப்பிடுகிறோம். அவை அப்படியே எரிசக்தியாக மாறி நம் உடலுக்கு சக்தி தருகின்றன என்றுதான் நம்மில் பலர் நினைத்துக்கொண்டிருக்கிறார்கள். ஆனால் இது நாம் நினைப்பதுபோல இவ்வளவு சிம்பிளான ப்ராசஸ் கிடையாது. நாம் சாப்பிடும் உணவு எரிசக்தியாக மாறி செல்களுக்குப் போகாது. நாம் என்ன சாப்பிட்டாலும் இரண்டு, மூன்று மணி நேரத்தில் அவை எரிசக்தியாக மாறும். இல்லையென்றால் சேமிப்புக் கிடங்குக்குச் சென்றுவிடும். இரவு முழுக்க நாம் தூங்குகிறோம். அந்த 12 மணிநேரம் நாம் சாப்பிடுவதில்லை. அப்போது நம் உடலுக்கு எரிசக்தி எங்கிருந்து கிடைக்கிறது என்று பார்த்தால், நம் உடல்

முள் சீத்தாப்பழத்தில் Antioxidant அதிகம் இருப்பதாக கேள்விப்பட்டேன். உண்மையா?

- எழிலன்

ஊரில் கிடைக்காத வித்தியாசமான, அரிதான பழங்களில் 'அந்தச் சத்து உள்ளது, இந்தச் சத்து உள்ளது, சாகா வரம் கொடுக்கும்' என்றெல்லாம் எப்படித்தான் செய்திகள் பரவுகின்றனவோ தெரியவில்லை. நீங்கள் கூறும் முள் சீத்தாப்பழத்தில் வைட்டமின் சி உள்ளது. அதனால் Antioxidant அதிகம் இருப்பதாக எங்காவது யாராவது எழுதியிருப்பார்கள். 100 கிராம் முள் சீத்தாப்பழத்தில் இருக்கும் வைட்டமின் சி-யைவிட, 100 கிராம் நெல்லிக்காயில் 15 மடங்கு அதிகம் வைட்டமின் சி-யும் Antioxidant-ம் உள்ளன. அரிதான உணவுகள் பின்னாலேயே சுற்றுவதைத் தவிர்த்துவிட்டு நாம் அன்றாடம் பயன்படுத்தும் உணவுகளில் உள்ள சத்துகளைப் பற்றி மேலும் தெரிந்துகொள்ள முயல்வோம்.

ஆட்டு ஈரல்போல கோழி ஈரலையும் சாப்பிடலாமா?

- அண்ணா அன்பழகன்

கோழி ஈரலும் சாப்பிடலாம். முக்கியமான இரண்டு சத்துகளுக்காக ஈரல் பரிந்துரைக்கப்படுகிறது. இரும்புச்சத்து மற்றும் வைட்டமின் பி-12. ஆட்டு ஈரல், கோழி ஈரல் இரண்டிலும் இரும்புச்சத்து அதிகமாக இருக்கும். ஆனால், திறந்தவெளியில் புல், புழுக்களை மேயும் கோழிகளின் ஈரலில் மட்டும்தான் பி-12 சத்து போதிய அளவு இருக்கும். தீவனம் போட்டு வளர்க்கப்படுகிற கோழி ஈரலில் பி-12 சத்து அந்த அளவுக்கு இருக்காது.

சிறிதளவு மாவுச்சத்தை Glycogen என்ற வகையில் கல்லீரலில் சேமித்துவைத்திருக்கும். அந்த Glycogen சிறிதளவு எரிசக்தி கொடுக்கும்.

அதையும் தாண்டி, நமக்குக் கூடுதல் எரிசக்தி தேவைப் பட்டால்..? உணவு சாப்பிடுவதற்கு சற்று தாமதமாகிறது; அல்லது, விரதம் இருக்கிறோம் என்று வைத்துக்கொள்வோம். இவையெல்லாம் நாமாக விரும்பி மேற்கொள்ளும் ஒன்று. தேவைப்பட்டால் விரதத்தைக் கலைத்துவிட்டு விரும்பிய உணவைச் சாப்பிடலாம். ஆனால் ஆதி மனிதர்களுக்குப் பசியெடுக்கும் நேரத்திலெல்லாம் சாப்பாடு கிடைத்துவிடாது. அதேபோல் விலங்குகளுக்கும்கூட நினைத்த நேரத்துக்கு சாப்பாடு வராது. ஒன்று அவை கூட்டமாகச் சேர்ந்து வேட்டையாடி சாப்பிட வேண்டும், அல்லது, தேடிப்பிடித்துத் தாவரங்களைச் சாப்பிட வேண்டும். இன்றைக்குக் கிடைக்கும்

உணவு, மறுபடியும் கிடைக்க இரண்டு நாள்கள்கூட ஆகலாம். எனவே உணவு என்பது நேராநேரத்துக்குக் கிடைக்கும் பொருள் கிடையாது.

இன்று மூன்று வேளை உணவு என்பது நமக்குப் பழகிய விஷயமாகிவிட்டது. உயிரினங்கள் தோன்றிய காலத்திலிருந்து நேரத்துக்கு உணவு என்ற கான்செப்ட் எல்லாம் இருந்ததில்லை. அப்படி நேரத்துக்கு உணவு கிடைக்காதபோது எங்கிருந்து எரிசக்தி கிடைக்கும் என நீங்கள் கேட்கலாம். அதற்காகப் படைக்கப்பட்டதுதான் கொழுப்பு. விலங்குகளில் தாவர உண்ணிகள், விலங்குண்ணிகள் தொடங்கி மனிதர்களில் சைவர்கள், அசைவர்கள் என அனைவரது உடலிலும் கொழுப்பு இருப்பதற்குக் காரணம் இதுதான். மாவுச்சத்து, புரதச்சத்து, கொழுப்புச்சத்து என எதை அதிகமாகச் சாப்பிட்டாலும் கூடுதலாக இருக்கக்கூடிய எனர்ஜியை உடலானது கொழுப்பாகத்தான் சேகரித்து வைக்கும். நமக்கு அடுத்தவேளை உணவு கிடைக்கும்வரை அதுவே எரிசக்தியாக மாறி நமக்கு உடலுக்கு எனர்ஜியைக் கொடுக்கும். கொழுப்பு எனப்படும் இந்தத் தேக்கநிலை மட்டும் இல்லையென்றால் எந்த உயிரினமும் உயிர்வாழ இயலாது. ஏனென்றால், மாவுச்சத்தைத் தேக்கிவைக்கிற ஆற்றல் எந்த உயிரினத்துக்கும் கிடையாது. பரிணாம வளர்ச்சியில் கொழுப்பு என்ற பொருள் மட்டும் இல்லாமல் இருந்திருந்தால் விலங்குகள் என்ற இனமே வளர்ந்திருக்காது. வெறும் தாவரங்கள் மட்டுமே இருந்திருக்கும். அந்த அளவுக்கு முக்கியத்துவம் வாய்ந்தது கொழுப்பு.

இவ்வளவு இன்றியமையாத கொழுப்பு வில்லனாக மாறியது எப்படி என்பதைப் பார்த்துவிடுவோம்.

கொழுப்பு பற்றிய பயம் எப்படி வந்தது என்பதைத் தெரிந்துகொள்ள சுமார் 100 ஆண்டுகளுக்கு முன்னர் நாம் பயணிக்க வேண்டும். அப்போதெல்லாம் மாரடைப்பு என்ற ஒன்றைப் பற்றி மக்களுக்கு எதுவுமே தெரியாது. மாரடைப்பால் எவரேனும் இறந்தாலும் அது இயற்கை மரணமாகவே கருதப்பட்டது. 1919-ம் ஆண்டில் இறந்த ஓர் நபரை உடற்கூராய்வு செய்தபோது, 'இதயத்துக்குச் செல்லும் ரத்தக்குழாயில் ஏதோ ஒரு பொருள் அடைத்து அவை செயல் இழந்திருக்கின்றன. எனவே இதயம் துடிக்காமல்தான் அவர்

இறந்திருக்கிறார்' என்று கண்டறியப்பட்டது. இதையடுத்து மேலும் மாரடைப்பால் இறந்த நபர்களின் இதயத்துக்குப் போகும் ரத்தக் குழாய்கள் ஆராயப்பட்டபோது, அதில் கொழுப்பு போன்ற பொருள் படிந்திருப்பது கண்டுபிடிக்கப் பட்டது. இதை நாம் Atherosclerosis என்றும் Atheroma என்றும் சொல்கிறோம். அப்போதிலிருந்து இந்தக் கொழுப்பு படிவதால்தான் மாரடைப்பு ஏற்படுகிறது என்ற சந்தேகம் ஆராய்ச்சியாளர்கள் மத்தியில் எழுந்தது. இந்தக் கொழுப்பு எங்கிருந்து நம் உடலுக்குள் வருகிறது என்பது குறித்து பல ஆராய்ச்சிகள் மேற்கொள்ளப்பட்டன. முதற்கட்டமாக முயல் போன்ற சுத்த சைவ உணவுகளை உண்ணும் விலங்குகளின் ரத்தத்தில் கொலஸ்ட்ரால் கொழுப்புகள் செலுத்தப்பட்டன. பின்னர், அவற்றை உடற்கூராய்வுக்கு உட்படுத்தியபோது மாரடைப்பால் இறந்தவர்களின் ரத்தக்குழாய்களில் எப்படி கொழுப்பு படிந்திருந்ததோ அதேபோன்று இவற்றிலும் இருந்தது தெரியவந்தது.

உடனே, கொழுப்பு சாப்பிட்டால் ரத்தக் குழாய்களில் இப்படிப் படியும் தன்மை அதிகமாகுமோ என்ற சந்தேகம் ஏற்பட்டது. இதுதொடர்பாக பல்வேறு ஆராய்ச்சிகள் தொடர்ந்து செய்யப்பட்டாலும், ஒரு முக்கியமான தொடர்பை மட்டும் அவர்களால் கண்டறிய முடியவில்லை. அதாவது, மாரடைப்பு ஏற்படுபவர்களின் ரத்தக் குழாய்களில் கொழுப்பு படிந்திருப்பது உண்மை. அதை யாரும் மறுக்கவில்லை. அதேபோல சைவ உணவுகளைச் சாப்பிடும் விலங்குகளின் ரத்தக்குழாய்களில் கொழுப்பைச் செலுத்தி ஆராயப்பட்டபோதும், அவற்றில் கொழுப்பு படிவது உறுதி செய்யப்பட்டது. ஆனால் நாம் உணவில் எடுத்துக்கொள்ளும் கொழுப்புதான் நேரடியாகச் சென்று படிந்து மாரடைப்புக்குக் காரணமாக இருக்கிறது என்பது மட்டும் நிரூபணமாகவே இல்லை.

1950 வரையிலும் உலகம் முழுவதும் மக்கள் கொழுப்பை அதிக அளவில் உணவில் சேர்த்துக்கொண்டார்கள். நம்மூரில் நெய், வெண்ணெய் போன்ற பொருள்களும் வெளிநாடுகளில்

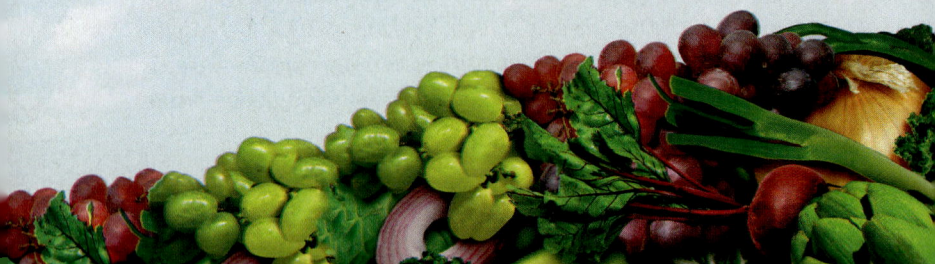

பன்றி இறைச்சி, கொழுப்பு போன்றவையும் மிக சகஜகமாகப் பயன்படுத்தப்பட்டன. கொழுப்பு சாப்பிடக்கூடாது என அங்குமிங்குமாக வந்த ஆராய்ச்சி முடிவுகளை மருத்துவ உலகம் ஏற்றுக்கொள்ளவில்லை. அந்த நேரத்தில்தான் கதையில் ஒரு முக்கியமான திருப்புமுனை ஏற்பட்டது.

அமெரிக்காவின் அப்போதைய ஜனாதிபதியாக இருந்தவர் ஐசன் ஹோவர். அவர் முன்னாள் ராணுவ வீரர். உடற்பயிற்சிகள் செய்து உடலை மிக ஃபிட்டாக வைத்திருப்பார் அவர். அசைவ விரும்பி. இதுதவிர 3-4 பாக்கெட் சிகரெட்டுகளை ஊதித்தள்ளுவார். அமெரிக்காவின் ஃபிட்டான ஜனாதிபதி என்று சொல்லப்பட்ட அவருக்கு 1955-ம் ஆண்டு யாரும் எதிர்பார்க்காத வகையில் மாரடைப்பு ஏற்பட்டது. பெரிய ஆட்களுக்கு ஏதேனும் ஏற்படும்போதுதானே ஒரு விஷயம் அனைவராலும் பேசப்படும். அதேபோலத்தான் 'அமெரிக்க ஜனாதிபதிக்கே ஹார்ட் அட்டாக் ஏற்பட்டுவிட்டதே' என

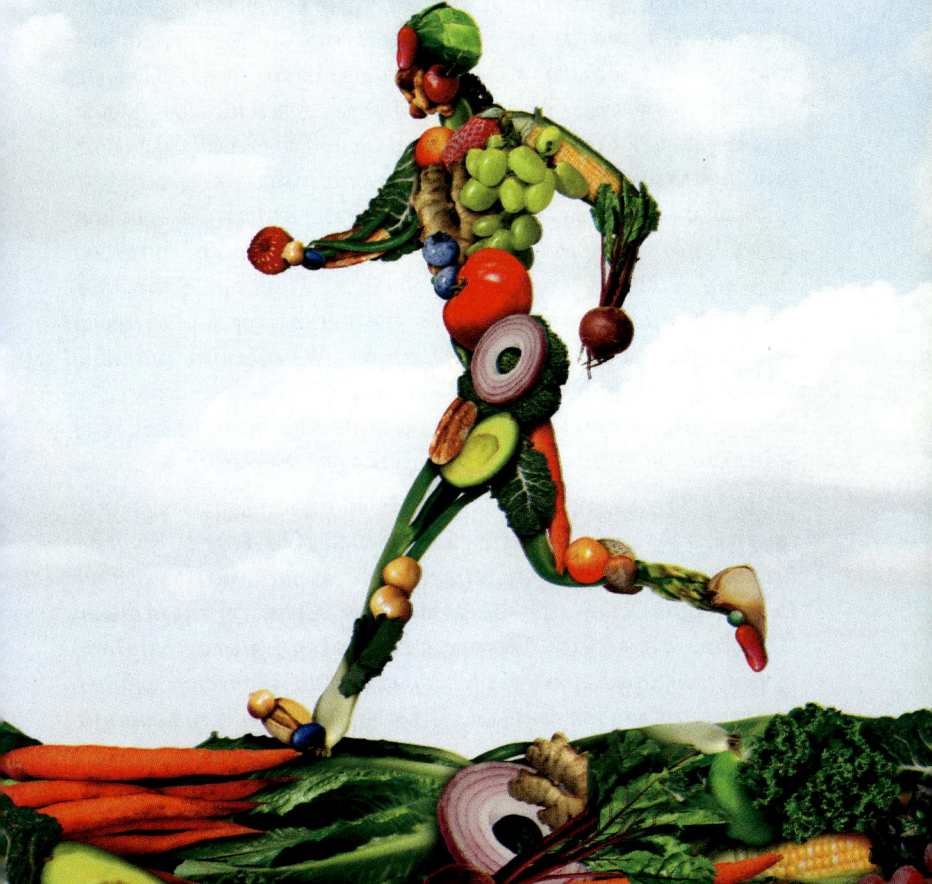

மக்கள் ஆடிப்போய்விட்டனர். அதன் பிறகுதான் ஏன் மாரடைப்பு ஏற்படுகிறது என்பதை அறிய அமெரிக்கா தொடங்கி பல நாடுகளில் மிகத் தீவிர ஆராய்ச்சிகள் நடத்தப்பட்டன. அந்தச் சூழலில் அமெரிக்காவின் முக்கிய *Physiologist* மருத்துவர் ஆன்சல் கீஸ் இக்கதையில் நுழைகிறார்.

இவர் நாம் சாப்பிடும் உணவுக்கும் மாரடைப்பும் தொடர்பு உண்டு என்று நம்பியவர். அதுபோன்ற ஆராய்ச்சிகளுக்காக மிகப்பெரிய அளவில் அப்போது நிதிகள் ஒதுக்கப்படவே, இவரும் அதில் இணைந்து மிகப்பெரிய ஆராய்ச்சி ஒன்றைத் தொடங்குகிறார். அதாவது அமெரிக்கா, பின்லாந்து, நெதர்லாந்து, கிரீஸ், யுகோஸ்லாவியா, இத்தாலி, ஜப்பான் முதலிய ஏழு நாடுகளில், கொழுப்பு - அதிலும் குறிப்பாக *Saturated* கொழுப்பு எனப்படும் நிறை கொழுப்பை மக்கள் எந்த அளவுக்கு சாப்பிடுகிறார்கள், அவர்களுக்கு எந்த அளவுக்கு மாரடைப்பு ஏற்படுகிறது என்பது ஆராயப்பட்டது.

அதாவது ஆயிரம் பேரையோ, ஐந்நூறு பேரையோ எடுத்துக்கொள்ளாமல், நாட்டின் மொத்த ஜனத்தொகை எந்த அளவு உணவு உட்கொள்கிறது என்பதைப் பெரும் பொருட்செலவில் இந்த ஆராய்ச்சி நடத்தப்பட்டது. இதன் முடிவுகளை *'7 Country Study'* என்ற பெயரில் வெளியிடுகிறார் கீஸ். அக்காலத்தில் இது பெரும் திருப்புமுனையாக அமைந்தது. 'உணவில் எவ்வளவு அதிகமாக கொழுப்பு சாப்பிடுகிறோமோ அந்த அளவுக்கு மாரடைப்பு ஏற்படுவதற்கான வாய்ப்பு அதிகம்' என்பது அவர் வெளியிட்ட முடிவு. இதை ஓர் கிராப் மூலம் விளக்கி, ஜப்பான் மக்கள் குறைந்த கொழுப்பு சாப்பிடுவதால் அவர்களுக்கு மாரடைப்பு ஏற்படும் வாய்ப்பு குறைவு என்றும், அமெரிக்க மக்கள் அதிக அளவில் கொழுப்பு சாப்பிடுவதால் அவர்களுக்கு மாரடைப்பு ஏற்படும் அபாயம் மிக அதிகம் என்றும் கூறினார்.

அதேநேரத்தில் 5,000-10,000 பேரை வைத்து வேறு சில ஆராய்ச்சி முடிவுகளும் வெளிவந்துகொண்டிருந்தன. *Framingham Heart Study, Minnesota coronary survey, Sydney Heart Health Study* முதலியவை இந்த வகை ஆராய்ச்சிகள். மேலும், ரத்தத்தில் கொலஸ்ட்ராலின் அளவு அதிகம் இருப்பவர்களுக்கு மாரடைப்பு ஏற்படும் வாய்ப்பு அதிகம் என்றும் முடிவுகள் வந்தன. இந்த இரண்டு முடிவுகளையும்

சேர்த்து, உணவில் கொழுப்பு சேர்த்து சாப்பிடுவதால்தான் மாரடைப்பு ஏற்படுகிறது என்ற முடிவு வெளியிடப்பட்டது. இதை diet heart hypothesis என்பர். இதை அமெரிக்க இதய மருத்துவக் கூட்டமைப்பும் ஆமோதிக்கிறது. இதனால் நெய், வெண்ணெய் ஆகியவற்றை மிக அதிக அளவில் எடுத்துக்கொண்டிருந்த மக்கள் உடனடியாக Fat Free, Cholesterol Free என மாறிவிட்டனர். நம்மைச் சுற்றி இருக்கும் சூப்பர் மார்க்கெட் தொடங்கி நம் உணவுத்தட்டு வரை இதுவே தொடர்கிறது. மக்களும் கொழுப்பு இல்லாத உணவுகளே ஆரோக்கியமானவை என மிக உறுதியாக நம்பத் தொடங்கிவிட்டார்கள். அது இன்றுவரை தொடர்கிறது.

எண்ணெய் இல்லாமல் தோசை சுடத் தொடங்கினோம்; முட்டையின் மஞ்சள் கருவை ஒதுக்க ஆரம்பித்தோம்; அசைவ உணவுகளை நிறுத்திவிட்டோம். ஆனால் இதற்குப் பதில் எண்ணெய் இல்லாமல் கூடுதலாக இரண்டு தோசைகளைச் சாப்பிடத்தொடங்கினோம். கொழுப்பு நீக்கிய பாலை அதிகமாகக் குடிக்க ஆரம்பித்தோம். இதுபோல நம் உணவுப் பழக்கவழக்கம் அப்படியே தலைகீழாக மாறத்தொடங்கியது. சரி, கொழுப்பைப் பெருமளவில் ஒதுக்கிவிட்டோம். அப்படிச் செய்த பிறகு நாம் எதிர்பார்த்த ரிசல்ட் கிடைத்ததா? உடல் பருமன் அளவு குறைந்ததா?

அடுத்து பார்ப்போம்.

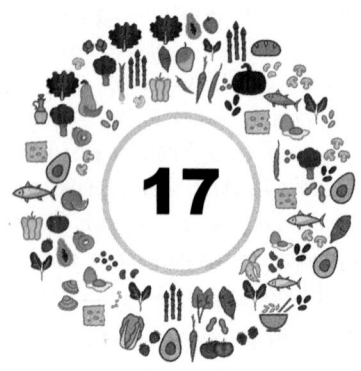

17

அதிகரித்துவரும் இதய நோய்களுக்குக் கொழுப்புதான் காரணம் என்ற எண்ணம் பரவலாக ஏற்பட்டுள்ளது. பலரும் இதனால் கொழுப்பு உணவுகளைத் தவிர்க்கிறார்கள். ஆனால், அதனால் இதய நோய்கள் குறைந்ததா என்றால், இரண்டு மடங்கு அதிகமாகியிருப்ப தாகவே புள்ளிவிவரங்கள் கூறுகின்றன.

எங்கேயோ இடிக்கிறது அல்லவா?

மக்கள் கொழுப்புக்குப் பதில் நிறைய சர்க்கரை போட்டு கார்ன்ஃபிளேக்ஸ், மாவுச்சத்து நிறைந்த இனிப்பு வகைகளை இஷ்டத்துக்குச் சாப்பிடத் தொடங்கிவிட்டார்கள். இவை அனைத்தும் சேர்ந்து இன்சுலின் எதிர்ப்புத்தன்மையை அதிகரித்து உடல் பருமன், சர்க்கரை நோயை வரவழைத்து இதய நோய்களைப் பலமடங்கு அதிகமாக்கிவிட்டன. மூட்டைப்பூச்சிக்கு பயந்து வீட்டைக் கொளுத்திய கதை என்பார்களே, அதைப்போல ஆகிவிட்டது.

மாரடைப்புக்குக் கொழுப்பு காரணமா என்று ஆன்சல் கீஸ் ஏழு நாடுகளை வைத்து ஆராய்ச்சி முடிவுகளை வெளியிட்ட நேரத்தில் இன்னும் நிறைய நாடுகள் (22 நாடுகள்) பற்றிய

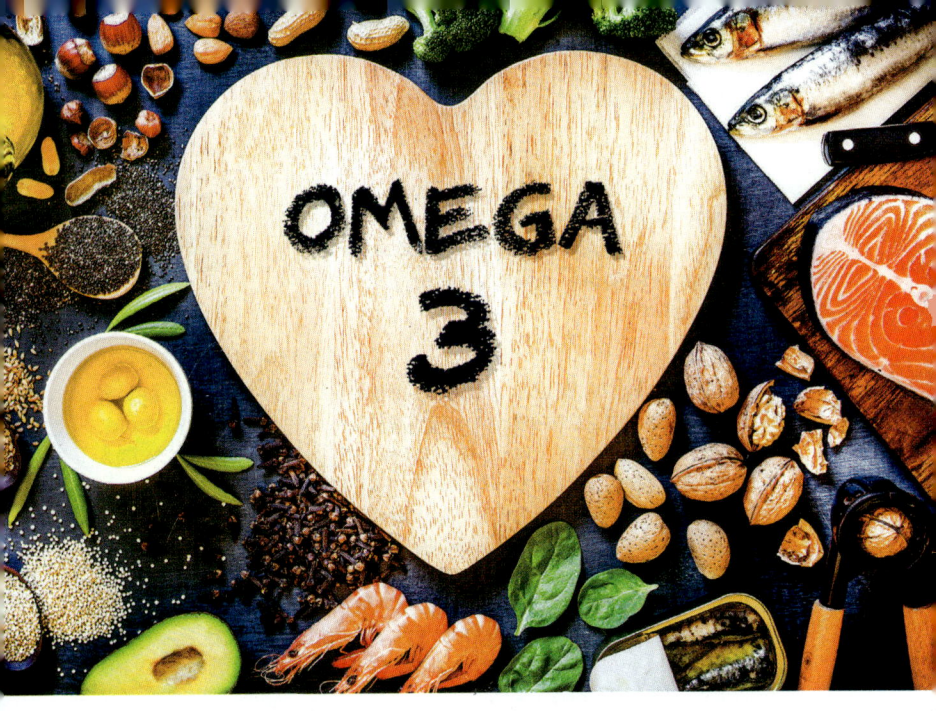

தகவல்களும் இருந்தன. அவர் வெளியிட்ட முடிவுகள்படி, கொழுப்பு அதிகம் எடுத்துக்கொண்ட நாடுகளில் மாரடைப்பு அதிகம் ஏற்பட்டது. அதேநேரம் பிரான்ஸ், சுவிட்சர்லாந்து, பெல்ஜியம், ஐஸ்லாந்து, ஆஸ்திரியா போன்ற நாடுகளின் மக்கள் மிக அதிக அளவில் நிறை கொழுப்பைத் தங்கள் உணவில் எடுத்துக்கொண்டார்கள். ஆனால் அவர்களுக்கு மிகக்குறைந்த அளவிலேயே மாரடைப்பு ஏற்பட்டது. இதற்கான காரணம் யாருக்கும் புரியவில்லை.

இந்நிலையை மருத்துவ உலகில் 'French Paradox' என்று சொல்வார்கள். அங்குள்ள மக்கள் அதிக அளவில் உடற்பயிற்சி செய்கிறார்கள்; ரெட் ஒயின் குடிக்கிறார்கள்; ஆலிவ் எண்ணெய் உபயோகிக்கிறார்கள். அதனால்தான் கொழுப்பு அதிகமாக சாப்பிட்டாலும் அங்கு மாரடைப்பு இல்லை என்று பல சப்பைக் காரணங்கள் இதற்குச் சொல்லப்பட்டாலும், உண்மையான காரணம் இதுதான் என்று இன்னும் கண்டறியப்படவில்லை. ஜார்ஜியா, அஜர்பைஜான், மால்டோவா, குரோஷியா, மாசிடோனியா, உக்ரைன் போன்ற நாடுகளில் மக்கள் குறைவான கொழுப்பை எடுத்துக்கொண்டாலும் அதிக அளவில் மாரடைப்பு ஏற்பட்டது. இதற்கான காரணமும் புரியவில்லை. அப்போது ஆன்சல் கீஸ், தனக்குத் தேவையான முடிவுகள் வரவேண்டும்

மருத்துவ குணம் கொண்டதென ஒட்டகப் பால், கழுதைப் பாலை அதிக விலைக்கு விற்கிறார்கள். அவற்றில் மருத்துவக் குணம் இருப்பது உண்மைதானா?

– அண்ணா அன்பழகன்

மக்களின் அறியாமையும், தங்கள் பிரச்னைக்கு அதிசயத் தீர்வு எதுவும் கிடைத்துவிடாதா என்ற எண்ணமும்தான் இதற்கெல்லாம் காரணம். பெரும்பாலான பாலூட்டி இனங்களின் பால், சில விஷயங்களில் வித்தியாசங்களைக் கொண்டிருந்தாலும் அடிப்படைச் சத்துக்கள் ஏறத்தாழ ஒரே மாதிரிதான் இருக்கும். 'ஒட்டகப் பாலில் இன்சுலின் இருக்கிறது. அதனால் சர்க்கரை நோயாளிகளுக்கு அது நல்லது' என்று சொல்லப்படுகிறது. இது முற்றிலும் தவறு. இன்சுலின் என்பது மிருகங்களின் உடலில் சுரக்கும் ஒரு ஹார்மோன். ரத்தத்தில் இருக்கும் இன்சுலின் ஒருபோதும் பாலில் சுரக்காது. அதேபோல ஒட்டகப் பாலுக்கு அப்படி ஒரு தன்மை இருந்தால் அரபு நாடுகளில் சர்க்கரை நோயாளிகள் மிகக்குறைவாக இருப்பார்கள். ஆனால், உலகிலேயே அதிக சர்க்கரை நோயாளிகள் இருக்கும் நாடுகளில் அரபு நாடுகளும் உண்டு.

கழுதைப் பாலில் பால் கெட்டுப்போகாமல் தடுக்க இயற்கையாக சில ரசாயனங்கள் இருக்கின்றன. அதனால் சளி போன்ற பிரச்னைகளுக்கு அது மருந்தாகச் சொல்லப்படுகிறது. மற்றபடி மிகப்பெரும் வித்தியாசமெல்லாம் இல்லை. தாய்ப்பாலைத் தவிர மற்ற எல்லாப் பாலையும் அளவோடுதான் அருந்த வேண்டும்.

உண்மையில் முந்திரிப் பருப்பு உடலுக்கு நல்லதா? சர்க்கரை, இதய நோயாளிகள் சாப்பிடலாமா?

– ராம்பிரசாத்

'முந்திரிப் பருப்பில் நிறைகொழுப்பு அதிகம் இருக்கின்றது... அது நல்லதல்ல' என்று தவறாக அறிவுறுத்தப்பட்டு வந்தது. முந்திரிப் பருப்பில் உள்ள நிறை கொழுப்பு stearic acid எனும் ஆரோக்கியமான வகைதான் என்று நிரூபணம் ஆகியுள்ளது. அதுமட்டுமல்லாமல் இதில் உடலுக்கு நன்மைசெய்யும் MUFA வகை நிறையுறா கொழுப்பு அதிகம் உள்ளது. அதனால் கொலஸ்ட்ரால் அளவுகளைக் குறைக்கும் வல்லமைகூட முந்திரிக்கு உண்டு என்பது தெரிய வந்துள்ளது.

ஆனால், மற்ற நட்ஸ் வகைகளுடன் ஒப்பிடும்பொழுது முந்திரியில் இரண்டு மடங்கு அதிகமாக மாவுச்சத்து உள்ளது. சர்க்கரை நோய், உடல் பருமன் இருப்பவர்களுக்கு முந்திரிப் பருப்பை உண்ணும்படி நான் அறிவுறுத்துவது இல்லை. இதயப் பிரச்னை உள்ளவர்கள் அவ்வப்போது ஐந்து அல்லது பத்து எனும் அளவுகளில் முந்திரி எடுத்துக்கொள்வது தவறில்லை.

என்பதற்காகச் சில நாடுகளின் முடிவுகளை மட்டும் முன்னிலைப்படுத்தினார் என்பதே ஆராய்ச்சியாளர்கள் வைக்கும் குற்றச்சாட்டு.

அதற்கு முன் வந்த எல்லா ஆராய்ச்சிகளையும் British Medical Journal 2016-ம் ஆண்டில் மீண்டும் ஒருமுறை ஆராய்ந்தது. நாம் சாப்பிடும் எண்ணெயை மாற்றி கொலஸ்ட்ராலைக் குறைக்க முயற்சி செய்தாலும் அதனால் எந்த Mortality Benefits-ம் இல்லை என்று அதில் சொல்லப்பட்டது. அதாவது ரத்தத்தில் கொலஸ்ட்ராலின் அளவு குறைந்தாலும் இறப்பு விகிதத்தில் பெரிய மாற்றம் இல்லை. இதன் பின்னணியில் இன்னொரு அதிர்ச்சியான விஷயமும் இருக்கிறது. ஒவ்வொரு 30 கிராம் கொலஸ்ட்ராலைக் குறைக்கும்போதும், மாரடைப்பு இல்லாமல் மற்ற நோய்களால் இறக்கும் விகிதம் 22 சதவிகிதம் அதிகரிக்கிறது என்று British Medical Journal-ன் ஆராய்ச்சி முடிவுகள் கூறுகின்றன. எனவே, உணவில் கொழுப்பு மற்றும் கொலஸ்ட்ரால் அளவைக் குறைப்பதால் மாரடைப்பு குறைவது போன்ற மாயத்தோற்றம் ஏற்பட்டாலும், ஒட்டுமொத்த இறப்பு விகிதத்தில் மாற்றம் இல்லை. எனவே, வெறுமனே மாரடைப்பை ஏற்படுத்துவதற்காக கொலஸ்ட்ரால் படைக்கப்படவில்லை என்பதை நாம் புரிந்துகொள்ளவேண்டும். இந்த ஆராய்ச்சிகள் தவிர Puerto Rico Heart Health study, Honolulu Heart health Study, DeBakey study போன்றவற்றில் 'உணவில் இருக்கும் கொழுப்பு விகிதத்துக்கும் மாரடைப்பு ஏற்படுவதற்கும் பெரிய தொடர்பு இல்லை' என்றே வந்தது.

ரத்தக்குழாயில் கொழுப்பு படிவது பற்றி நாம் சற்று விரிவாகப் பார்க்கலாம். Atherosclerosis என்கிற process-ஐ எல்லோரும் புரிந்துகொள்ள வேண்டும். மாரடைப்பு என்றால் நீங்கள் நினைப்பது மாதிரி குழாயில் உப்பு படிவதைப்போல் இல்லை. கொழுப்பு அப்படியே ரத்தக் குழாயில் போய் ஒட்டிக்கொள்வதில்லை. உயர் ரத்த அழுத்தம், புகைப்பழக்கம், உடல் பருமன், சர்க்கரை நோய், அதிக இன்சுலின் எதிர்ப்புத்தன்மை போன்ற காரணங்களால் ரத்தக்குழாய்களில் காயங்கள் (inflammation) ஏற்படலாம். தொடர் மன அழுத்தம், மரபணு காரணங்கள், தொற்று, மாசு மாதிரி காரணங்களாலும் ரத்தக்குழாய்

பழுதாகும். வயது முதிர்வும் ரத்தக்குழாய் பழுதாக முக்கியக் காரணம். இப்படிப் பழுது ஏற்படும்போது உடலில் இருக்கும் கொழுப்பு ஆக்சிஜனேற்றம் அடைந்து, உள்ளே போய்ப் படிகிறது. சில அறிவியலாளர்கள் 'அது காயத்தை ஆற்றுவதற்காகத்தான் போகிறது' என்றும் சொல்கிறார்கள். எனவே ரத்தக்குழாயில் கொழுப்பு படிந்து மாரடைப்பு ஏற்படக் காரணம், ரத்தக்குழாயில் காயம் ஏற்படுவதற்குக் காரணமாக நான் சொன்ன பிரச்னைகள்தானே தவிர, ரத்தத்தில் கொழுப்பு அதிகமாக இருப்பதல்ல. மிக அரிதாக சில தீவிர மரபணுக் குறைபாடுள்ளவர்களுக்கு (familial hypercholesterolemia) ரத்தத்தில் 250-300 அளவில் ldl கொலஸ்ட்ரால் மிக அதிகமாக இருக்கும். அதனால் குறைந்த வயதில் மாரடைப்புப் பிரச்னைகள் ஏற்படலாம். ஆனால் இதே ஒப்பீடு மற்றவர்களுக்குப் பொருந்தாது. இதுபோன்ற தீவிர மரபணுப் பிரச்னைகள் தவிர, மிதமான அளவில் ரத்த கொலஸ்ட்ரால் அதிகம் இருக்கும் நபர்களுக்கு அதனால் மாரடைப்பு அதிகம் ஆவதாக எந்தவித ஆராய்ச்சிகளிலும் ஆணித்தரமாக நிரூபிக்கப்படவில்லை.

மாரடைப்புக்காக மருத்துவமனையில் அட்மிட் ஆகும் மக்களில் 70% பேருக்கு கொலஸ்ட்ரால் அளவுகள் நார்மலாக இருப்பதாகவே அமெரிக்காவில் நடத்தப்பட்ட மிகப்பெரிய

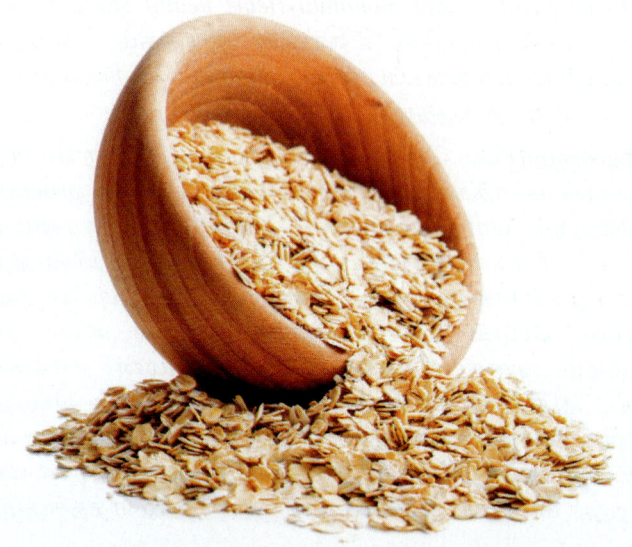

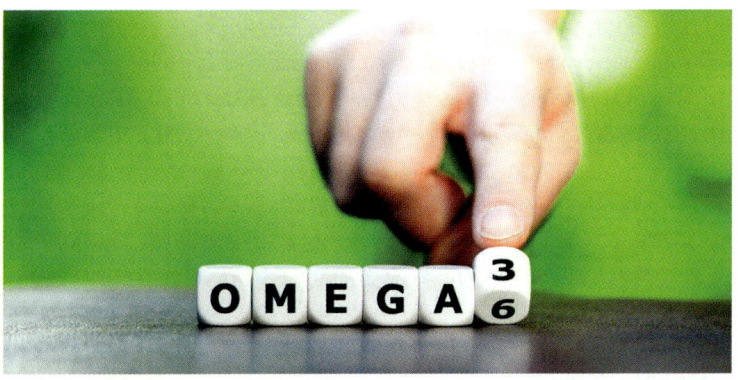

ஆராய்ச்சிகள் தெரிவிக்கின்றன. அப்படியென்றால் அவர்களுக்கு மாரடைப்பு ஏற்படக் காரணம் என்ன? சற்று சிந்தித்துப் பார்க்க வேண்டும். ரத்தக்குழாயில் ஏற்படும் உள் காயங்கள் காரணமா, அல்லது சிவனே என்று ரத்தத்தில் சுற்றி வேலை பார்க்கும் கொலஸ்ட்ரால் அளவுகள்தான் காரணமா என்பது உங்களுக்கே புலப்படும்.

கொழுப்பு பற்றிய மூடநம்பிக்கைகளை அறிவியல், வரலாற்று ஆதாரங்கள் கொண்டு உடைத்துவிட்டோம். இப்போது கொழுப்பு உணவுகளில் என்னென்ன வகைகள் உள்ளன என்பதைப் பார்ப்போம்.

நான் முன்பே சொன்னதுபோல *Triglycerides* வகைக் கொழுப்புகளே நாம் பெரும்பாலும் உணவில் எடுத்துக்கொள்பவை. நம் உடல் தேக்கிவைப்பதும் அவற்றைத்தான். Triglycerides கொழுப்புகளை Fatty Acids என்று சொல்வோம். அவற்றில் இரண்டு முக்கிய வகைகள் இருக்கின்றன. Saturated Fatty acids என்று சொல்லக்கூடிய நிறை கொழுப்புகள், Unsaturated Fatty Acids எனப்படும் நிறையுறா கொழுப்புகள். Unsaturated Fatty Acids-லும் இரண்டு வகைகள் உண்டு. *Polyunsaturated Fatty acids* (PUFA), Monounsaturated Fatty Acids (MUFA). நாம் சாப்பிடும் பெரும்பாலான உணவுகள் இதில் அடங்கிவிடும். கொழுப்பு உணவுகள் என்றால் நமக்குப் பொதுவாக ஞாபகம் வருவது அசைவ உணவுகள், முட்டை, பால், நெய், வெண்ணெய், பனீர், எண்ணெய் வகைகள். ஆனால் நிறைய பேருக்குத் தெரியாத விஷயம், சைவ உணவுகளில் அரிசி, பருப்பு,

பயிறு வகைகளில்கூட கொழுப்பு உண்டு. ஆனால் அளவு மிகவும் குறைவு. 100 கிராம் தானியத்தில் 1 கிராம் அளவுகூட கொழுப்பு இருக்காது. சிறு தானியங்களில் கொஞ்சம் கூடுதலாக இருக்கும். நிறைய பேர் கொழுப்பு குறைவாக இருக்கும் என்று ஓட்ஸ் சாப்பிடுவதுண்டு. ஆனால் தானியங்களிலேயே அதிக அளவு கொழுப்பு இருப்பது ஓட்ஸில்தான். 100 கிராமில் கிட்டத்தட்ட 7 கிராம் அளவுக்குக் கொழுப்பு இருக்கிறது. அது நல்லதா கெட்டதா என்பதைத் தாண்டி ஓர் ஒப்பீட்டுக்காக மட்டுமே இதைக் கூறுகிறேன். அதேபோல சோயாபீன்ஸைத் தவிர பயிறு வகைகளிலும் பெரிய அளவில் கொழுப்பு கிடையாது. நிலக்கடலை, பாதாம், தேங்காய், முந்திரி போன்ற விதை வகைகளில் கொழுப்பு உண்டு. தாவரங்களின் விதைகள், அவற்றிலிருந்து எடுக்கக்கூடிய எண்ணெய்களில்தான் அதிக கொழுப்பு இருக்குமே தவிர இலை, தண்டு ஆகியவற்றில் அல்ல.

இதெல்லாம் ஓகே. ஆனால் இதில் நல்ல கொழுப்பு, கெட்ட கொழுப்பு என்று எதைச் சொல்கிறார்கள் என்று பார்த்தால், அதில்தான் குழப்பமே இருக்கிறது. காலங்காலமாக தாங்கள் வாழும் பகுதியில் என்ன கிடைக்கிறதோ அதையே உணவுகளாக, எண்ணெய்களாக மக்கள் பயன்படுத்தி வருகிறார்கள். நம்மூரில் தேங்காய் எண்ணெய், எள் எண்ணெய், சீனாவில் சோயா எண்ணெய், மலேசியா போன்ற தென்கிழக்கு ஆசிய நாடுகளில் பனை எண்ணெய், மெடிட்டேரியன் நாடுகளில் ஆலிவ் எண்ணெய் என ஒவ்வோர் ஊரிலும் கிடைக்கூடியவை மக்களால் பயன்படுத்தப்பட்டு வருகின்றன.

1980-களில் ஆன்செல் கீஸின் ஆராய்ச்சிகளுக்குப் பிறகு நிறை கொழுப்புகள் (saturated fats) அதிகம் இருக்கக்கூடிய உணவுகள் ரத்தத்தில் கொலஸ்ட்ராலை அதிகரிக்கின்றன என்றும் அவை மாரடைப்பு வாய்ப்பை அதிகப்படுத்தும் என்றும் கூறப்பட்டது. அதற்குப் பிறகுதான் நிறை கொழுப்புகளை 'கெட்ட கொழுப்பு' என்றும் நிறையுறா கொழுப்புகளை 'நல்ல கொழுப்பு' என்றும் மருத்துவ உலகம் பாகுபாடு காட்டத்தொடங்கியது. பால், அசைவ உணவுகளில் இருப்பவை நிறை கொழுப்புகளின்கீழ் வரும். ஆனால் நிறைய பேர் அசைவ உணவுகளில்

இருப்பவை வெறும் நிறை கொழுப்புகள்தான் என்று தவறாக நினைக்கிறார்கள். உண்மையில் அசைவத்தில் மேலே கூறிய மூன்று வகை கொழுப்புகளும் சமநிலையில் இருக்கும், அதிலும் முக்கியமாக மருத்துவ உலகம் மிகவும் நல்லது என்று கருதும் MUFA வகை கொழுப்புகளே அசைவத்தில் அதிகம். இந்த உண்மை பலருக்குத் தெரிவதில்லை. தாவரங்களில், இதன் அளவு நிறைய மாறுபட்டிருக்கும். உதாரணத்துக்கு தேங்காய் எண்ணெயில் 87% நிறை கொழுப்பு இருக்கிறது. நிறையுறா கொழுப்பு வெறும் 8% மட்டுமே. வெண்ணெய் மற்றும் நெய்யில் 67% நிறை கொழுப்பு இருக்கிறது. பனை எண்ணெயில் 49% நிறை கொழுப்பு.

ஆலிவ் எண்ணெய் மிகவும் நல்லது என்று சொல்வார்கள். காரணம், அதில் இதயத்துக்கு நல்லது என்று சொல்லப்படும் MUFA நிறைய இருக்கிறது என்பதும் ஒரு கருத்து. அந்த வகை Fatty Acid கிட்டத்தட்ட அதே அளவு இருக்கும் இன்னொரு பொருள் நிலக்கடலை. வெஜிடபிள் ஆயில் என்று நாம் சொல்லும் கார்ன் ஆயில், ரைஸ் ப்ரான் ஆயில் போன்றவற்றில் PUFA வகை நிறையுறா கொழுப்புகள் அதிகமாகவும் நிறை கொழுப்புகள் மிகக் குறைவாகவும் MUFA நடுத்தர அளவிலும் இருக்கின்றன. நிறை கொழுப்புகள் மோசம் என்றும் நிறையுறா கொழுப்புகள் நல்லது என்றும் 1980-களில் நடத்தப்பட்ட ஆராய்ச்சிகளில் முன்வைக்கப்பட்டதால் நிறை கொழுப்புகள் இருக்கக்கூடிய எண்ணெய் முதலிய உணவுப் பொருள்கள் அனைத்தும் கெட்டது என்று மாறுகிறது. தேங்காய் எண்ணெய், வெண்ணெய், நெய், அசைவ உணவுகள் என அனைத்தும் கெட்டதாகிவிடுகிறது.

1980-களுக்குப் பிறகு தேங்காய் எண்ணெய் தொடங்கி அனைத்தையும் விட்டு ஓடத் தொடங்குகிறோம். அதற்கு பதில் PUFA அதிகம் இருக்கக்கூடிய வெஜிடபிள் எண்ணெய் முதலிய உணவு வகைகள் இதயத்துக்கு நல்லது. கொலஸ்ட்ராலுக்கு நல்லது என்று முன்வைக்கப்பட்டன. பாரம்பர்ய எண்ணெய்களை விட்டுவிட்டு, மிக அருமையாக மார்க்கெட்டிங் செய்யப்படுகிற இந்த வகை எண்ணெய்களைப் பயன்படுத்தத் தொடங்குகிறோம்.

நான் முன்பு சொன்னதுபோல கடந்த 30-40 வருடங்களில் மாரடைப்பு 2-3 மடங்கு அதிகமாகியிருக்கிறது. மேலும்

சர்க்கரை நோய், இதய நோய், உடல் பருமனும் அதிகரித்துள்ளது. உடல்நலனுக்காகக் கொழுப்பு வகைகளை மாற்றினோம். ஆனால், நோய்கள் அதிகமாகிக்கொண்டே இருக்கின்றன. இதில் ஏதோ சிக்கல் இருப்பது தெரிகிறது. இதனால் அந்தப் பழைய ஆராய்ச்சி முடிவுகள் தூசி தட்டிப் பார்க்கப்படுகின்றன.

அப்போது இந்த நிறையுறா கொழுப்புகளிலும் பிரச்னை இருப்பது தெரியவருகிறது. நிறையுறா கொழுப்புகளில் PUFA, MUFA என இரண்டு வகை இருப்பதாகச் சொன்னோம். இதில் MUFA ஓரளவுக்கு நல்லது என்றும் பிரச்னைகள் இல்லை என்றும் ஆராய்ச்சிகள் கூறுகின்றன. ஆனால் இந்த PUFA-வில் சில சிக்கல்கள் இருக்கின்றன. PUFA வகையில் உள்ள அனைத்துமே நல்லது கிடையாது. அதில் சில ஆரோக்கியம் இல்லாதவை. PUFA கொழுப்புகளை Omega-3 மற்றும் Omega-6 Fatty Acids என்று கூடுதலாகப் பிரிக்கிறோம்.

இதில் Omega-3 எந்த அளவு அதிகமாக இருக்கிறதோ அந்த அளவுக்கு நம் ரத்தக் குழாய்களுக்கு நல்லது. ரத்தக்குழாய்களில் உள்காயங்களைத் தடுக்கும் தன்மைவாய்ந்த (Anti-inflammatory) கொழுப்பு வகை அது. ஆனால், Omega-6 வகை கொழுப்புகள் ரத்தக் குழாய்களில் ஏற்படும் காயங்களை அதிகமாக்கும் தன்மை உடையவை. பாரம்பர்ய எண்ணெய் வகைகளில் இருந்து சூரிய காந்தி முதலிய எண்ணெய்களுக்கு மாறியபோது கொலஸ்ட்ரால் அளவு குறைந்தாலும் மாரடைப்பு ஏற்படும் விகிதம் குறையாமல் மற்ற நோய்கள் அதிகரித்ததற்கான முக்கிய காரணம் இதுதான். இந்த எண்ணெய்கள் ரத்தத்தில் உள்ள கொலஸ்ட்ராலை மட்டும் குறைத்தாலும் உள்காயங்களை அதிகப்படுத்துகின்றன.

அதனால்தான், நாம் சாப்பிடும் உணவுகளில் Omega-3 மற்றும் Omega-6 ஆகியவற்றின் விகிதம் எந்த அளவுக்கு இருக்க வேண்டும் என்பதைப் பற்றிப் பேசுகிறார்கள். அதாவது, நாம் சாப்பிடும் உணவில் 1 மடங்கு Omega-3 வகை கொழுப்பு இருந்தால் நான்கு மடங்கு Omega-6 வகை கொழுப்பு எடுத்துக்கொள்ளலாம். அதற்குமேல் omega-6 வகை கொழுப்புகள் அதிகரித்தால் ரத்தக் குழாய்களுக்கு பாதிப்பு ஏற்படும் என்கிற விஷயம் தற்போது முன்வைக்கப்படுகிறது. Omega-3 வகை கொழுப்புகள் பெரும்பாலும் அசைவ

உணவுகள் அதிலும் குறிப்பாக மீன் வகைகள்... அதேபோல தீவனம் போடாமல் இயற்கையாக புற்களை மேய்ந்து வளரும் ஆடு, கோழியின் இறைச்சிகளில் கிடைக்கும். சைவ உணவுகளில் Flax விதைகளிலும், வால்நட் போன்ற ஒன்றிரண்டு நட்ஸ் வகைகளிலும் இது கிடைக்கிறது.

ஆனால் இந்த உணவுகள் சாமானியன் சாப்பிடக்கூடியவை அல்லவே! உண்மையைச் சொன்னால், இந்த இரண்டு வகை கொழுப்புகளின் விகிதத்தை சரியான அளவில் வைத்துக்கொள்ள, சூரியகாந்தி எண்ணெய் போன்ற வெஜிடபிள் எண்ணெய் வகைகளை அதிக அளவில் எடுத்துக்கொள்ளாமல் இருந்தாலே போதுமானது.

நல்ல கொழுப்புகள் என்னென்ன? கெட்ட கொழுப்புகள் என்னென்ன? சமையலுக்கு உகந்த எண்ணெய்கள் எவை? அடுத்து பேசுவோம்!

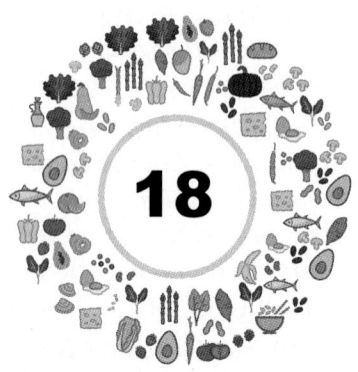

18

நிறைகொழுப்பு, நிறையுறாக் கொழுப்பு பற்றி அலசிக் கொண்டிருக்கிறோம். நிறைகொழுப்புகளைக் கெட்டவை என்று கூறியிருந்தோம் அல்லவா... இந்தச்சூழலில் டால்டா, வனஸ்பதி பற்றியும் பேசியாக வேண்டும். நிறையுறாக் கொழுப்புகளை (Unsaturated fats) செயற்கையான முறையில் நிறைகொழுப்பாக (Saturated fats) மாற்றுவதே வனஸ்பதி (டால்டா).

நெய், வெண்ணெய் ஆகியவற்றின் விலை மிக அதிகம் என்பதால் 1970-80 காலகட்டத்தில் வனஸ்பதி போன்ற பொருள்கள் எல்லா உணவுகளிலும் பரவலாகப் பயன்படுத்தப்பட்டன. நெய், வெண்ணெய் முதலிய நிறைகொழுப்பு உணவுகளைச் சாப்பிட்டவர்களைவிட, செயற்கையாக உருவாக்கப்பட்ட இந்த வனஸ்பதிப் பொருள்களைச் சாப்பிட்டவர்களுக்கே அதிகப் பிரச்னைகள் உண்டாயின. ஆனால் நெய், வெண்ணெய், வனஸ்பதி எல்லாவற்றையும் ஒரே பட்டியலில் சேர்த்துவிட்டார்கள். சண்டை நடந்துகொண்டிருக்கும் இடத்துக்குச் செல்லும் போலீஸ், ரவுடிகளோடு சேர்த்து வேடிக்கை பார்த்துக்

கொண்டிருக்கும் மக்களையும் அள்ளிக்கொண்டு வருமே அதுபோல!

உண்மையில், இந்தச் செயற்கை நிறை கொழுப்புகளால்தான் மாரடைப்பு அதிகமாகிறது. அதேபோல, பாலில் இருந்து எடுக்கப்படும் சீஸ் பற்றியும் நாம் தெரிந்துகொள்ள வேண்டும். சீஸ் நல்லதுதான். ஆனால் அதை மாவுப்பொருள்களோடு சேர்த்து பீட்ஸா, பர்கர் என மோசமான ஒரு குப்பை உணவாக மாற்றிச் சாப்பிடுகிறோம். ஆனால் நாம் பழியைச் சீஸ்மீது போடுவோம்.

ஒரு பக்கம் வனஸ்பதி போன்ற உணவில் சேர்க்கப்படும் பொருள்கள், மறுபக்கம் நிறைகொழுப்போடு சேர்த்துச் சாப்பிடும் குப்பை உணவுகள் எல்லாம் சேர்ந்து, ஏதோ நிறைகொழுப்புகள்தான் மாரடைப்பை அதிகரிப்பது போன்ற பிம்பத்தை உண்டாக்கியுள்ளன.

சரி, பால் மற்றும் தேங்காய் எண்ணெயில் இருக்கும் கொழுப்பு நல்லதா, கெட்டதா?

பாலுக்கும் தேங்காய் எண்ணெய்க்கும் சிறிதளவு கொலஸ்ட்ராலை அதிகப்படுத்தும் தன்மை இருந்தாலும், இவை *LDL* கொலஸ்ட்ராலை மட்டும் அதிகப்படுத்தாமல் *HDL* என்று சொல்லக்கூடிய நல்ல கொலஸ்ட்ராலையும் அதிகப்படுத்தும் தன்மை கொண்டவை. அதுமட்டுமல்லாமல், *Triglycerides* எனப்படும் ஒரு பிரதான கெட்ட கொழுப்பைக் குறைக்கும் தன்மையும் தேங்காய் எண்ணெய்க்கு இருக்கிறது. வெறுமனே *LDL*-ஐ அதிகப்படுத்துவதை மட்டும் வைத்துக்கொண்டு அதை வில்லன் என்று சொல்லிவிட முடியாது. தேங்காய் எண்ணெயில் *MCT* எனப்படும் மீடியம் செயின் *triglyceride* கொழுப்புகள் மிகவும் அதிகம். இதை ஜீரணிக்க பித்த நீர் மற்றும் கல்லீரல் உதவி தேவையில்லை. சிறு குடலில் இருந்து நேராக உடலில் கலந்து நமக்கு எளிதாக எரிசக்தி தரும். குறைந்த எடை உள்ள பச்சிளம் குழந்தைகளுக்கு முக்கிய உணவாகப் பயன்படும். *Modified ketogenic diet* எனும் வலிப்பு நோயைப் போக்கக்கூடிய உணவு முறையில்கூட தேங்காய் எண்ணெய்க்கு முக்கியப் பங்கு இருக்கிறது. *Famililal hypertriglyceridemia* போன்ற தீவிர கொழுப்புக் குறைபாடுகள் உள்ளவர்களுக்குக்கூடத் தேங்காய் எண்ணெய் மருந்தாகப் பயன்படுத்தப்படுகிறது.

இதுமட்டுமல்லாமல், தேங்காய் எண்ணெயில் அதிக அளவில் லாரிக் ஆசிட் (lauric acid) இருக்கிறது. இது அருமையான கிருமி நாசினி. தாய்ப்பாலுக்கு நிகராக லாரிக் அமிலம் அதிகம் இருக்கக்கூடிய இன்னோர் உணவு தேங்காய் எண்ணெய்தான். இறுதியாக, அதன் முழுமையான விளைவை மொத்தமாக வைத்துப் பார்த்தால் அது நல்ல பொருள் என்றே கூறலாம். LDL-ன் அளவு சிறிதளவு அதிகமாவதால், அதுவே மாரடைப்பையும் அதிகமாக்குகிறது என்று கூறுவது சரியல்ல. ஏனென்றால், பல கூட்டாராய்ச்சிகளில் 'தேங்காய் எண்ணெய், நெய், வெண்ணெய் போன்ற பொருள்களை எடுத்துக்கொள்வதால் LDL அதிகமானாலும், ஒட்டுமொத்த மாரடைப்பு ஏற்படுத்தும் விகிதம் அதிகமாவது இல்லை' என்றே முடிவுகள் வெளிவந்துள்ளன. எனவே நிறைகொழுப்புகளை வில்லன் ஆக்கியது வனஸ்பதி போன்ற பொருள்கள்தான்.

நிறைவுறாக் கொழுப்புகளை நிறைகொழுப்புகளாகச் செயற்கையாக மாற்றும்போது அதில் Trans Fat என்ற ஒரு வகை கொழுப்பு உருவாகிறது. இந்த Trans Fat கொழுப்பை நம் உடலால் ப்ராசஸ் செய்ய இயலாது. இது நம் உடலுக்குள் நுழைந்துவிட்டால், ரத்தக்குழாயில் காயம் ஏற்படுத்துவதைத்தவிர வேறு எந்த வேலையையும் செய்யாது. மிகவும் செயற்கையான பொருள் என்பதால் இதை எப்படி ப்ராசஸ் செய்வது என்பதே நம் உடலுக்குத் தெரியாது என்பதுதான் பிரச்னை. உண்மையில், இருப்பதிலேயே மிக மோசமான கொழுப்பு என்றால் அது இந்த Trans Fatதான். அதனால்தான் வனஸ்பதி போன்ற பொருள்களுக்கு நாம் தடை கோருகிறோம். மிருதுத்தன்மை ஏற்படுத்துவதற்காக பிஸ்கட், கேக், ஸ்வீட் போன்ற உணவுகளிலும் அவை பயன்படுத்தப்படுகின்றன. நம்மையறியாமல் இவை பல்வேறு பொருள்களின் வழி நம் உடலுக்குள் செல்கின்றன.

செயற்கையாக உருவாக்கப்பட்ட இதுமாதிரியான நிறைகொழுப்புகளே நாம் உண்மையில் தவிர்க்கவேண்டியவை. மற்றபடி இயற்கையான நிறை கொழுப்புகளை நாம் தாராளமாக எடுத்துக்கொள்ளலாம்.

பாமாயிலில் நிறைகொழுப்பு இருந்தாலும் அதைப்பற்றிப் பேசாதது ஏன் என்ற கேள்வி எழலாம். இயற்கையாகக்

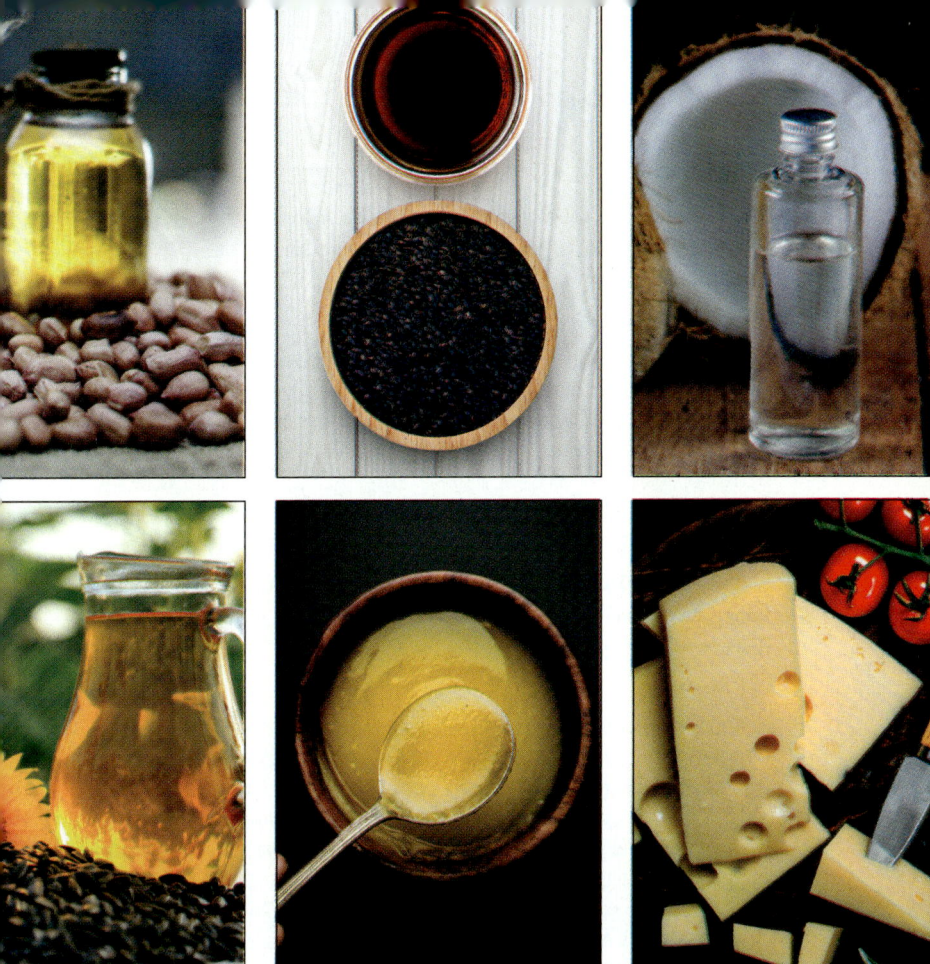

கிடைக்கும் பாமாயில் அப்படியே நமக்கு வருவதில்லை. மிக அதிக அளவில் சுத்திகரிக்கப்பட்ட பாமாயிலே இங்கு வருகிறது. அதிலுள்ள கொழுப்பின் தன்மை அவ்வளவு பாதிப்புகளை ஏற்படுத்தாது என்றாலும், அது ப்ராசஸ் செய்யப்பட்டு வரும் முறை காரணமாக குறைவாகப் பயன்படுத்துவதே நல்லது. எல்லாவற்றையும் தொகுத்துப் பார்க்கும்போது மிகவும் ப்ராசஸ் செய்யப்பட்ட நிறையுறாக் கொழுப்புகள் அதிகம் இருக்கக்கூடிய சூரியகாந்தி எண்ணெய் போன்றவற்றிலிருந்து விலகி, நம் முன்னோர்கள் பாரம்பர்யமாகப் பயன்படுத்திய தேங்காய் எண்ணெய், கடலை எண்ணெய் போன்றவற்றைப் பயன்படுத்துவதே நல்வாழ்வுக்கு வழி.

“முளைகட்டிய பயறை தினமும் சாப்பிட்டால் நுரையீரல் பாதிக்கப்படும் என்று சொல்கிறார்களே, அது உண்மையா?”

- ஜெயலக்ஷ்மி

தவறு. ஆரோக்கியமான முளைகட்டிய தானியங்களைச் சாப்பிடுவதால் நுரையீரல் பாதிக்கப்படுவதற்கான வாய்ப்பே இல்லை. ஆனால் பயறு வகைகள் பெரும்பாலும் வாயுத்தொல்லையை அதிகரிக்கும் தன்மை கொண்டுள்ளதால், இந்த வகை உணவுகளைச் சாப்பிடும்போது வாயுத்தொல்லை காரணமாக வயிறு பெரிதாகி, நுரையீரல் விரிவடைவதற்குச் சிறிது தடங்கல் ஏற்படும். அப்போது சிலருக்கு மூச்சு விடுவதில் சிரமம் இருப்பதுபோல தெரியலாம். மற்றபடி பயறு வகைகளுக்கும் நுரையீரலுக்கும் நேரடியாக எந்தத் தொடர்பும் இல்லை.

“பிராய்லர் கோழி பற்றி விரிவாகச் சொல்லிவிட்டீர்கள். வாத்துக்கறியைப் பற்றியும் கூறினால் எங்களுக்குத் தெளிவு கிடைக்குமே?”

- கிடையூர் மாணிக்கம்.

கோழிக்கறிக்கும் வாத்துக்கறிக்கும் சில முக்கிய வித்தியாசங்கள் உண்டு. கோழிக்கறியில் இருக்கும் புரதத்தில் பாதிதான் வாத்துக்கறியில் இருக்கும். ஆனால், கோழிக்கறியைவிடக் கொழுப்பின் அளவு இரண்டரை மடங்கு வாத்துக் கறியில் அதிகம். இந்த ஒரு காரணத்தால் பெரும்பாலான மருத்துவர்கள் இதை ஆபத்து என்று சொல்லக்கூடும். ஆனால், நான் ஏற்கெனவே கூறியதுபோல இதில் நிறைகொழுப்புகளும் அத்துடன் சேர்ந்து MUFA வகை நிறையுறாக் கொழுப்புகளும் அதிகம் உள்ளதால் வாத்துக்கறி சாப்பிடுவதில் தவறில்லை. இன்னொரு முக்கியமான விஷயம், கோழிக்கறியைவிட இயற்கையான மேய்ச்சலில் வளர்க்கப்படும் வாத்துக்கறியில் ஒமேகா-3 ஆரோக்கியமான கொழுப்புகள் மிகவும் அதிகம். இந்தக் காரணத்துக்காகவே அவ்வப்போது வாத்துக்கறியை உணவில் சேர்த்துக்கொள்வது நல்லது.

தேங்காய் எண்ணெய், கடலை எண்ணெய் சரி... நல்லெண்ணெய் எப்படி?

அதையும் பார்த்துவிடுவோம். நல்லெண்ணெயில் நிறையுறாக் கொழுப்புகள் அதிகம் இருக்கின்றன. அதாவது MUFA மற்றும் PUFA என இரண்டுமே கிட்டத்தட்ட சம விகிதத்தில் இருக்கின்றன. எனவே சுத்திகரிக்காமல் செக்கில் ஆட்டிய நல்லெண்ணெயும் நல்லதுதான்.

இன்னொரு முக்கிய விஷயத்தையும் நாம் கவனிக்க வேண்டும். இதுவரை நாம் பார்த்தது, கொழுப்பின் வகைகளை வைத்து! எண்ணெய்களின் சுத்திகரிப்பு முறையும் ரொம்பவே

முக்கியம். சூரியகாந்தி முதலிய எண்ணெய்கள் *MUFA* வகை கொழுப்புகளை அதிகம் கொண்டிருப்பவைதான். ஆனால், சுத்திகரிக்கப்பட்டுப் பல்வேறு மாற்றங்கள் செய்யப்பட்டு வருவதால் அவற்றைக் கெடுதல் என்கிறோம். இருப்பதிலேயே ஆலிவ் எண்ணெயில்தான் *MUFA* கொழுப்புகள் அதிகம் உள்ளன. அதற்கு அடுத்தபடியாக இந்த லிஸ்ட்டில் இருப்பது சூரியகாந்தி எண்ணெய்தான். கார்ன் ஆயில், சோயா ஆயில் போன்ற மற்ற வெஜிடபிள் எண்ணெய்களில் *PUFA* வகை கொழுப்புகள் அதிகமாக இருக்கின்றன. பின்னர் ஏன் சூரியகாந்தி எண்ணெயைக் கெட்டது என்கிறோம்? இதுபோன்ற பெரும்பாலான நவீன எண்ணெய்களை வேண்டாம் என்று கூறுவதற்கு முக்கிய காரணம், அவற்றின் சுத்திகரிப்பு முறை.

செக்கில் ஆட்டிய எண்ணெய்மீது இப்போது மக்களின் கவனம் திரும்பியிருக்கிறது. புதிது புதிதாகச் செக்கு எண்ணெய்கள் சந்தைக்கு வருகின்றன. அவை எப்படி?

வித்துகளைப் பிழிந்து பெரிய அளவில் சூடாகாமல் இயற்கையாக வடிகட்டிப் பயன்படுத்துவதுதான் செக்கு எண்ணெயின் சிறப்பு. ஆனால், தற்போது எண்ணெய்களைச் செக்கில் பிரித்தெடுப்பது கடினமான ஒன்று. அதனால் அவற்றை கெமிக்கல் மற்றும் மெக்கானிக்கல் முறையில் சுத்திகரிப்பு செய்கிறார்கள். அதாவது வித்துகளை அதிக அழுத்தமுள்ள எந்திரத்தில் போட்டு ஆட்டி, பிழிந்து, கெமிக்கல்களைக் கொண்டு சுத்திகரிப்பார்கள். அல்லது அதை மிக அதிக வெப்பத்தில் சூடாக்கி *Distillation* முறையில் கழிவுகளை அகற்றுவார்கள்.

இதுபோன்ற சுத்திகரிப்பு முறைகளை மேற்கொள்ளும்போது அதில் *Trans Fat* உருவாகிறது என்று சொல்கிறார்கள். செக்கில் பிழிந்த, இயற்கை முறையில் உருவான சூரியகாந்தி எண்ணெய் ஒருவேளை நல்லதாக இருக்கலாம். ஆனால் ப்ராசஸ் செய்யக்கூடிய முறைகள் பிரச்னைக்குரிய விதத்தில் இருப்பதால்தான் அவற்றிலிருந்து விலகி நிற்கச் சொல்கிறேன்.

இவை அனைத்தையும் வைத்துப் பார்க்கும்போது, பெரிய அளவில் சூடுபடுத்தப்படாத, செக்கில் ஆட்டிய எண்ணெய்கள், அதிலும் நாம் வெகுகாலமாகப் பயன்படுத்திவரும் தேங்காய் எண்ணெய், கடலை எண்ணெய், நல்லெண்ணெய் முதலிய

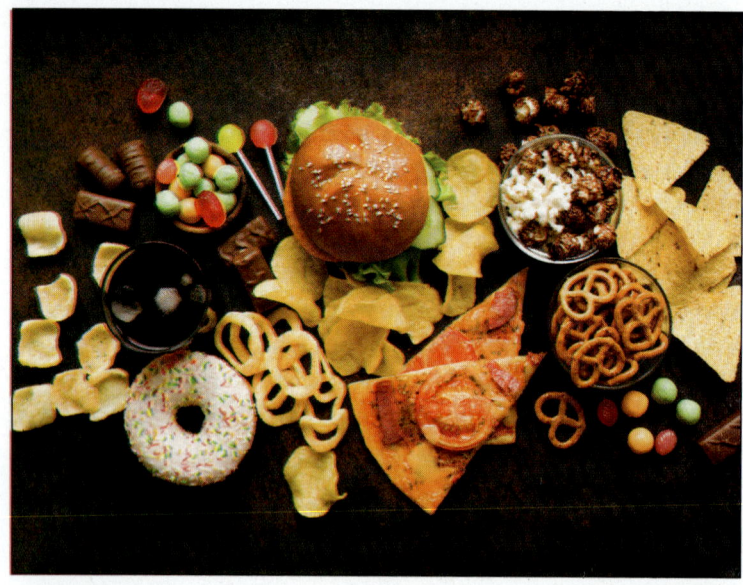

எண்ணெய்களை எடுத்துக்கொள்வது பிரச்னையே கிடையாது. மேலும் நெய், வெண்ணெய் பயன்படுத்துவதிலும் எந்தப் பிரச்னையும் இல்லை. ஆனால், எந்த எண்ணெயாக இருந்தாலும் தேவையான அளவு மட்டுமே பயன்படுத்த வேண்டும். காரணம், எண்ணெய் என்பதே உணவில் சுவையைக் கூட்டுவதற்கும், அதைச் சமைப்பதற்கும் சேர்க்கப்படும் ஒரு கூடுதல் பொருள். எண்ணெயை அதிகமாக எடுத்துக்கொள்வது நல்லதல்ல.

ஒருநாளைக்கு அதிகபட்சம் நான்கு ஸ்பூன்தான் பயன்படுத்தப்போகிறோம் என்றால் அந்த 15-20 மி.லி, நம் உடலில் பெரிய மாற்றங்கள் எதையும் செய்துவிடாது என்பதே உண்மை. அதனால், எண்ணெய்கள் மேல் அதிக கவனம் செலுத்தாமல் ஒட்டுமொத்தமாக ஆரோக்கியமான கொழுப்பு உணவுகளை எடுத்துக்கொள்வதில் கவனம் செலுத்த வேண்டும். தேங்காய், நட்ஸ் வகைகள், நிலக்கடலை, பால் போன்றவற்றின் வாயிலாகக் கொழுப்பை சைவ உணவாளர்கள் எடுத்துக்கொள்ளலாம். அசைவம் சாப்பிடுபவர்கள் சிக்கன், மட்டன், மீன், முட்டைகள் ஆகியவற்றைச் சரிவிகிதத்தில் தாராளமாக எடுத்துக்கொள்ளலாம்.

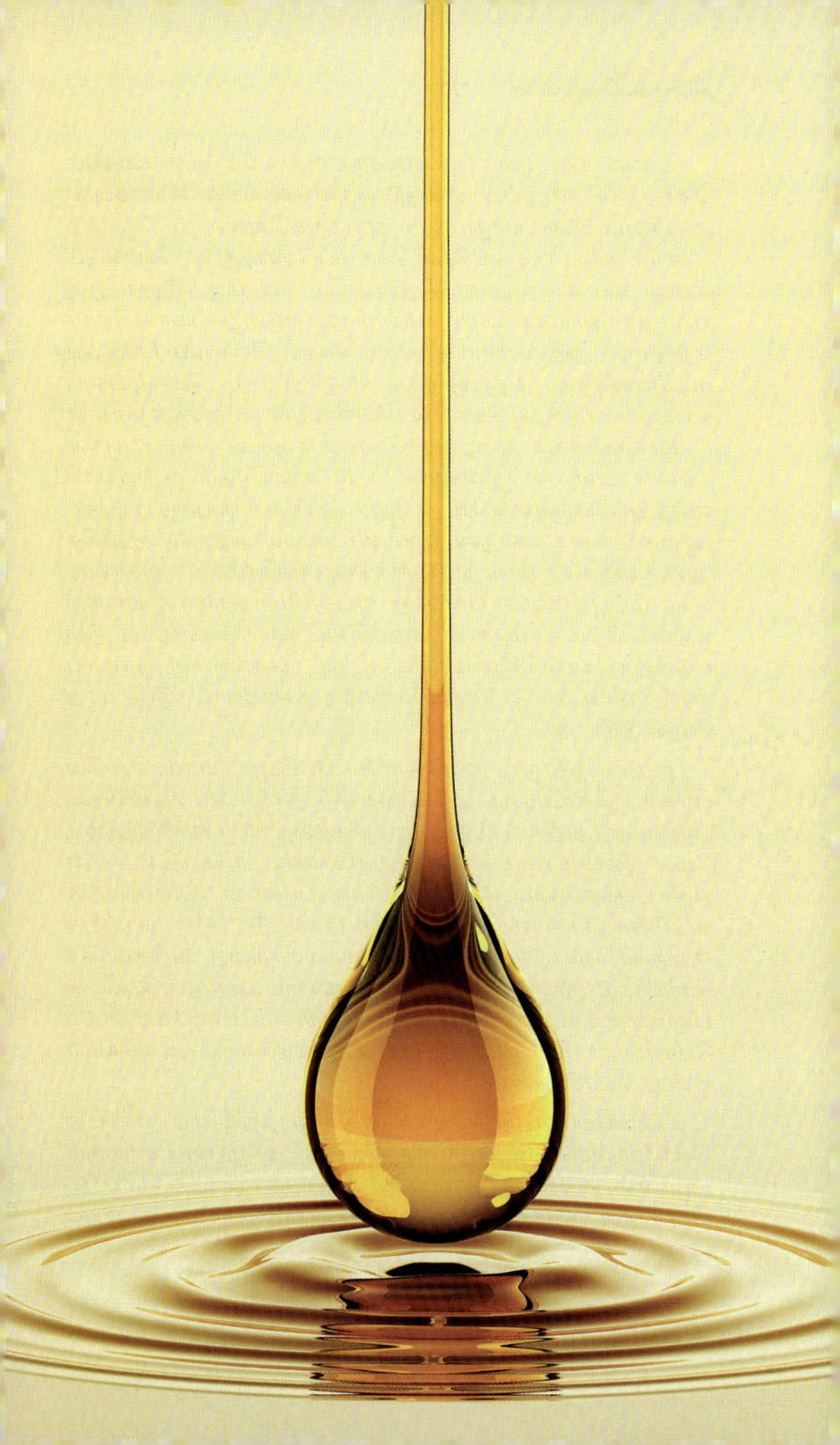

உண்மையில், *Trans Fats* வகைகளைத் தவிர மற்ற எதையும் கெட்ட கொழுப்பு என்று ஒதுக்கிவைக்க வேண்டிய அவசியம் கிடையாது. நாம் எடுத்துக்கொள்ளும் மொத்த கலோரிகளில் 30 சதவிகிதம் கொழுப்பிலிருந்து வரவேண்டும் என்று உலக சுகாதார நிறுவனமே கூறியிருக்கிறது. ஒரு நபர் சராசரியாக 2,000 கலோரிகள் எடுத்துக்கொள்கிறார் என்றால், அதில் 600 கலோரி வரை கொழுப்பிலிருந்து வரவேண்டும். அதற்கு நாம் 60-70 கிராம் கொழுப்பை தினமும் எடுத்துக்கொள்ள வேண்டும். மாவுச்சத்துகளை 10-20 சதவிகிதம் குறைத்துக்கொண்டு, நல்ல கொழுப்புகள் உள்ள உணவை இன்னும் 10-20 சதவிகிதம் கூடுதலாக எடுத்துக்கொள்ளலாம் என்று நான் பரிந்துரைப்பேன். ஆனால், உலக சுகாதார நிறுவனம் கூறும் அந்த 30 சதவிகித அளவைக்கூட நாம் எடுத்துக்கொள்வதில்லை. அதாவது கொழுப்புகளைப் பார்த்து ஒட்டுமொத்தமாக பயந்து ஒதுங்கிவிடும் நாம், 80-90 சதவிகிதம் மாவுச்சத்தை மட்டும் எடுத்துக்கொள்கிறோம். கொழுப்பு, புரதங்களை ஓரமாய் ஊறுகாய்போல எடுத்துக்கொண்டிருக்கிறோம். இது மாற வேண்டும்.

புரதம் பற்றி நாம் ஏற்கெனவே பேசியுள்ளோம். எனவே புரதம், கொழுப்பு ஆகியவற்றை தலா 30 சதவிகிதம் அளவுக்கு அதிகப்படுத்தி, மாவுச்சத்தை 40 சதவிகிதத்திற்கு மேல் அதிகமாகாமல் பார்த்துக்கொண்டாலே இன்சுலின் எதிர்ப்புத்தன்மை போன்ற பெரும்பாலான பிரச்னைகள் கட்டுக்குள் வரும். இதை விட்டுவிட்டு 'கொழுப்பைக் குறைக்கிறேன் பேர்வழி' என மாவுச்சத்தை அதிகமாகச் சாப்பிட்டு, இன்சுலின் எதிர்ப்புத்தன்மை அதிகமாகி, உடல் பருமன் உண்டாகி, மாரடைப்பு, சர்க்கரை, *Fatty Liver*, *PCOD* போன்ற பாதிப்புகளுக்கு உள்ளாவதெல்லாம் அவசியமா என்று யோசியுங்கள்.

உண்மையில் இன்சுலின் எதிர்ப்புத்தன்மை என்பது கொரோனவைவிடப் பெரிய நோய். கொழுப்பை சரியான அளவில் எடுத்துக்கொள்வதே அதற்குத் தீர்வு. கொழுப்பு மீது உள்ள பயம் நீங்கினால் மட்டுமே இதை நம்மால் செய்ய முடியும்.

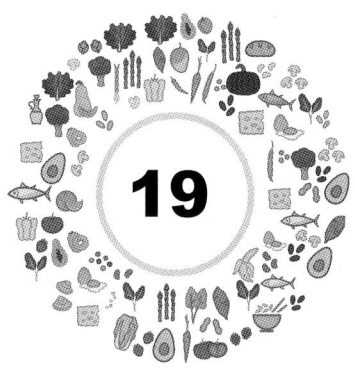

19

நிறைகொழுப்புகள், நிறையுறாக் கொழுப்புகள் பற்றி கடந்த சில அத்தியாயங்களில் நிறைய ஆய்வு செய்தோம். கொழுப்பு குறித்து சமூகத்தில் நிலவும் மூடநம்பிக்கைகளைத் தகர்க்க வேண்டும் என்பதே நம் நோக்கம்.

இப்போது கொஞ்சம் லைட்டான விஷயத்தைப் பற்றிப் பேசலாம். சாதாரணமாக உணவு விஷயத்தில் நம் வீடுகளில் ஒலிக்கும் வார்த்தைகள் 'குளிர்ச்சி', 'சூடு'. 'இது சூடுப்பா, இதைச் சாப்பிட்டா வயித்துல எரிச்சல் ஏற்படும்'. 'இது குளிர்ச்சி, இது சாப்பிட்டா சளி பிடிச்சுக்கும்' என எல்லா உணவுகளையும் பெரியவர்கள் வகைப்படுத்துவார்கள். குளிர்ச்சி, சூட்டை மையமாக வைத்து நிறைய நோய்களைத் தொடர்புபடுத்தும் வழக்கமும் இருக்கிறது.

ஒரு குழந்தைநல மருத்துவராக, சளி காய்ச்சலுடன் வரும் பல குழந்தைகளை தினம் தினம் பார்த்துக்கொண்டிருக்கிறேன். "நல்லாத்தான் டாக்டர் இருந்தா. சொல்லச் சொல்லக் கேட்காம கொய்யாப்பழம் சாப்பிட்டா... குளிர்ச்சி... சளிப்புடிச்சுக்கிச்சு'', "சாத்துக்குடி ஜூஸ் குடிச்சான், அதுல இருந்தே சளியும் காய்ச்சலுமா இருக்கு", "ரெண்டு மாம்பழம் ஒண்ணா சாப்பிட்டான்... சூடு, வயித்து வலியைக் கிளப்பிருச்சு" என்றெல்லாம் என்னிடம் வரும் பெற்றோர்

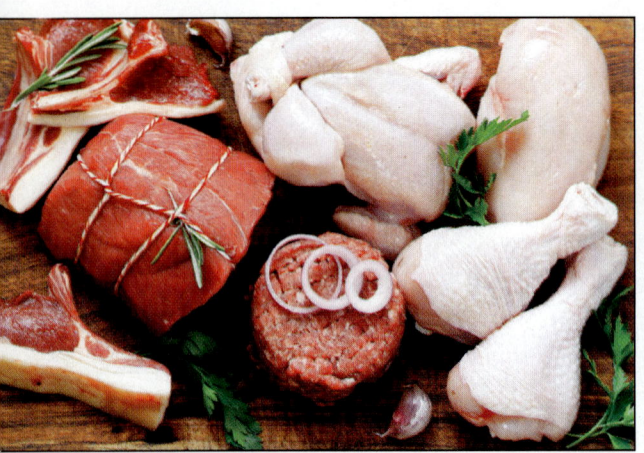
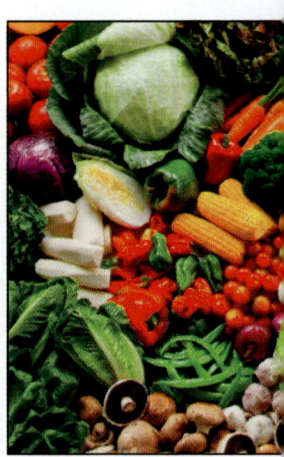

சொல்வார்கள். அறிகுறிகளைச் சொல்வதைவிட எதனால் ஏற்பட்டது என்று சொல்லி அதற்கான தீர்வுகளைக் கேட்பார்கள். அந்த அளவுக்கு நோய்களை நாம் சூடு, குளிர்ச்சி ஆகிய இரண்டோடு தொடர்புப்படுத்தி வைத்திருக்கிறோம்.

சூடு, குளிர்ச்சி போன்றவை உண்மையில் நோய்களைத் தீர்மானிக்கின்றனவா? இவை நம்மூர் மருத்துவ முறைகளில் மட்டும்தான் இருக்கிறதா? அல்லது, பிறநாடுகளின் பாரம்பர்ய மருத்துவமுறைகளிலும் உண்டா? குளிர்ச்சியான, சூடான உணவுகள் எவை, அவற்றை எந்த அளவுக்கு எடுத்துக் கொள்ளலாம் என்பதையெல்லாம் அலசுவோம்.

இந்திய மருத்துவ முறைகளான சித்தாவும் ஆயுர்வேதமும் குளிர்ச்சி, சூடு பற்றிப் பொதுவான செய்திகளையே கூறுகின்றன. ஆயுர்வேதத்தில் வாதம், பித்தம், கபம் என நோய்களை மூன்றாகப் பிரிக்கிறார்கள். சித்த மருத்துவத்திலும் இதுபோன்ற பிரிவினைகள் இருக்கின்றன. பித்தத்தைச் சூடு சார்ந்தும்; வாதம், கபம் இரண்டையும் குளிர்ச்சி சார்ந்தும் வகைப்படுத்துகிறார்கள்.

சூடு என்றால் வெறும் காய்ச்சல் என்ற பொருள் மட்டும் கிடையாது. எவையெல்லாம் எரிச்சல், வலி ஆகியவற்றைத் தருகின்றனவோ அவையெல்லாம் பித்த நோய்கள்; கண் எரிச்சல், சிறுநீர் மலம் கழிக்கும்போது ஏற்படும் எரிச்சல்கள், வயிற்று எரிச்சல், கடும் வியர்வை, தோல் வெடிப்பு, வெயில் புண், காமாலை, வாய்ப்புண் போன்றவற்றைப்

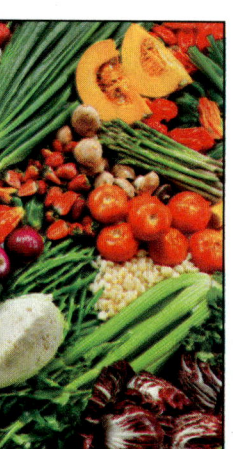
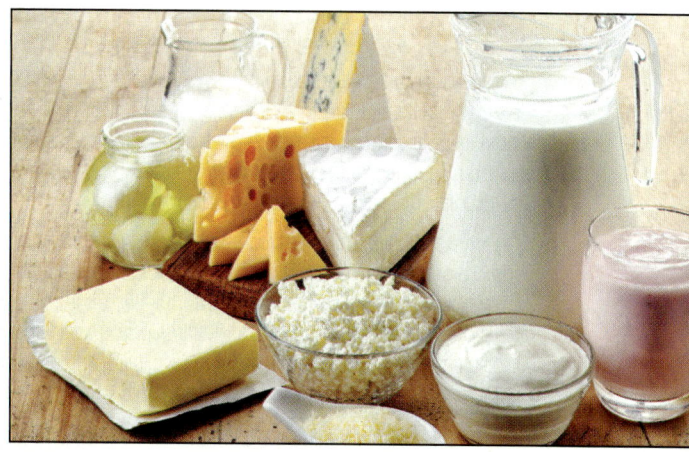

பித்த நோய்களாக வகைப்படுத்துகிறார்கள். குளிர்ச்சியை வாதம் என்று சொல்கிறோம். பெரும்பாலும் தசை, எலும்பு மற்றும் மூட்டு சார்ந்த பிரச்னைகள், பக்கவாதம் போன்ற நரம்பியல் பிரச்னைகள், மலச்சிக்கல், இதயத் துடிப்பு சார்ந்த பிரச்னைகள், பல்வலி, காதுவலி, நடுக்கம் ஆகியவை வாதம் என்ற வகைக்குள் வரும். அடுத்தது கபம். சளி, இருமல், சோர்வு, உடல் பருமன் போன்றவை கபத்தில் அடங்கும்.

நோய்களை இப்படிப் பிரிப்பதுபோலவே சூட்டுத்தன்மை யுள்ள உணவுகள், குளிர்ச்சித்தன்மையுள்ள உணவுகள் எனப் பிரிக்கிறார்கள். இரண்டிலும் அடங்காத நியூட்ரல் வகை உணவுகளும் உண்டு. முட்டை தொடங்கி பெரும்பாலான அசைவ உணவுகள் சூடு வகையில் வருகின்றன. மீன் மற்றும் எருது இறைச்சி இதில் விதிவிலக்கு. மேலும் காரமான மசாலாப் பொருள்கள், மிளகாய், பூண்டு, வெங்காயம், புளிப்புத் தன்மையைக் கொடுக்கும் பொருள்கள், பயறு வகைகள் ஆகியவையும் இந்த வகையில் அடங்கும். உலர் திராட்சை, பப்பாளி, தக்காளி, மாம்பழம் ஆகியவற்றைத் தவிர பெரும்பாலான இனிப்புத்தன்மையுடைய, நீர்த்தன்மை அதிகமுள்ள பழங்கள் குளிர்ச்சியைத் தருபவை. காய்கறிகளும் குளிர்ச்சி வகைதான். தயிர், மோர், பால் போன்ற உணவு வகைகள், நாம் தினசரி எடுத்துக்கொள்ளும் சோறு, கோதுமை, சர்க்கரை ஆகியவையும் இந்த வகைதான். ஆட்டுப்பால், கல் உப்பு, பச்சைப் பயறு, பழைய அரிசி,

பாசுமதி அரிசி பிரியாணி நல்லதா?

ராம் என்ற வாசகர், 'அரிசி பற்றி நிறைய சொல்லியிருக்கிறீர்கள். பாசுமதி அரிசியை விட்டுவிட்டீர்களே' என்று கேட்டிருந்தார். பாலகிருஷ்ணன் என்ற வாசகர், 'ஹார்மோன் ஊசிகளைப் போட்டு வளர்க்கப்படும் பண்ணைக் கோழிகளின் முட்டைகளைச் சாப்பிடலாமா?' என்று கேள்வி எழுப்பியிருந்தார்.

பாலீஷ் செய்யப்பட்ட வெள்ளை அரிசியைவிட பாசுமதி அரிசியின் Glycemic index அளவு சற்றுக் குறைவு. பாலீஷ் செய்யப்பட்ட அரிசியின் Glycemic index 66 என்றால் பாசுமதி அரிசியின் அளவு 55-60. சிறுதானியம், பிரவுன் ரைஸ், சிவப்பரிசி ஆகியவற்றுக்கு நிகராக இதை ஒப்பிடலாம். Glycemic index அளவு குறைவாக இருந்தாலும், பாசுமதியில் செய்யப்பட்ட பிரியாணியை ஒரு முழு பிளேட் சாப்பிட்டால் சர்க்கரை அளவு கட்டாயம் அதிகரிக்கும். கவனம்.

பண்ணைகளில் வளர்க்கப்படும் முட்டைக் கோழிகளுக்கு ஹார்மோன் ஊசி போடுவதாகச் சொல்லப்படுவது தவறு. பண்ணைகளில் சில நேரங்களில் கோழிகளுக்குத் தடுப்பூசிகளும் நோய் வராமல் இருக்க ஆன்டிபயாடிக் மருந்துகளும் ஊசி மூலம் செலுத்தப்படுவதுண்டு. ஹார்மோன் ஊசி போட்டு எந்தக் கோழியையும் வளர்க்க முடியாது என்பதுதான் அறிவியல்பூர்வமான கூற்று. எனவே தயக்கமில்லாமல் பண்ணைக் கோழி முட்டைகளைச் சாப்பிடலாம்.

பொரி ஆகியவற்றைச் சூடு, குளிர்ச்சி வகைகளில் சேராத உணவுப்பொருள்கள் என்று வகைப்படுத்தலாம்.

சூடு அல்லது பித்தம் அதிகமாவதால் ஏற்படும் நோய் வயிற்றுப்போக்கு என நம்பப்படுகிறது. காரமான உணவுகள் பேதியை உண்டாக்கும் என்பது பொதுவான நம்பிக்கை. அதுபோல சளி என்பது, பழங்கள், சர்க்கரை, தயிர், மோர் போன்றவற்றால் ஏற்படும் பாதிப்பு எனச் சொல்லக் கேட்டிருப்போம். அதேநேரம் இந்தப் பிரச்னைகளுக்கான தீர்வுகளைக் கூர்ந்து கவனித்தால் இன்னொரு விஷயத்தையும் புரிந்துகொள்ள முடியும். சூட்டினால் ஏற்படும் பேதியை குளிர்ச்சியான உணவுகளைக் கொடுத்து சரி செய்வார்கள். குளிர்ச்சியால் ஏற்படும் சளி போன்ற பிரச்னைகளுக்குக் காரமான சூப் மற்றும் அசைவ உணவுகளைச் சாப்பிடத் தருவார்கள். வெயில் தாக்கத்தால் ஏற்படும் புண் போன்ற பிரச்னைகளுக்கு இளநீர், மோர் குடித்து உடலைக் குளிர்ச்சியாக்க முயல்வார்கள்.

நம் பாரம்பர்ய மருத்துவ முறைகள் போலவே உலகின் அனைத்துப் பாரம்பர்ய மருத்துவ முறைகளிலும் இந்தச் சூடு,

குளிர்ச்சி கான்செப்ட் இருக்கிறது என்பது ஒரு ஆச்சரிய மூட்டும் விஷயம். TCM என்று சொல்லக்கூடிய Traditional Chinese Medicine என்பது உலகின் முதன்மை மருத்துவ முறைகளில் ஒன்று. அதில் யின், யாங் என உணவுகளையும் நோய்களையும் இரண்டாகப் பிரிக்கிறார்கள். யின் என்பது குளிர்ச்சி, யாங் என்பது சூடு. நம்மூரில் செய்வதுபோல யின் வகை நோய்களுக்கு யாங் வகை உணவுகளைக் கொடுத்தும், யாங் வகை நோய்களுக்கு யின் வகை உணவுகளைக் கொடுத்தும் சரி செய்கிறார்கள். ஈரான் நாட்டின் பெர்ஷிய மருத்துவ முறையான யுனானி மருத்துவத்திலும் மெஜஸ் என்ற பெயரில் இதே கான்செப்ட்தான் பின்பற்றப்படுகிறது. கரீபியன், தென் அமெரிக்க நாடுகளிலும் இப்படித்தான்.

ஆனால் சில வித்தியாசங்கள் இருப்பதையும் பார்க்க முடிகிறது. உதாரணத்துக்கு, நாம் மாம்பழத்தைச் சூடு என்கிறோம். சீன மருத்துவத்தில் குளிர்ச்சி என்கிறார்கள். மீன்களை நாம் குளிர்ச்சி என்கிறோம். ஆனால், சீனாவில் இது யாங் என்று வகைப்படுத்தப்படுகிறது. பயறு வகைகளை நாம் சூடு என்று சொல்ல, அவர்கள் இதை நியூட்ரல் வகையில் சேர்த்திருக்கிறார்கள். எனவே இந்தச் சூடு, குளிர்ச்சி கான்செப்ட் பெரும்பாலான மருத்துவ முறைகளில் இருந்தாலும் ஒன்றுக்கு ஒன்று சின்னச் சின்ன மாறுதல்களைக் கொண்டிருக்கிறது. அந்தந்த நாடுகளின் தட்பவெப்பம், அங்கு விளையும் உணவுப்பொருள்களின் தன்மைகள் இதற்குக் காரணமாக இருக்கலாம் என்பது என் கருத்து.

இப்போது நோய்கள் பற்றிய நம்முடைய புரிதல் மாறியிருக்கிறது. 'சூடு என்றால் என்ன, எதனால் சூடு என்று சொல்கிறோம், அந்த உணவுகளுக்கு ஏதேனும் பொதுவான தன்மை இருக்கிறதா' போன்ற கேள்விகளுக்கான பதில் தெரிய ஆராய்ச்சிகள் செய்திருக்கிறார்களா என்றால், இந்தியாவில் இதுகுறித்து எந்தவித ஆராய்ச்சிகளும் நடத்தப்படவில்லை என்பதுதான் சோகம்.

மிகவும் தீவிரமாகத் தேடிப்பார்த்ததில், 1969-ல் ஹைதராபாத்தில் உள்ள National Institute of Nutrition-ல் நடத்தப்பட்ட ஆராய்ச்சி மட்டுமே இருந்தது. அவர்கள் சூடான உணவுகளையும் குளிர்ச்சியான உணவு களையும் கொடுத்து சிறுநீர் கழிக்கும்போது எரிச்சல்

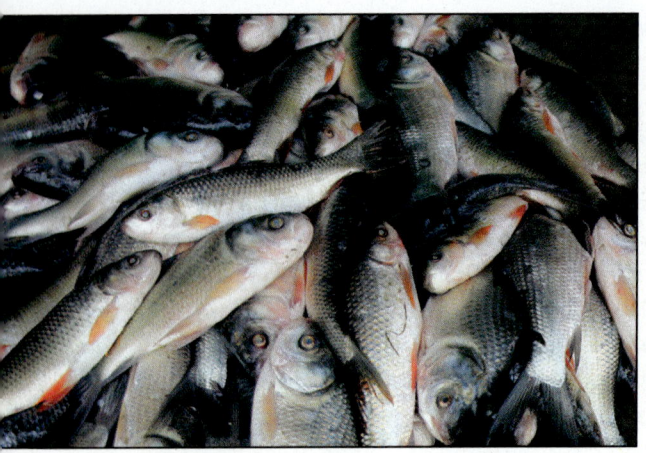
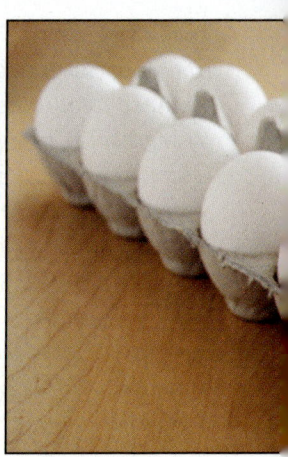

ஏற்படுகிறதா என்பதையும் எரிச்சல் ஏற்படுவதற்கான காரணங்களையும் ஆராய்ச்சி செய்ய முயன்றுள்ளார்கள். ஆனால், அது முழுமையான ஆராய்ச்சியாக இல்லை. சில வித்தியாசங்களைக் கண்டுபிடித்திருக்கிறார்களே தவிர, பெரிதாக எந்த முடிவுகளும் கிடைக்கவில்லை. ஆனால், நிறைய சீன மருத்துவ ஆராய்ச்சியாளர்கள் நவீன மருத்துவக் கருத்துகளுக்கும் இதற்கும் சம்பந்தம் இருக்கிறதா என்று ஆராய்ச்சி செய்வதற்கு முயற்சியெடுத்திருக்கிறார்கள்.

நவீன மருத்துவக் கோட்பாடுகளின்படி, நாம் உணவுகளை உடலுக்கு எரிசக்தி தரக்கூடிய மாவுச்சத்து, புரதச்சத்து, கொழுப்புச்சத்துகளை Macro nutrients என்றும் வைட்டமின் சத்துகள், தாதுச்சத்துகள், நார்ச்சத்து, நீர்ச்சத்து, உப்புச்சத்து போன்றவற்றை Micro nutrients என்றும் பிரிக்கிறோம். இந்தச் சத்துகளுக்கும் சூடு குளிர்ச்சி போன்ற விஷயங்களுக்கும் உள்ள தொடர்புகளை ஆராய்ச்சி செய்ய மேலை நாடுகளில் நிறைய முயற்சி எடுத்திருக்கிறார்கள். அந்த ஆராய்ச்சிகளில் என்ன மாதிரியான பதில்கள் கிடைத்திருக்கின்றன?

இதில் சில விஷயங்களை நம் பொதுஅறிவின் வழியே புரிந்துகொள்ள முடியும். உதாரணமாக, எல்லாவிதமான மசாலாப் பொருள்கள், மிளகாய், வெங்காயம், பூண்டு ஆகியவற்றில் 'Pungent' என்று சொல்லப்படும் எரிச்சல் உண்டு பண்ணும் தன்மை இயற்கையாகவே இருக்கிறது. அதனால் அந்த உணவுகளைச் சூடு என்று சொல்வதை நம்மால் புரிந்துகொள்ள முடியும். அதேபோல, பெரும்பாலான

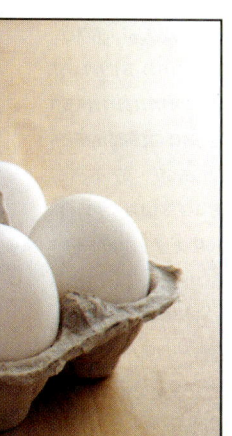
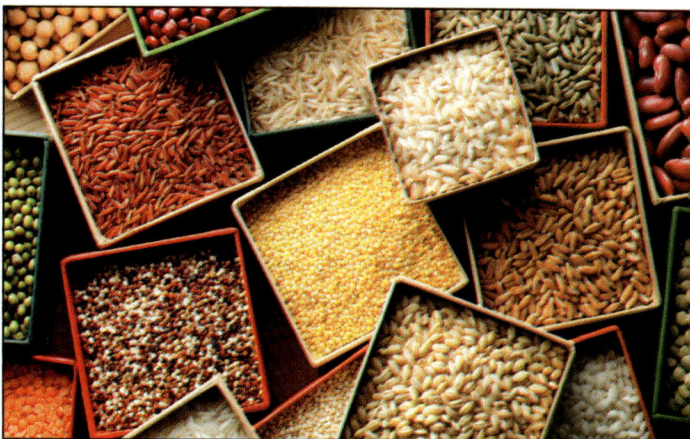

பழங்கள், நீர்ச்சத்து உள்ள காய்கறிகளைக் குளிர்ச்சியானவை என்றும் நாம் இயல்பாக அறிவோம்.

ஆராய்ச்சிகளைப் பொறுத்தவரை, புரதங்கள் அதிகம் இருக்கக்கூடிய உணவுகள் சூடு என்று சொல்லப்படுகிறது. உதாரணத்துக்கு பயறு வகைகளைச் சொல்லியிருந்தேன், ஒன்றிரண்டு தவிர பெரும்பாலான அசைவ உணவுகள், முட்டை இவற்றிலெல்லாம் புரதங்கள் இருப்பதால் சூடான உணவு என்று சொல்லப்படுகிறது. இதற்குக் காரணம் என்னவென்று பார்த்தால், புரதங்களைச் செரிமானம் செய்ய உடலுக்குக் கூடுதல் ஆற்றல் தேவைப்படும். இதை *Thermogenic effect of Proteins* என்று சொல்வோம். இதனால்தான் பல குளிர்ச்சியான நாடுகளில் புரதங்கள் நிறைந்த உணவான அசைவம் அதிகம் உட்கொள்ளப்படுகிறது. புரதத்தின் செரிமானம் உடலின் வெப்பத்தை அதிகப்படுத்துகிறது. இதன் காரணமாகவே அந்தக் காலத்தில் பயறு வகைகள் போலவே புரதம் அதிகமுள்ள உணவுகள் சூடு உணவுகள் என்று நம்மால் வகைப்படுத்தப்பட்டுள்ளன. *Acidity* எனப்படும் அமிலத்தன்மை அதிகமுள்ள உணவுகள் சூடு உணவுகளின்கீழ் வருகின்றன.

Alkalinity என்று சொல்லும் காரத்தன்மை அதிகம் உள்ள உணவுகள் குளிர்ச்சி என வகைப்படுத்தப்பட்டுள்ளன. அதாவது, சிறுநீரில் *Alkaline*-ஐ அதிகப்படுத்தும் தன்மை கொண்ட ஆரஞ்சு, சாத்துக்குடி போன்றவையெல்லாம் குளிர்ச்சியான உணவுகளின்கீழ் வருகின்றன.

Inflammation பற்றி கடந்த அத்தியாயத்தில் பேசியிருந்தோம். Inflammation-ஐ அதிகரிக்கும் தன்மை சில வகையான சூடு உணவுகளுக்கு இருக்கிறது என்றும் Inflammation-ஐ குறைக்கும் தன்மை சில வகையான குளிர்ச்சி உணவுகளுக்கு இருக்கிறது என்றும் உறுதி செய்திருக்கிறார்கள். ரத்தக் குழாய்களை விரிவடையச் செய்யும் தன்மை சூடு உணவுகளுக்கு இருக்கிறது. ரத்தக் குழாய்களைச் சுருக்கும் தன்மை குளிர்ச்சியான உணவுகளுக்கு இருக்கிறது என்றும் சொல்லியிருக்கிறார்கள். Sympathetic Nervous System என்று சொல்வோம். படபடப்பு, வியர்வை சுரப்பு ஆகியவற்றைத் தூண்டக்கூடிய தன்மை சில சூடு உணவுகளுக்கு இருக்கிறது; குளிர்ச்சியான உணவுகளுக்கு அந்தத் தன்மை இல்லை என்று சில ஆராய்ச்சிகளில் சொல்லியிருக்கிறார்கள்.

ஆனால் இந்த முடிவுகளை மட்டுமே வைத்து இந்தக் குறிப்பிட்ட காரணிகள் இருந்தால் சூடு உணவு; இந்தக் காரணிகள் எல்லாம் இருந்தால் குளிர்ச்சியான உணவு என்று நாம் பொதுவாக வகைப்படுத்த முடியாது. இதில் இன்னும் அதிகப்படியான ஆராய்ச்சிகள் நடத்தப்பட வேண்டும். அப்போதுதான் இந்தக் கருத்துகள் நவீன உணவு பற்றிய கோட்பாடுகளுடன் எந்த அளவுக்கு ஒத்துப்போகின்றன என்று தெரியவரும். அந்தக் காலத்தில் நம் முன்னோர்கள் அப்போதைய மருத்துவ முறைகளுக்கும் சாதன வசதிகளுக்கும் ஏற்ப நோய்களையும் உணவுகளின் தன்மைகளையும் கடினப்பட்டு வகைப்படுத்தியிருக்கிறார்கள். ஆனால், இதன் தற்போதைய தாக்கம் என்ன என்று பார்த்தால், சில முக்கியமான விஷயங்களை நாம் மறுபடியும் நினைவுபடுத்த வேண்டும்.

நோய்கள் எதனால் வருகின்றன... வாதம், பித்தம் பற்றி யெல்லாம் பார்த்தோம். அது இரண்டாயிரம் ஆண்டுகளுக்கு முன்னால் செய்யப்பட்ட வகைப்பாடு. அவ்வளவு அருமையாக அத்தனை நோய்களையும் வகைப்படுத்தி வைத்திருக்கிறார்கள். ஆனால் கடந்த நூறு அல்லது இருநூறு ஆண்டுகளில் அறிவியல் முறைகளில் நிறைய மாற்றங்கள் வந்திருக்கின்றன. அவற்றோடு நம் பாரம்பர்ய அறிவையும் கொண்டு, நோய்களுக்கான காரணங்களை நாம் கண்டறிந்திருக்கிறோம். உதாரணமாக,

பேதி என்றால் சூடு என்று மட்டும் சொல்லாமல், அது எந்தவிதமான பாக்டீரியாவால் வருகிறது. அந்த பாக்டீரியா உருவாக்கும் எந்த நச்சுப்பொருள் இதற்குக் காரணமாக இருக்கிறது என்றெல்லாம் பரிசோதனைகளின் வழியே கண்டறியும் இடத்துக்கு நாம் வந்திருக்கிறோம். சளி பிடிக்கிறது என்றால், குளிர்ச்சியான உணவே காரணம் என்று சொல்லாமல், அதற்குக் காரணம் ஒரு வைரஸ் என்று நாம் அறிந்திருக்கிறோம். உதாரணமாக கொரோனாவை எடுத்துக்கொண்டால், அது பரவாமல் இருக்க பல முன்னெச்சரிக்கை நடவடிக்கைகளை நாம் கையாள்கிறோம். இதுபோல ஒவ்வொரு நோய் குறித்த கூடுதல் புரிதலும் கண்டுபிடிப்புகளும் இன்றைய முன்னேறிய மருத்துவத்தில் இருக்கின்றன. மிகவும் கடினமான *PCR* பரிசோதனை என்பது சாதாரணமாக ரத்தப் பரிசோதனை, சிறுநீர்ப் பரிசோதனை போல இன்றைய நவீன மருத்துவ வளர்ச்சியில் மாறிவிட்டது. இந்தச் சூழ்நிலையில் உணவுகளின் சூடு, குளிர்ச்சி குறித்த கருத்துகளை நாம் அப்படியே ஏற்றுக்கொள்ள வேண்டுமா என்ற கேள்வி எழுகிறது. என்னைப் பொறுத்தவரை, சில விஷயங்களில் ஏற்றுக்கொள்ளலாம் சில விஷயங்களில் ஏற்றுக்கொள்ள முடியாது.

உதாரணமாக, வாந்தி பேதி என்று எடுத்துக்கொண்டால் அது சூட்டின் காரணமாக ஏற்படும் நோய்; அதற்கு நிறைய நீர்ச்சத்து உட்கொள்ள வேண்டும்; அதுதான் உயிரைக் காப்பாற்றும் என்று முன்னோர்கள் சொல்லியிருக்கிறார்கள். அதனால் பாதிக்கப்பட்டவர்களுக்கு இளநீர், மோர் போன்றவற்றைத் தருவார்கள். இதில் நீர்ச்சத்து மட்டுமல்லாமல் உப்புச்சத்து, குளுக்கோஸ் சத்தும் சேர்ந்திருப்பதால் இரண்டும் இணைந்து உப்புச்சத்துக் குறைபாட்டை நீக்கி உயிரைக் காப்பாற்றும். எனவே வாந்தி, பேதிக்கு நீர்ச்சத்து நிறைந்த இளநீர், மோர் குடிக்க வேண்டும் என்பது மிகவும் அருமையான அறிவியல்பூர்வமான விஷயம்தான். அதேபோல, சளி பிடித்திருந்தால் காரமான சூப் அல்லது மிளகுப் பால் குடிக்கச் சொல்கிறோம். இது நோயைக் குணப்படுத்துமா என்றால், கிடையாது. ஆனால் தொண்டைக் கரகரப்பை நீக்கி நமக்கு இதம் கொடுக்கும். இதுபோன்ற விஷயங்களை ஏற்றுக்கொள்ளலாம்.

ஆனால், 'இவற்றையெல்லாம் சாப்பிடக்கூடாது... சாப்பிட்டால் சளி, வாந்தி, பேதி வரும்' என்றெல்லாம் சொல்லி உணவுகளை சாப்பிடாமல் தடுப்பதுதான் தவறு. இதனால் முக்கியமாக பாதிக்கப்படுவது கர்ப்பிணிப் பெண்கள், பாலூட்டும் பெண்கள், குழந்தைகள் ஆகியோர்தான். குழந்தைகளுக்கு வருடத்திற்கு ஏழு முதல் எட்டுமுறை வரை வாந்தி, பேதி, சளி போன்ற பிரச்னைகள் வருவது இயல்புதான் என்பதை எல்லா பெற்றோரும் முக்கியமாக புரிந்துகொள்ளவேண்டும். குழந்தைகளுக்கு சளி, வாந்தி, பேதி போன்ற பிரச்னைகள் ஏற்பட்டால் அதை அவர்கள் முந்தைய தினம் உட்கொண்ட உணவுடன் தொடர்புப்படுத்துவது சரியல்ல. அப்படிப் புரிந்துகொண்டு அந்த உணவைக் கொடுக்காமல் தவிர்ப்பதால் குழந்தைகளுக்கு கிடைக்க வேண்டிய சத்துகள் கிடைக்காமல் போகிறது.

கர்ப்பிணிகளுக்கு சூடு என்று வகைப்படுத்தபட்ட நிறைய உணவுகளைக் கொடுக்கமாட்டார்கள். பாலூட்டும் தாய்மார்களுக்கு சொல்லப்படும் உணவுக் கட்டுப்பாடுகள் மிகவும் கொடுமை. பிறந்த குழந்தைகளுக்கு அடிக்கடி வாயு பிரிவது, குடித்த பாலைக் கக்குவது, ஒரு நாளில் இரண்டு மூன்றுமுறை மலம் கழிப்பது எல்லாம் இயல்புதான். ஆனால் அதை பாலூட்டும் தாயார் உட்கொள்ளும் உணவுடன் தொடர்புப்படுத்தி பல சத்தான உணவுகளை நீக்கிவிடுவார்கள். இது மிகவும் தவறான விஷயம். பாலூட்டும் பெண்கள்தான் இறைச்சி, முட்டை என்று தினசரி தேவையைவிட ஒன்றரை மடங்கு அதிகமாக புரதம் எடுத்துக்கொள்ள வேண்டும். மேலும் 500 கலோரிகள் கூடுதலாகவும், நல்ல கொழுப்புச்சத்தும் எடுத்துகொண்டால்தான் குழந்தைக்கு ஆரோக்கியமான தாய்ப்பால் கிடைக்கும்.

சில உணவுகளை சூடு என்று தவறாகப் புரிந்துக்கொண்டிருக்கிறோம். உதாரணமாக மாம்பழம். வெயில் காலத்தில் மாம்பழம் சாப்பிடுவது பேதியை உண்டு பண்ணும் என்பது தவறான எண்ணம். காரணம், வெயில் காலத்தில் தண்ணீர்த் தட்டுபபாடு ஏற்படலாம். ஒரே நீராதாரத்தில் இருந்து பலரது பயன்பாட்டுக்கும் நீர் பகிர்ந்தளிக்கப்படலாம். அதன் காரணமாக கிருமிகளின் பரவலும் அதிகமாக இருக்கும். எனவே காலரா, மஞ்சள்

காமாலை போன்ற பேதி ஏற்படுத்தும் நோய்கள் பரவுகிறது. இதைப் புரிந்துகொள்ளாமல் மாம்பழம் சாப்பிடுவதால் உடல் வெப்பம் அதிகமாகி பேதி ஏற்படுகிறது என்ற தவறாக நினைக்கிறார்கள். இதேபோல குளிர்காலத்தில் பாக்டீரியா, வைரஸ் ஆகியவை ஏற்படுத்தும் சளிக்கு அதே குளிர்காலத்தில் கிடைக்கும் ஏதேனும் ஒரு பழத்தைக் காரணம் என்று தவறாக புரிந்துகொண்டு தவிர்ப்பதும் தவறு.

வியர்வை அதிகமாகி வியர்வை நாளங்கள் அடைபடுவதால்தான் வெயில் காலத்தில் சூட்டுக் கொப்புளங்கள் உண்டாகின்றன. *Staphylococcus* எனும் பாக்டீரியாவால் சீழ் பிடித்து வரக்கூடியதுதான் *Impetigo* எனப்படும் இந்த சூட்டுக் கொப்புளம். உரிய மருந்தை எடுத்துக்கொண்டால் 5 நாட்களுக்குள் சரி செய்துவிடலாம். ஆனால் இதற்கு பதில் குளிர்ச்சியான உணவுகளை எடுத்துக்கொள்கிறேன் என்று வெறும் மோர், இளநீரை மட்டுமே எடுத்துக்கொண்டு 10 நாட்களுக்குப் பிறகு இந்த சீழ் உடல் முழுவதும் பரவிய நோயாளிகளையும் பார்த்திருக்கிறேன்.

சூடு, குளிர்ச்சி என்ற நம் முன்னோர்களின் புரிதலை நாம் பாராட்டியே ஆக வேண்டும். அதேநேரம், இதைத் தவறாகப் புரிந்துகொண்டு கர்ப்பிணிகள், குழந்தைகள், பாலூட்டும் தாய்மார்கள் சத்தான உணவு சாப்பிடுவதைத் தடுத்து, அதனால் அவர்களுக்கு பாதிப்புகள் ஏற்படுத்தக்கூடாது. சூடு குளிர்ச்சி என்று பொத்தாம் பொதுவாக ஏற்றுக் கொள்ளாமல், கால மாற்றங்களுக்கும், நவீன கண்டுபிடிப்புகளுக்கும், புதிய புரிதல்களுக்கும் ஏற்ப ஒவ்வொரு விஷயமாக பகுத்து ஆராய்ந்து, அது ஏன் சொல்லப்பட்டது? சொல்லப்பட்ட காரணம் தற்போதைய நவீன புரிதல்களுக்கு ஏற்புடையதாக இருக்கிறதா என்று பார்த்து, அதை கடைபிடிப்பதும் மற்றவர்களுக்கு வலியுறுத்துவதும் மிகவும் முக்கியம்.

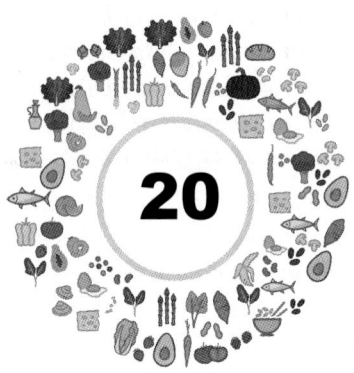

20

சூடு, குளிர்ச்சி பற்றிய உண்மைகள், கற்பனைகளை கடந்த அத்தியாயத்தில் பார்த்தோம். அதன் தொடர்ச்சியாக, இன்னொரு முக்கிய விஷயத்தை இப்போது பார்க்கலாம். தண்ணீரில் தொடங்கி, இளநீர், ஜூஸ் எனப் பலவித நீர்ச்சத்து உணவுகளை நாம் எடுத்துக்கொள்கிறோம். அவற்றில் எது நல்லது? எதற்கு உடல் சூட்டைக் குறைக்கும் தன்மை இருக்கிறது?

மனிதர்களைப்போல கோடானுகோடி உயிரினங்கள் இங்கே உண்டு. ஆனால் வெயில் காலத்தில் அவை மோர், இளநீர், பழச்சாறு என்றெல்லாம் சிறப்பு நீர்ச்சத்து உணவுகளைத் தேடி ஓடுகின்றனவா என்றால், இல்லை என்பதே பதில். பிறகு எப்படி அந்த உயிரினங்கள் தங்களின் சூட்டைக் குறைத்து நீர்ச்சத்தை சரியான அளவில் வைத்திருக்கின்றன? இந்தக் கேள்வியோடு தண்ணீரைப் பற்றிய தவறான புரிதல்கள் குறித்தும் நாம் பேசலாம்.

உடலைக் குளிர்ச்சியாக்குவதற்குச் சிறந்த உணவு எது என்பதைப் பார்க்கும்முன் உடல் குளிர்ச்சியாதல் என்பதன் அடிப்படை அறிவியலைப் பற்றிப் பார்க்க வேண்டும்.

விலங்குகளில் இரண்டு வகை உண்டு. ஹோமியோதெர்மிக் *(Homeothermic)*, பாய்கிலோதெர்மிக் *(Poikilothermic)*. நம் சுற்றுச்சூழலின் வெப்பத்திற்கேற்ப நம் உடலின் வெப்பமும் மாறிவிடுவது பாய்கிலோதெர்மிக். உதாரணத்துக்கு, பல்லி, பாம்பு ஆகிய விலங்குகளின் வெப்பம் சுற்றத்தின் வெப்பத்தை வைத்து மாற்றமடையும். சிறிய விலங்குகள் பலவும் இந்த வகையில் சேரும். மனிதர்கள் ஹோமியோதெர்மிக் வகை. வெளிப்புறம் எந்த மாதிரியான வெப்பம் இருந்தாலும் நம் உடல் குறிப்பிட்ட வெப்ப அளவிலேயே இருப்பதுதான் ஹோமியோதெர்மிக். நீங்கள் சஹாரா பாலைவனத்தில்கூட இருக்கலாம், ஆனால் நம் உடலின் வெப்பம் 37 டிகிரி செல்சியஸ்தான் இருக்கும். அதேபோல நீங்கள் குளிர்ச்சியான அண்டார்ட்டிகாவில் இருந்தாலும் உங்கள் உடலின் வெப்பம் 37 டிகிரி செல்சியஸ்தான் இருக்கும். இந்தக் குறிப்பிட்ட வெப்பத்தில்தான் நம் உடலின் ஹார்மோன்கள் முதல் என்சைம்ஸ் வரை அனைத்தும் சரியாக வேலை செய்யும். அதிக சூட்டிலும் சரி, குளிர்ச்சியிலும் சரி, நம் உடல் உறுப்புகள் சரியாக வேலை செய்யாது.

ஒரு தண்ணீர்ப் பாத்திரத்தை வெயிலில் வைத்தால் அது சிறிது நேரத்திலேயே சூடாகிவிடும். அதுபோல நம் உடலும் வெயிலில் இருக்கும்போது சூடாகும்தான். அந்தக் கூடுதல் சூட்டை வெளியேற்ற நம் உடல் பல்வேறு செயல்முறைகளைக் கொண்டிருக்கிறது. இதேபோல பனிக்காலத்தில் சுற்றத்தின் வெப்பம் மிகக்குறைவாக இருக்கும். ஆனால் அப்போதும் நம் உடலின் வெப்பம் 37 டிகிரியில் சீராக இருக்க வேண்டும். அந்த நேரத்தில் நம் உடல் தானாகவே சூட்டை உருவாக்கி வெப்ப அளவைச் சீராக வைத்துக்கொள்ளும். இதுவே ஹோமியோதெர்மிக் விலங்குகளில் உடற்செயல் முறை.

வெளி வெப்பத்தைக் கணக்கிட நாம் தெர்மா மீட்டரைப் பயன்படுத்துவதைப்போல நம் உடலுக்குள்ளும் ஒரு தெர்மா மீட்டர் உண்டு. நம் மூளையின் ஒரு முக்கியமான பகுதி ஹைப்போதலாமஸ். அப்பகுதியில் வெப்பத்தைக் கணக்கிடும் ஒரு தெர்மா மீட்டர் இயற்கையிலேயே உள்ளது. வெப்பத்தை வெளியேற்ற வேண்டுமா அல்லது அதிகரிக்க வேண்டுமா என்பதை அந்த மீட்டர்தான் முடிவு செய்கிறது. அதற்காக நம் ரத்தக் குழாய்களுக்குச் சில சிக்னல்களைக் கொடுக்கிறது இந்த ஹைப்போதலாமஸ்.

நம் தோல்பகுதியின் வியர்வை நாளங்களில் உள்ள ரத்தக் குழாய்களுக்கு இந்தச் சிக்னல்கள் செல்கின்றன. உடனே அங்கிருக்கக்கூடிய ரத்தக் குழாய்கள் விரிவடைகின்றன. வியர்வை நாளங்களுக்கான ரத்த ஓட்டம் அதிகரித்து நீர் வியர்வையாய் வெளியேறுகிறது. அதோடு சிறிதளவு சோடியம் குளோரைடு, பொட்டாசியம் முதலிய உப்புச் சத்துகளும் வெளியேறுகின்றன.

எதற்காக இந்த நீர் வெளியேறுகிறது?

12-ம் வகுப்பு இயற்பியல் பாடம் உங்களில் எத்தனை பேருக்கு நினைவு இருக்கிறது? எப்போதெல்லாம் நீர் ஆவியாக மாறுகிறதோ அங்கு ஒருவித குளிர்ச்சி உண்டாகும் என்பது அறிவியல். இந்த 'Evaporation causes Cooling'கைத்தான் நம் உடலும் செய்கிறது.

அதாவது, நம் ரத்த நாளங்கள் அனைத்தும் விரிவடைந்து நம் உடலில் உள்ள நீர்ச்சத்து வியர்வையாக வெளியேறுகிறதல்லவா, அந்த வியர்வை ஆவியாகும்போது குளிர்ச்சி உண்டாகிறது. எனவே உடலில் சேரக்கூடிய இந்தக் கூடுதல் வெப்பம் குளிர்ச்சியால் மீண்டும் குறைந்துவிடும்.

இதை எளிதாகப் புரிந்துகொள்ள ஒரு குளிர்சாதனப் பெட்டியுடன் (AC) ஒப்பிட்டுப் பார்ப்போம். ஏசியில் 'தெர்மோஸ்டாட்' என்று ஒரு கருவி இருக்கும். அறையின் உஷ்ணத்தைக் கண்டறிந்து அதற்கு ஏற்றாற்போல், கண்டன்சர் என்னும் பகுதி மூலம் அந்த உஷ்ணத்தை வெளியேற்றும். நமது மூளையின் ஹைப்போதலாமஸ் பகுதியை ஏசியின் தெர்மோஸ்டாட் உடன் ஒப்பிடலாம். நமது வியர்வை நாளங்களை ஏசியின் கண்டன்சர் உடன் ஒப்பிடலாம்.

வெயில்காலத்தில் ரத்தக் குழாய்கள் எப்படி விரிவடைகிறதோ, அதேபோல குளிர்காலத்தில் சுருக்கமடைகின்றன. சுருக்கமடைவதால் வியர்வை நாளங்களுக்கான ரத்த ஓட்டம் பெரிய அளவில் இருக்காது. அதனால் வியர்வை வெளியேறாது. உடல்சூடும் குறையாது.

இதுமட்டுமல்லாமல், அந்தத் தருணத்தில் நம் உடலின் பெரிய தசைகள் பலவும் ஆக்டிவேட் செய்யப்படுகின்றன. அப்படிச் செய்கையில் அதிலிருந்து ஒரு குறிப்பிட்ட அளவு சூடு உண்டாகிறது. குளிர்காலத்தில் நம் உடல் நடுக்க மடைவது

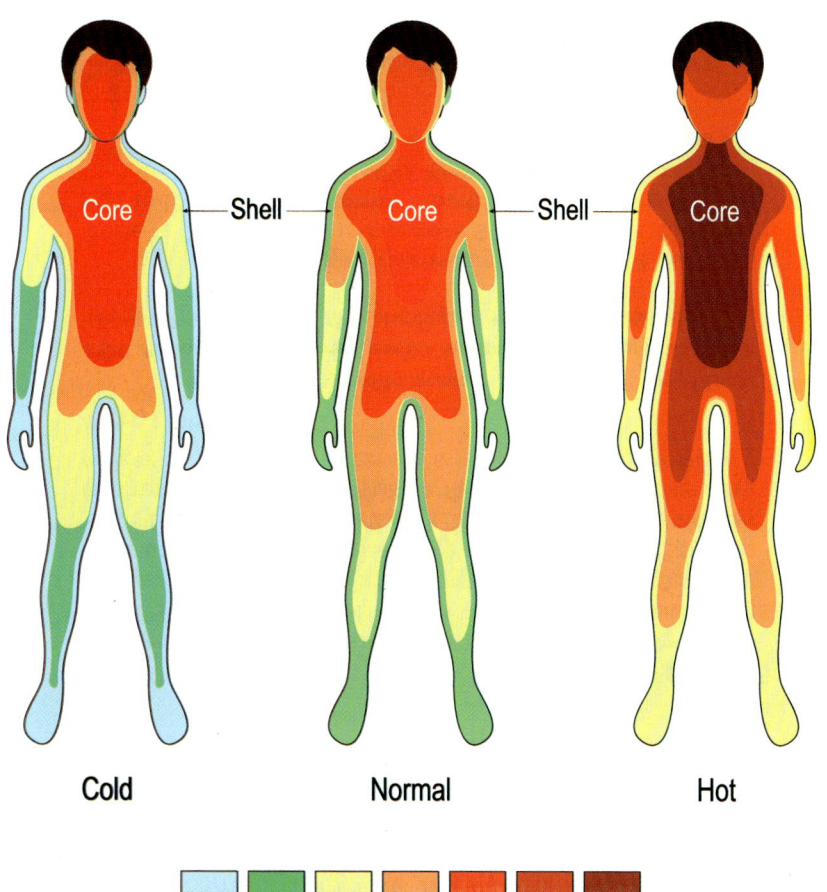

இதனால்தான். இவைதான், வெப்பத்தை முறைப்படுத்த நம் உடல் கடைப்பிடிக்கும் செயல் திட்டங்கள். இதைப் புரிந்து கொண்டால்தான் உடலைக் குளிர்ச்சி அடையச் செய்வதற்கு என்ன நீர்ச்சத்து உணவுகளை எடுத்துக்கொள்ளவேண்டும் என்பதும் புரியும்.

வெயில் காலத்தில் மிக அதிக அளவில் வியர்வை வெளியேறுவதால் சிறுநீரின் அளவு குறைந்துவிடும். பொதுவாக சிறுநீரில் உடலுக்குத் தேவையில்லாத கழிவுகள் வெளியேறும். தேவையான அளவு சிறுநீர் உடலில் இருந்து வெளியேறாதபோது, அந்தக்கழிவுகள் மிக அடர்த்தியான அளவில் வெளியேறும். அப்போது சிறுநீர்ப்

"தவிட்டு எண்ணெய் சமையலுக்கு உகந்ததா?"

- ஜெயலெட்சுமி

"தவிட்டு எண்ணெயில் ஒமேகா 6 வகை நிறையுறாக் கொழுப்புகள் சற்று அதிகம். இவை ரத்தக் குழாயில் உள் காயங்களை அதிகப்படுத்தும் தன்மை கொண்டுள்ளன என்று ஏற்கெனவே பார்த்தோம். பெரும்பாலும் இந்த எண்ணெய்கள் சுத்திகரிக்கப்பட்டு சந்தைக்கு வருவதால், இந்த வகை எண்ணெய்களைத் தவிர்ப்பது நல்லது."

"புரதச்சத்து, மாவுச்சத்து, கொழுப்புச்சத்து பற்றிக் கூறியிருந்தீர்கள். அவற்றை தினமும் கட்டாயமாக எடுக்க வேண்டுமா? அல்லது அந்த வாரத்திலோ, மாதத்திலோ சமன்செய்துகொள்ளலாமா?"

- குமாரவேலு

"எந்த விலங்குக்கும் தேவையான அனைத்துச் சத்துகளும் ஒரே அளவில் தினம் தினம் கிடைப்பது கிடையாது. பரிசோதனைக் கூடத்தில் வளர்க்கப்படும் எலிகளுக்கு மட்டுமே அப்படி ஒரு உணவுமுறை சாத்தியம். நமது உடலில், எல்லாவிதமான சத்துகளையும் கிடைக்கும்போது சேமித்துக்கொள்ளவும், கிடைக்காதபோது சேமிப்புக் கிடங்கில் இருந்து எடுத்துப் பயன்படுத்திக்கொள்ளவும் தேவையான வசதிகள் உள்ளன. அதனால் நான் வலியுறுத்திய சத்துகளின் அளவை தோராயமாக வார அடிப்படையில் சமன்படுத்தி எடுத்துக்கொண்டாலே போதுமானது."

பாதையில் மிகுந்த எரிச்சல் ஏற்படும். இதை '*Strangury*' என்று சொல்வோம். உடலில் நீர்ச்சத்துக் குறைபாடு ஏற்படுவதற்கான அறிகுறிதான் இது. இது ஒருபுறம் இருக்க, நம் உடலால் கட்டுப்படுத்த முடியாத அளவுக்கு வெப்பம் அதிகரிப்பதற்கான சாத்தியங்களும் சில நேரம் உருவாவதுண்டு. அந்தத் தருணங்களில் நம் உடலின் ஏசி மெக்கானிசம் வேலை செய்யாமல் போய்விடும். இதை *Heat Exhaustion* அல்லது *Heat Stroke* என்று சொல்கிறோம். இந்த நிலை மிக ஆபத்தானது. காரணம், உடலின் வெப்பம் குறிப்பிட்ட அளவிற்கு மேல் அதிகரிக்கும்போது அதை நம் உறுப்புகளால் தாங்கிக்கொள்ள இயலாது. சுயநினைவை இழத்தல், வலிப்பு, உறுப்புகள் செயலிழப்பு தொடங்கி நம் உயிருக்கேகூட ஆபத்தாக அமையக்கூடும்.

இதைத் தவிர்ப்பதற்கு என்ன வகை உணவுகளை எடுத்துக் கொள்வது என்பதைப் பார்க்கலாம்.

ஏசி எந்திரத்தில் சென்ஸார் மற்றும் கன்டன்ஸரைப்போல 'கூலண்ட்' என்ற மற்றொரு பொருளும் இருக்கும்.

உஷ்ணத்தைக் குறைப்பதில் மிக முக்கியப் பங்கு வகிப்பது அதுதான். அதைப்போல நம் உடலுக்கும் 'கூலண்ட்' இருக்கிறது. அதுதான் தண்ணீர். நம் உடல் அதிக அளவிலான வெப்பத்துக்கு உள்ளாகாமல் இருப்பதற்கு அடிப்படை தண்ணீர் என்ற கூலண்ட்தான். நிறைய தண்ணீர் குடிக்கக் குடிக்க அதிக அளவிலான வியர்வை வெளியேறிக்கொண்டே இருக்கும். அதனால் நம் உடலும் குளிர்ச்சியாகவே இருக்கும். ஒரு அளவுக்கு மேல் நீர்ச்சத்து குறைந்துபோனால் நம் உடலின் ரத்த ஓட்டம் குறையும். வியர்வையை வெளியேற்றுவதைவிட மூளை, இதயம், சிறுநீரகம் ஆகிய உறுப்புகளுக்கு ரத்தத்தைச் செலுத்துவதே முக்கியம் என அவற்றுக்கு திசை திருப்பி விட்டுவிடும் நம் உடல். வியர்வை வெளியேறாமல் வெப்பம் அதிகரிக்கும். எனவே, தேவையான அளவுக்குத் தண்ணீர் குடிப்பதுதான் நம் உடல் உஷ்ணம் ஆகாமல் இருப்பதற்கான சிறந்த வழி.

தண்ணீரை அப்படியே குடிப்பதா, அல்லது, பானை, ஃப்ரிட்ஜில் வைத்துக் குளிர்ச்சியாகக் குடிப்பதா என்ற சந்தேகம் சிலருக்கு வரலாம். அதெல்லாம் ஒன்றுமே தேவையில்லை. சாதாரண தண்ணீரை நிறைவாகக் குடித்தாலே உஷ்ணம் ஆகாமல் நம் உடலைப் பாதுகாக்கலாம்.

வியர்வை வெளியேறும்போது அதோடு சில உப்பு வகைகளும் சேர்ந்தே வெளியேறும். பெரும்பாலான நேரங்களில் தண்ணீர் மூலமாகவும் நாம் எடுத்துக்கொள்ளும் உணவுகள் மூலமாகவுமே நமக்குத் தேவையான உப்புச் சத்துகள் கிடைத்துவிடும். அதனால், உடல் குளிர்ச்சியாக இருக்க தண்ணீர் மட்டுமே போதுமானது. சில நேரங்களில் நாம் அதிக நேரம் வெயிலில் இருக்க வேண்டிய நிலை ஏற்பட்டால், அந்த நேரத்தில் வியர்வையோடு அதிக அளவு உப்புச்சத்தும் சேர்ந்து வெளியேறும். அப்போது இழப்பு ஏற்படும். உடலில் இருக்கும் உப்பின் அளவு போதாது. அந்த நேரத்தில் உப்புச்சத்தையும் சேர்த்து நாம் உணவில் எடுத்துக்கொள்ள வேண்டும். இந்தச்சூழலில், தண்ணீரையும் தாண்டி சில நீர் ஆகாரங்களை நாம் எடுத்துக்கொள்வது நல்லது. அந்தத் தருணத்துக்கேற்ற உணவாக இளநீர் மற்றும் உப்பு கலந்த மோர் ஆகியவற்றை நான் பரிந்துரைப்பேன். காரணம், தண்ணீரோடு சேர்த்து அவற்றில் நமக்குத்

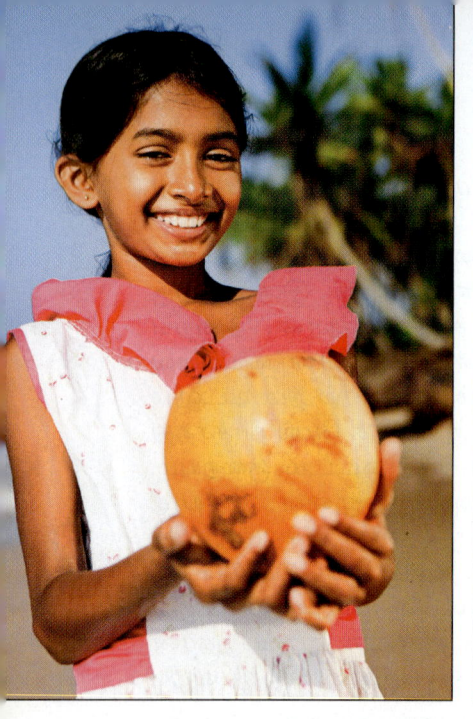
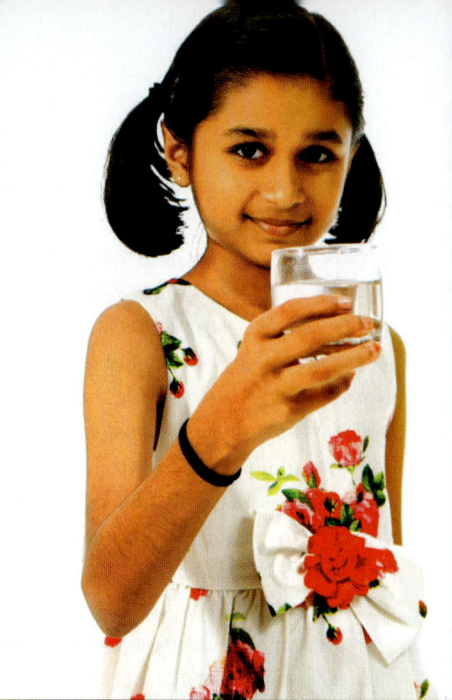

தேவையான உப்புகள், சிலவகை சர்க்கரைகளும் சேர்த்துக் கிடைக்கின்றன.

நீர்ச்சத்தை சரியான அளவில் வைத்துக்கொள்ள செயற்கையான முறையில் சிறந்த வழி ORS. 'Oral Rehydration Solution' என்று சொல்லக்கூடிய இவை வாந்தி, பேதி சமயங்களில் மட்டுமன்றி, மிகுந்த வெயிலில் நம் உடலைப் பாதுகாக்க உதவிகரமாய் இருக்கும். இதில் தண்ணீரோடு சேர்த்து உப்பு, சர்க்கரைச் சத்துகளும் இருக்கின்றன. உப்புச் சத்தோடு சேர்த்து சர்க்கரைச் சத்தும் இருந்தால்தான் உப்புகளை நம் குடல் சரியாகக் கிரகித்து ரத்தத்தில் சேர்க்கும். எனவேதான், உப்புச்சத்தும் சர்க்கரைச் சத்தும் சரி சம அளவில் இருக்கும் இளநீர், மோர் மற்றும் ORS போன்ற நீர்ச்சத்து உணவுகளை நாம் வெயில் காலத்துக்கு ஏற்ற சிறந்த நீர்ச்சத்து உணவுகளாகப் பரிந்துரை செய்கிறோம்.

உப்புச்சத்தைச் சரியான அளவில் எடுக்காவிட்டால் தசைப்பிடிப்பு, நடக்கவே முடியாத நிலை ஏற்படும். ஏன், மூளையின் செயல்பாடுகூட மங்கிப்போக வாய்ப்பிருக்கிறது. ஆனால், உப்புச்சத்துக்காக மேற்சொன்ன உணவுப்பொருள்களை மட்டும்தான் எடுத்துக்கொள்ள வேண்டுமா என்றால், கிடையாது. ஓரளவுக்கு இளநீர், மோர்

ஆகியவற்றை எடுத்துக்கொண்டு மீதம் சாதாரண தண்ணீரை மட்டும் குடித்தாலே போதும்.

வெயில் காலத்தில் நீர்ச்சத்துக்காகப் பழ ஜூஸ், கூல்ட்ரிங்ஸ் குடிப்பார்கள். சிலர் எலக்ட்ரோலைட் (Electrolyte) போன்ற பானங்களையும் குடிப்பதுண்டு. பழ ஜூஸ் இயற்கையான ஒன்று என்பதில் எந்தவித மாற்றுக்கருத்தும் இல்லை. பழங்களில் இனிப்புச் சத்து நம் தேவைக்கு அதிகமாகவே இருக்கும். ஆனால் உப்புச்சத்து பெரிய அளவில் இருக்காது. எனவே, சர்க்கரை போட்டோ, போடாமலோ கிடைக்கும் பழ ஜூஸில் இருந்து நமக்கு நீர்ச்சத்தும் சிறிதளவு பொட்டாசியம் சத்தும்தான் கிடைக்குமே தவிர சோடியம் குளோரைடு உப்பு நமக்குக் கிடைக்காது. குறிப்பாக சர்க்கரைச் சத்தே அதிகம் கிடைக்கும். இதுவே குளிர்பானங்கள் குடித்தால் இந்தப் பொட்டாசியம் சத்தும் கிடைக்காமல் போய்விடும். அவற்றில் வெறும் தண்ணீர் மற்றும் சர்க்கரை மட்டுமே நம் உடலுக்குக் கிடைக்கின்றன. மிகுந்த தாகமாக இருக்கும்போது வெறும் சர்க்கரைச் சத்தை மட்டுமே எடுத்துக் கொள்கையில் அது நம் தாகத்தை மேலும் அதிகரிக்கவே செய்யும்.

வெயில் நேரத்தில் தண்ணீர், இளநீர், மோர் குடித்தால் தாகம் தணியும். இதே சர்க்கரை போட்ட

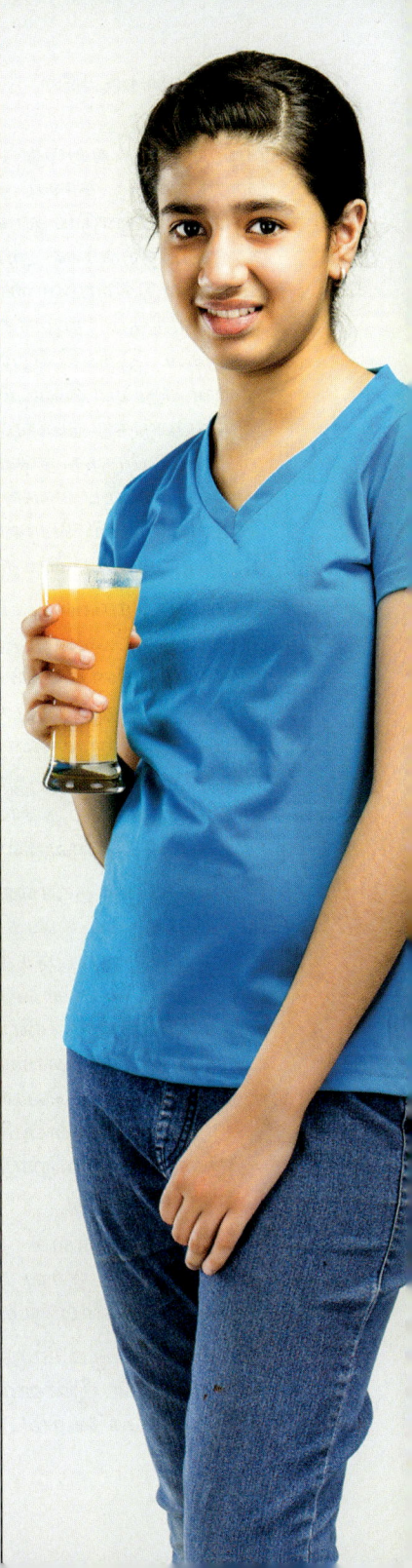

பழ ஜூஸ் அல்லது குளிர்பானங்கள் குடிக்கையில் அந்த நேரத்துக்குத் தாகம் தணிந்ததுபோலத் தோன்றுமே தவிர மீண்டும் மீண்டும் தாகம் எடுக்கும். காரணம், நம் தாகத்தைத் தணிப்பதற்கான அடிப்படை விஷயம் உப்புச் சத்தே. அதை எடுக்காமல் விடும்போது நம் தாகம் மேலும் மேலும் அதிகரிக்கும். பழங்களில்கூட பொட்டாசியம் போன்ற சத்துகள் இருக்கின்றன. ஆனால் செயற்கை பானங்களில் இவை எதுவும் கிடையாது. தாகத்தைத் தணிக்காமல் மேலும் அதிகப்படுத்தி நம்மைச் சோர்வடையச் செய்பவை அவை. அதனால் மிகுந்த தாகமாக இருக்கும்போது வெறும் பழச்சாறு அல்லது கூல்ட்ரிங்ஸ் வகைகளைக் குடிப்பது நல்லதல்ல. லெமன் ஜூஸ் போன்றவற்றை எடுத்துக்கொள்கையில்கூட சிறிதளவு உப்பு சேர்த்துக்கொள்வது மிகவும் நல்லது.

எலக்ட்ரோலைட் பானத்தைப் பொறுத்தவரை சர்க்கரைச் சத்து அதிக அளவிலும் உப்புச்சத்து குறைந்த அளவிலும் இருக்கும். இவை சரிசமமாக இருக்கும் பானங்களின் விலை அதிகம். இந்த அடிப்படையான சத்துகளை எடுத்துக் கொள்ள நூற்றுக்கணக்கில் பணம் செலவழிக்க வேண்டும் என்ற அவசியமே இல்லை. வீட்டில் நீங்களே உப்பையும் சர்க்கரையையும் தண்ணீரில் போட்டுக் குடிக்கலாம். அதற்கு ORS-கூடத் தேவையில்லை.

சாதாரண தண்ணீர், இளநீர், உப்பு போட்ட மோர், ORS... நம் உடலைக் குளிர்ச்சியாக வைத்துக்கொண்டு நீர்ச்சத்து, உப்புச்சத்து ஆகியவற்றையும் குறையாமல் பார்த்துக்கொள்வதற்கு இவையே போதும். இந்த நீராகாரங்கள் தாண்டி நீர்ச்சத்து அதிகமுள்ள பழங்கள் மற்றும் காய்கறிகளை மக்கள் எடுத்துக்கொள்கிறார்கள். உதாரணத்துக்கு, வெயில் காலத்தில் அதிகம் கிடைக்கக்கூடிய தர்ப்பூசணி, வெள்ளரிக்காய் ஆகியவை ஓரளவுக்கு நல்லது என்றாலும் அவற்றோடு சிறிதளவு உப்பு சேர்த்துக்கொண்டால் இன்னும் நல்லது.

ஆக, உடலைக் குளிர்ச்சியாக வைத்துக்கொள்ள எளிமையான தீர்வு நம் கையிலேயே இருக்கிறது என்று தெரிந்துகொண்டிருப்பீர்கள்.

தண்ணீர் குடிப்பது பற்றி நம்மிடையே பல தவறான எண்ணங்கள் இன்னமும் இருக்கின்றன. அதைப்பற்றி நாம் அடுத்து பேசுவோம்!

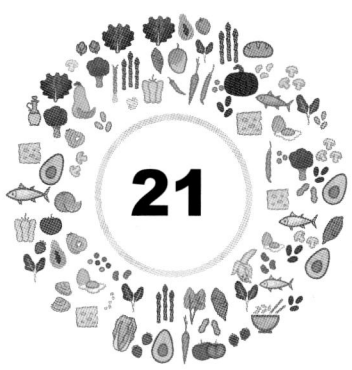

21

குளிர்ச்சி பற்றி பேசியபோது தண்ணீரின் மகத்துவம் குறித்துப் பல விஷயங்களை அலசினோம். அனைத்து உயிரினங்களுக்கும் இருக்கக்கூடிய பொதுவான விஷயம், தண்ணீர் குடிப்பது. தண்ணீர் குடிப்பதைப் பற்றி நிறைய காணொலிகள், கட்டுரைகள், செய்திகள் வந்துகொண்டே இருக்கின்றன.

'நீங்கள் தண்ணீர் குடிப்பதில் என்னென்ன தவறுகளைச் செய்கிறீர்கள்?', 'இந்த நோய்களுக்கெல்லாம் இப்படித் தண்ணீர் குடிப்பதுதான் காரணம்' என நிறைய அறிவுரைகளை வீடியோக்களில் தோன்றும் மனிதர்கள் வாரி வழங்குவார்கள். அதையெல்லாம் பார்த்தால் தண்ணீரில் இவ்வளவு விஷயங்கள் இருக்கின்றனவா என்று தோன்றும். அதனால் தண்ணீரைப் பற்றியும், அதுகுறித்த மாயைகள் மற்றும் தவறான புரிதல்கள் பற்றியும் விரிவாகப் பேசவேண்டியுள்ளது.

அதற்கு முன்னர் சில அடிப்படையான விஷயங்களைப் பார்த்துவிடலாம். நம் உடலில் சுமார் 60% தண்ணீர் இருக்கிறது. 60 கிலோ எடையுள்ள ஒரு நபரின் உடலில்

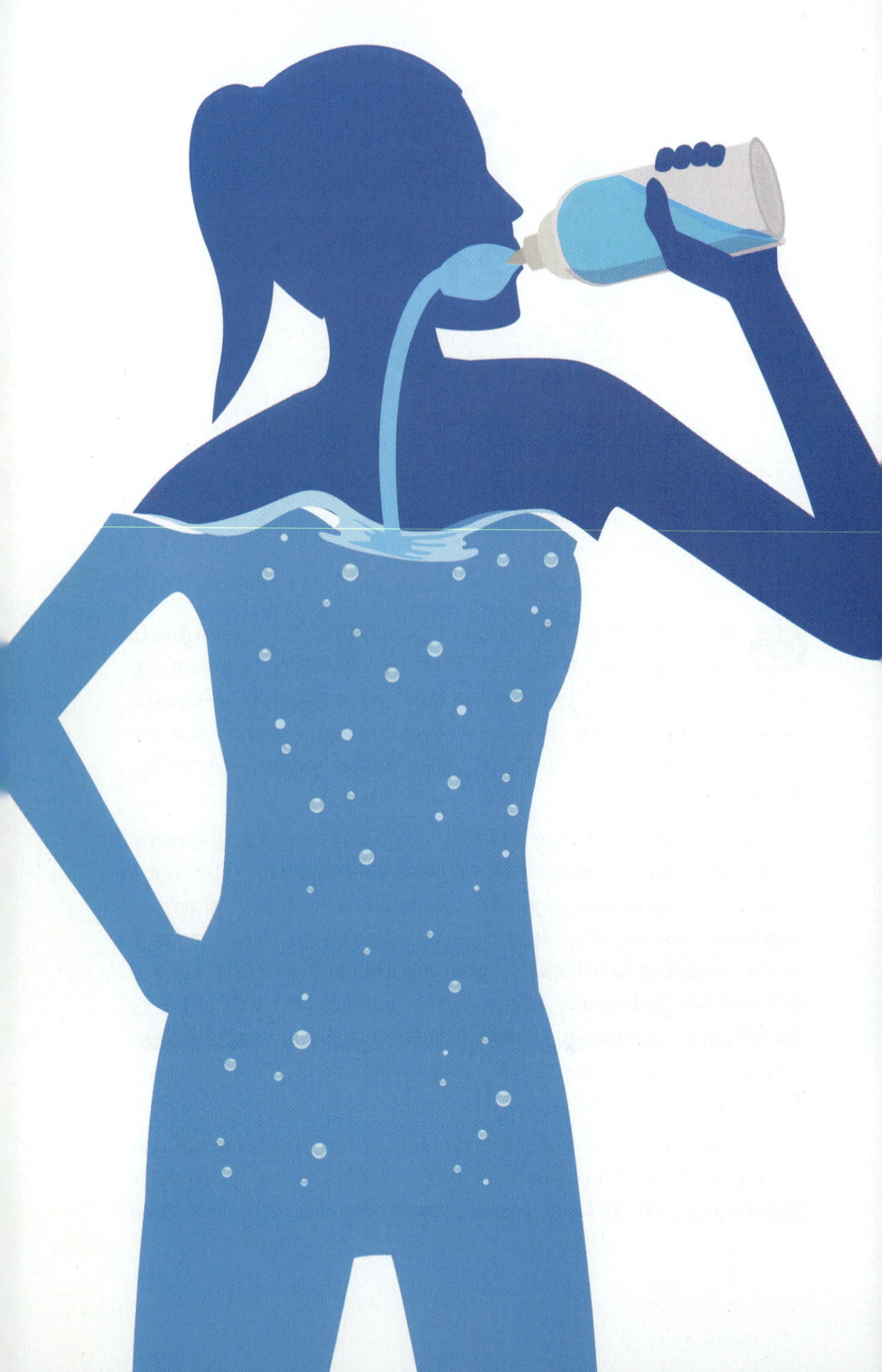

சுமார் 36 கிலோ அளவுக்குத் தண்ணீர் மட்டுமே இருக்கும். பெரியவர்களுக்குத்தான் இந்த அளவு. குழந்தைகளுக்கு இன்னும் அதிகம். ஒரு கைக்குழந்தையின் உடலில் சுமார் 75% தண்ணீர் மட்டுமே இருக்கும். அதாவது 10 கிலோ எடையுள்ள ஒரு கைக்குழந்தையின் உடலில் 7.5 கிலோ வெறும் தண்ணீர்தான். மீதமுள்ள தசைகள், எலும்புகள் வெறும் 2.5 கிலோதான். இந்த அளவுக்கு தண்ணீர் நம் உடலின் உயிர்நாடியாக விளங்குகிறது.

சரி, தண்ணீர் நம் உடலில் என்ன வடிவத்தில் எந்தப் பகுதிகளில் இருக்கிறது என்பதைப் பார்ப்போம். கோடானுகோடி செல்களால் ஆனதே நம் உடல். முன் சொன்ன 60% தண்ணீரில் 40% இந்த செல்களுக்கு உள்ளிருப்பவைதான். மீதமுள்ள 20% செல்களுக்கு வெளியே இருப்பவை. செல்களுக்கு வெளியே என்றால் நடுவேயும் இருக்கலாம், ரத்தக் குழாய்களுக்குள்ளும் இருக்கலாம். இவ்வளவுக்கு நம் உடலின் அனைத்துப் பகுதிகளிலும் தண்ணீர் நிறைந்திருக்கிறது. இதுமட்டுமல்லாமல், நம் உடல் உறுப்புகள் சில, 60 சதவிகிதத்திற்கும் மேல் தண்ணீரால் நிரம்பியிருக்கின்றன. உதாரணத்துக்கு, நம் நுரையீரல் 83%

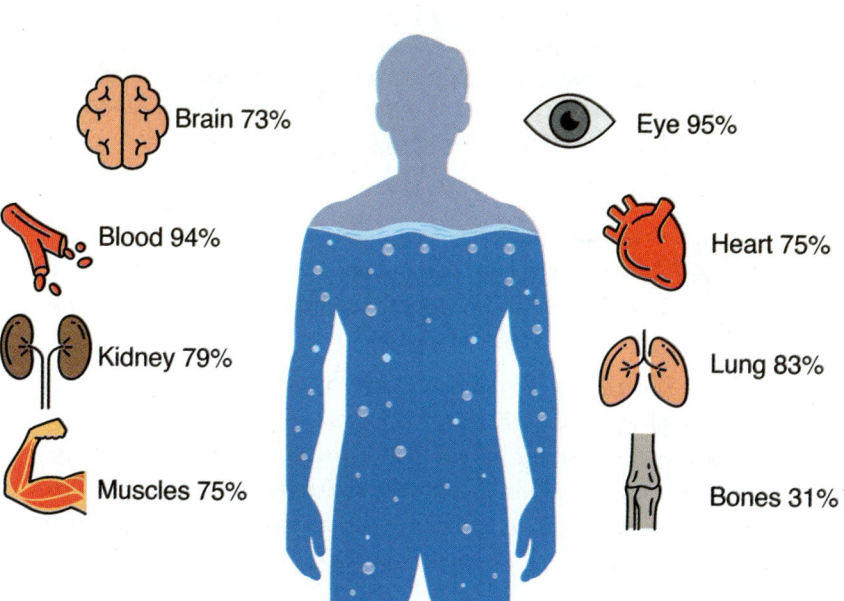

நடைப்பயிற்சியும் உடற்பயிற்சியும் சர்க்கரை நோயைக் கட்டுப்படுத்துமா?

- புன்னகை ரமேஷ்

நாம் சர்க்கரை நோயைப் பற்றிப் பேசியபோது இன்சுலின் எதிர்ப்புத்தன்மை பற்றியும் பேசியிருந்தோம். உணவில் இந்த இன்சுலின் எதிர்ப்புத்தன்மையைக் கட்டுப்படுத்துவதற்கு, மாவுச்சத்தைக் குறைத்து தேவையான அளவு கொழுப்பு மற்றும் புரதங்களை எடுக்க வேண்டும் என்று பேசியிருந்தோம். அதேபோல நடைப்பயிற்சியும் உடற்பயிற்சியும் இன்சுலின் எதிர்ப்புத் தன்மையைக் குறைக்கும் திறனை உடலுக்கு அளிக்கும். அதனால் நன்கு உடற்பயிற்சி செய்பவர்கள் மிதமான அளவு மாவுச்சத்தை எடுத்தால்கூட, அவர்களது உடல் அதை பிராசஸ் செய்து சர்க்கரை அளவு ஏறாமல் பார்த்துக் கொள்ளும். அதனால்தான் சர்க்கரை நோய் இருப்பவர்களுக்கு உடற்பயிற்சி மிகவும் அவசியம் என்கிறோம்.

பரோட்டா, சர்க்கரை நோயை வரவழைக்கும் என்றும், அதைத் தவிர்க்க வேண்டும் என்றும் ஒரு டாக்டர் கூறுகிறார். அது உண்மையா?

- கிடையூர் மாணிக்கம்.

உணவைத் தனித்தனியாகப் பார்க்கும் கோணத்தை நாம் மாற்றிக்கொள்ள வேண்டும். நீங்கள் எவ்வளவு மாவுச்சத்து எடுக்கிறீர்கள் என்பதே முக்கியம். மைதா மாவால் செய்த நூடுல்ஸ் மற்றும் ரொட்டியை முழுநேர உணவாக எடுத்துக்கொள்ளும் மக்கள் இந்தியாவின் வடகிழக்கு மாநிலங்களான சிக்கிம், மேகாலயா போன்ற பகுதிகளில் வசிக்கிறார்கள். ஆனால், உழைப்பு மற்றும் உடற்பயிற்சி காரணமாக அவர்களுக்கு எந்த நோயும் பெரிதாக வருவதில்லை. எவரெஸ்ட் போன்ற பெரிய மலைகளில்கூட சுலபமாக ஏறுகிறார்கள். எனவே நீங்கள் எந்த உணவை எவ்வளவு எடுக்கிறீர்கள், எந்த அளவுக்கு உடற்பயிற்சி செய்கிறீர்கள் என்பதுதான் முக்கியம். குறிப்பிட்ட உணவை எடுத்தால் சர்க்கரை நோய் வந்துவிடும் என்பது தவறான கூற்று.

தண்ணீரால் ஆனது. சிறுநீரகத்தில் 79%, மூளையில் 73% தண்ணீரே இருக்கிறது. நம் கண்களின் எடையில் 95% தண்ணீர் மட்டுமே. இதேபோல நம் தசைகள், இதயம் ஆகியவற்றில் 75% தண்ணீர்தான்.

இன்னோர் ஆச்சர்யமூட்டும் விஷயமும் இருக்கிறது. அதாவது நம் எலும்புகள் கற்களைப்போல உறுதியாக இருந்தாலும், அதிலும் சுமார் 30% தண்ணீரே நிறைந்திருக்கிறது. எதற்காக எலும்புகளில் தண்ணீர் என்ற சந்தேகம் வரக்கூடும். நம் உடலின் மெட்டபாலிசம் அனைத்திலும், அதாவது நாம் சாப்பிடும் உணவு எரிசக்தியாவதில் தொடங்கி

எல்லாப் பணிகளிலுமே தண்ணீர் மிக முக்கியப் பங்கு வகிக்கிறது. அதேபோல நம் உடல் வளர்ச்சி, இனப்பெருக்கம் ஆகியவற்றுக்கும் தண்ணீர் அவசியம். நம் உடல் வெப்ப நிலையை சரியான அளவில் பராமரிப்பது தண்ணீர்தான் என்று சென்ற அத்தியாயத்தில் பார்த்தோம். எலும்புகளின் இடைப்பகுதியில் இருக்கும் தண்ணீர், வாகனங்களுக்கு 'ஷாக் அப்சர்பர்' இருப்பதுபோல நம் உடலில் செயல்படும். உடலின் சில முக்கியப் படலங்கள், உதாரணத்துக்கு கண் விழிகள் முதலியவை நீர்ச்சத்தின் உதவியால்தான் செயல்படுகின்றன. அதேபோல நம் உடலிலிருந்து சிறுநீராக வெளியேறும் கழிவுகளுக்கும் தண்ணீரே உதவுகிறது. இப்படி உடலின் மிக முக்கியச் செயல்பாடுகள் அனைத்திலும் தண்ணீரின் பங்கு மிக முக்கியம்.

பலர் அறியாத இன்னோர் செய்தியும் உண்டு. நாம் குடிக்கும் தண்ணீர் மட்டுமே உடலுக்கு உதவுகிறது என்றில்லை. நம் உடலில் தண்ணீர் உருவாகவும் செய்யும். உணவு ஜீரணமாகும்போது அந்த உயிர் வேதியியல் பிராசஸில் சிறிதளவு தண்ணீரும் உருவாகிறது. அதை *Endogenous water* என்று சொல்வோம். இப்படிப் பல்வேறு வழிகளால் உடலுக்குள் வரும் தண்ணீர், வியர்வை மற்றும் சிறுநீர் வழியாக வெளியேறுகிறது. இதன்மூலம் நம் உடலின் நீர்ச்சமநிலை சரியான அளவில் பார்த்துக் கொள்ளப்படுகிறது.

நாம் சரியான அளவு தண்ணீரை எடுத்துக்கொண்டால்தான் நம் உடலுக்குத் தேவையான அளவில் அது பராமரிக்கப்படும். காரணம், உடலில் நீர்ச்சத்து குறைந்தால் உயிரிழப்புகூட ஏற்படும். அதேநேரத்தில், நம் உடலில் நீரின் அளவு அதிகமானாலும் பிரச்னைதான். சிறுநீரக, இதய மற்றும் கல்லீரல் செயலிழப்பு முதலிய நோய்களில் தண்ணீர் அளவு உடலில் அதிகமாகி அதனால் பல பிரச்னைகள் ஏற்படுவது உண்டு. எனவே, உடலில் தண்ணீரைச் சமநிலையில் வைப்பது அவசியம்.

பொதுவாக, நாம் தினமும் 8 கிளாஸ் தண்ணீர் குடிக்க வேண்டும் என்று சிலர் சொல்லக் கேட்டிருப்போம். ஒன்று, இரண்டு என்று எண்ணிக்கை வைத்துக் குடிப்பவர்களெல்லாம் உண்டு. இப்படி தண்ணீரை எண்ணிக்கை வைத்துக்

குடிக்கத்தான் வேண்டுமா? சிலபேர் இன்னும் அதிகமாகக் குடிக்கிறார்களே... அது சரியா? இந்தக் கேள்விகளுக்கு விடைகாண, நம் உடலில் தண்ணீரின் அளவு எவ்வாறு பராமரிக்கப்படுகிறது என்பதைப் புரிந்துகொள்ள வேண்டும்.

நம் உடலில் எவ்வளவு தண்ணீர் இருக்கிறது என்பதை அறிய மூளையில் ஏகப்பட்ட மெக்கானிசங்கள் உண்டு. Osmoreceptor, Baroreceptor எனச் சொல்லப்படும் இவை நம் உடலில் நீர்ச்சத்து குறைந்தாலோ, அதிகரித்தாலோ சில சிக்னல்களை உருவாக்கும். தண்ணீரின் அளவு குறைந்தால் Antidiuretic ஹார்மோனைத் தூண்டிவிட்டு, சிறுநீரகத்திலிருந்து நீர் வெளியேறுவதைக் குறைக்கும். நம் தாகத்தை அதிகரிக்கச் செய்து நம்மைத் தண்ணீர் குடிக்கவைக்கும். இதை Self-Regulation என்று சொல்வோம். இதுவே, உடலில் நீர்ச்சத்து அதிகமாக இருந்தால் அதற்கு நேர்மாறான ஒரு செயல்பாடு உடலில் நடக்கும். கூடுதல் நீர்ச்சத்தைச் சிறுநீரில் வெளியேற்றி, தாகத்தையும் குறைக்கும். இதுபோன்ற செயல்பாடுகளைச் சில முக்கிய ஹார்மோன்கள் நிர்ணயிக்கின்றன. இவை நம் உடலில் தானாகவே நிகழ்கின்றன. உடலின் நீர்ச்சத்து அளவைப் பொறுத்து தாகத்தைக் கூட்டிக் குறைத்துத் தண்ணீர்த் தேவையை நம் உடலே பேலன்ஸ் செய்யும். வெயில் காலத்தில் அதிக தாகம் எடுப்பதும், குளிர்காலத்தில் குறைவான தாகம் எடுப்பதும் இதனால்தான். எனவே, உடலுக்குத் தேவையான தண்ணீரை அதுவே நிர்ணயித்துக்கொள்ளும். இத்தனை கிளாஸ் தண்ணீர்தான் வேண்டும் என்று அளந்து குடிப்பது அவசியமே இல்லை. மேலும், நாம் எடுத்துக்கொள்ளும் உணவுகளின்படி நமக்கு வேண்டிய தண்ணீரின் அளவு ஒவ்வொருவருக்கும் மாறும்.

எனவே, நீங்கள் கவனிக்க வேண்டியது ஒன்றை மட்டும்தான். உங்கள் சிறுநீர் நல்ல வெள்ளை நிறத்தில் அல்லது இள மஞ்சள் நிறத்தில் இருந்து உங்களுக்கு அதிக தாகம் எடுக்காமல் இருந்தால் உங்கள் உடலில் தேவையான நீர்ச்சத்து இருக்கிறது என்று அர்த்தம். அப்படி இல்லாமல், வெளியேறும் சிறுநீர் அதிக மஞ்சள் நிறத்தில் இருந்து, தாகமும் எடுத்துக்கொண்டே இருந்தால், நீர்ச்சத்து குறைவாக உள்ளது என்று அர்த்தம். எனவே, கணக்குப்போட்டுத் தண்ணீர்

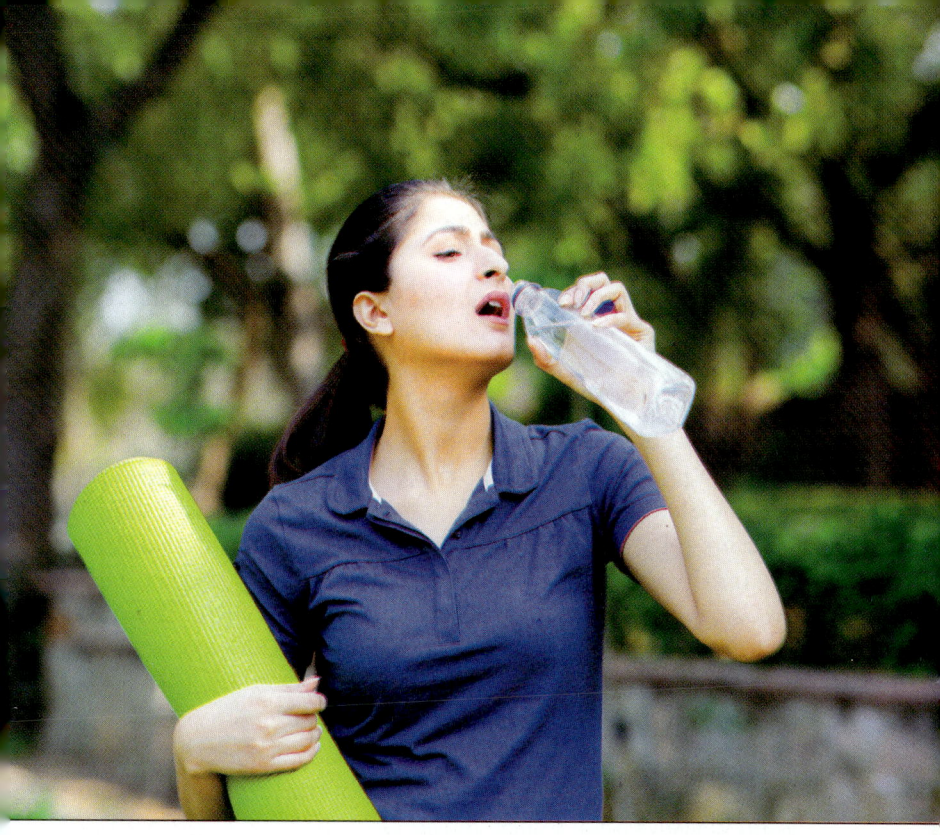

குடிக்க வேண்டிய அவசியமே இல்லை. ஒரு படி மேலே போய், இப்போது எலெக்ட்ரானிக் வாட்டர் பாட்டில் சந்தைக்கு வந்துவிட்டது. இந்த பாட்டிலை நம் ஸ்மார்ட் போனோடு இணைத்துவிட்டால் நாம் எவ்வளவு தண்ணீர் குடிக்கிறோம் என்று கண்காணிக்கப்படும். அதாவது, ஒரு தவறான கான்செப்டைச் சரியாகப் பின்பற்ற எவ்வளவு காஸ்ட்லியான உபகரணங்கள் வந்திருக்கின்றன என்பதைப் பாருங்கள்.

இதைப்போல தண்ணீர் குறித்த இன்னொரு நம்பிக்கை யையும் அலசிவிடுவோம். 'சாப்பிடும்போது தண்ணீர் குடிக்காதீர்கள். ஜீரணம் என்பது உஷ்ண சக்தி, தண்ணீர் குளிர்ச்சி சக்தி. எனவே அந்த உஷ்ணத்தைக் குளிர்ச்சி அடக்கி விடுகிறது' என்று ஒரு சாரார் சொல்கிறார்கள். சிலர் இன்னும் ஒருபடி மேலே போய் 'தண்ணீர் நிறைய குடித்தால் நம் வயிற்றில் இருக்கும் அமிலங்கள் நீர்த்துப் போய்விடும். அதனால் ஜீரணம் சரியாக நடக்காது' என்று சொல்கிறார்கள். லாஜிக்படி பார்த்தால் இது சரியானதுதானே என்று

நமக்குத் தோன்றும். ஆனால் ஜீரணம் பற்றிய அடிப்படை விஷயங்களைப் புரிந்துகொண்டு இந்த விஷயத்தை அணுக வேண்டும்.

உடலில் உணவானது பல்வேறு *Enzyme*-களால் ஜீரணம் செய்யப்படுகிறது. உணவை எச்சிலோடு சேர்த்து மெல்லத் தொடங்கும்போதே ஜீரணம் தொடங்கிவிடுகிறது. நம் எச்சிலில் இருக்கக்கூடிய *Amylase* முதலிய என்சைம்கள் அங்கேயே மாவுச்சத்தை உடைக்கத் தொடங்கிவிடுகின்றன. அதன்பிறகு நம் வயிற்றில் ஹைட்ரோகுளோரிக் அமிலம், *Pepsin* போன்ற முக்கிய என்சைம்களைத் தூண்டிவிட்டு ஜீரணத்துக்கு உதவி செய்யும். அந்த உணவு நம் வயிற்றில் 3-4 மணி நேரம் தங்கி இருக்கும். அதற்கு அடுத்தகட்டமாக நம் கணையத்திலிருந்து *Amylase, lipase, trypsin* போன்ற என்சைம்கள் சுரக்கும். அவையும் நம் ஜீரணத்துக்கு உதவி செய்யும். அந்த அளவுக்கு ஜீரணமானது ஒரு காம்ப்ளெக்ஸ் செயல்பாடு. நாம் தண்ணீர் குடித்தால் வயிற்றில் உள்ள அமிலங்கள் நீர்த்துப்போய்விடும் என்பது உண்மையல்ல. இதை ஆய்வில் நிரூபித்திருக்கிறார்கள். நாம் குடிக்கும் தண்ணீர் வயிற்றில் உள்ள ஹைட்ரோ குளோரிக் அமிலத்தின் செயல்பாட்டைக் குறைக்கிறதா, ஜீரணத்தை மெதுவாக நடக்க வைக்கிறதா, வாந்தி பேதி போன்றவற்றை ஏற்படுத்துகிறதா என்றெல்லாம் ஆராய்ந்தபோது, அனைத்திலும் இதற்கு எதிரான முடிவுகளே வந்துள்ளன. மாறாக, அதிக தண்ணீர் குடிப்பது நம் ஜீரணத்துக்கு உதவும் என்பதே மருத்துவ உண்மை. அதனால், உணவு சாப்பிடும்போதோ அல்லது சாப்பிட்டு முடித்த பிறகோ தேவையான அளவு தண்ணீரை தாராளமாகக் குடிக்கலாம். மேலும் நாம் சாப்பிடும் உணவுகளே பெரும்பாலும் நீர்ச் சத்துக்களால் ஆனதுதான். பிறந்த குழந்தைக்குத் தாய்ப்பால் மட்டுமே பிராதன உணவு. தாய்ப்பாலில் 85% தண்ணீர் மட்டுமே இருக்கிறது. இப்படி இருக்க, தண்ணீர் குடிப்பது நம் ஜீரணத்தை பாதிக்கும் என்று கூறுவது அறிவியலுக்குப் புறம்பானது. உணவு சாப்பிட்டுத் தண்ணீர் குடிக்காமல் விக்கி விக்கிக் கஷ்டப்படுவதற்கு பதிலாக, தேவையான அளவு தண்ணீரை தாராளமாகக் குடியுங்கள்.

இன்னொருபுறம், ‘நிறைய தண்ணீர் குடியுங்கள். அது உங்கள் உடலில் உள்ள நச்சுத்தன்மையை வெளியேற்றிவிடும்’ என்று சிலர் கூறுவதைக் கேட்டிருக்கலாம். இதைப் பின்பற்றி சிலர் தினமும் 5-6 லிட்டர் வரை தண்ணீர் குடிப்பதை வழக்கமாகக் கொண்டிருக்கிறார்கள். தண்ணீர் நச்சுப்பொருளை வெளியேற்றும் என்பது தவறாகப் புரிந்துகொள்ளப்பட்ட கான்செப்ட். நச்சுப்பொருளை வெளியேற்றுவதற்கென்று நம் உடல் சில வழிமுறைகளைக் கொண்டிருக்கிறது. அதில் நம் கல்லீரல் மிக முக்கியப் பங்கு வகிக்கிறது. நம் சிறுநீரகமும் இப்பணியை மேற்கொள்கிறது.

சிங்க் தொட்டியில் அடைப்பு இருந்தால் அதை நீக்குவதற்கு நிறைய தண்ணீரை ஊற்றிக் கழுவுவோம். அதுபோல நிறைய தண்ணீர் குடித்தால் உடலில் இருக்கும் கழிவுகள் அடித்துக்கொண்டு போய்விடும் என்பது மக்களின் எண்ணமாக இருக்கிறது. ஆனால், இந்தக் கழிவை நீக்குதல் என்பது *Molecular* லெவலில் நடக்கக்கூடிய ஒரு காம்ப்ளெக்ஸ் வேலை. உண்மையைச் சொல்ல வேண்டுமென்றால் சிறுநீரகம் பாதிப்படைந்த ஒருவரால் அதிக அளவிலான தண்ணீரை பிராசஸ் செய்ய இயலாது. அவர் அதிக தண்ணீரைக் குடித்தால் அவருக்குப் பிரச்னைகள்தான் அதிகமாகும். இந்தப் பிரச்னைகள் இருப்பவர்கள் குறைவான தண்ணீரைக் குடிக்க வேண்டும் என்று சொல்வதற்குக் காரணம் இதுதான். எனவே, தண்ணீரை அதிகமாகக் குடித்தால் நம் உடலிலிருந்து நச்சுப்பொருள் வெளியேறிவிடும் என்று நினைப்பது தவறு.

சில விஷயங்களுக்கு வேண்டுமானால் இக்கூற்று சரியானதாக இருக்கும். உதாரணத்துக்கு, சிறுநீரகக் கற்கள் இருப்பவர்களுக்கு *Oxalate*, கால்சியம் முதலிய உப்புகள் சிறுநீரில் இயற்கையாய் வெளியேறும். அதனால் கற்கள் உருவாகும். அவர்களுக்கு அந்த உப்பு படியாமல் இருக்க கூடுதலாகத் தண்ணீர் குடிக்கச் சொல்வோம். இதுபோன்ற ஒரு சில விஷயங்களில் மட்டும் தண்ணீர் அதிகமாகக் குடிப்பது நச்சுப்பொருள்களின் வெளியேற்றத்திற்கு உதவியாக இருக்குமே தவிர, இக்கூற்று எல்லோருக்கும் பொருந்தாது. எனவே, கஷ்டப்பட்டு இவ்வளவு தண்ணீர் குடிக்க வேண்டும் என்ற எந்தக் கட்டாயமும் இல்லை. தோராயமாக 2-3 லிட்டர், அதையும் கணக்குப் பார்க்காமல் குடித்தாலே போதுமானது.

அதேபோல, நார்மலாக இருப்பவர்கள் 7-8 லிட்டர் தண்ணீர் குடிப்பதைப் பார்க்க முடிகிறது. இது Dilutional Hyponatremia என்ற பிரச்னைக்கு வித்திடும். அதாவது நிறைய தண்ணீர் குடிக்கையில் நம் உடலில் உள்ள உப்புச்சத்து குறையத் தொடங்கிவிடும். அதனால், நமக்குக் குழப்பமான மனநிலை தொடங்கி வலிப்பு வரைகூட ஏற்படலாம். அதேபோல நிறைய தண்ணீர் குடித்தால் முகம் பொலிவடையும் என்றும் மக்கள் நம்புகிறார்கள். நம் தோலின் ஆரோக்கியம், தோலில் சுரக்கக்கூடிய சுரப்பிகளின் செயல்பாடு, நாம் உட்கொள்ளும் நுண்சத்துகள், கிருமிகள் வராமல் தடுப்பது என முகப்பொலிவுக்குப் பல காரணங்கள் இருக்கின்றன. தண்ணீரால் பெரிய மாற்றம் ஏதும் நிகழாது. ஒருவேளை வெயில் காலங்களில் நீர்ச்சத்து குறைந்தால் ஏற்படும் தோல் சுருக்கத்தைத் தண்ணீர் தடுக்குமே தவிர மற்றபடி வேறெதுவும் கிடையாது.

தண்ணீர் பற்றி இன்னும் பல கேள்விகள், நம்பிக்கைகள் இருக்கின்றன. எல்லாவற்றுக்கும் ஆதாரபூர்வமாக அறிவியல்பூர்வமாக பதிலைத் தேடுவோம்!

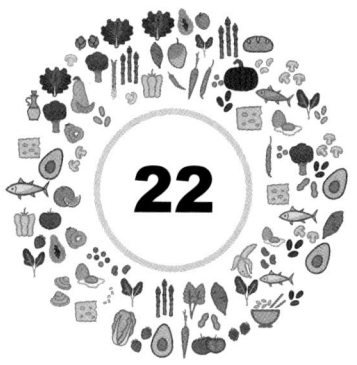

22

தண்ணீர் சார்ந்து அதிகம் கேட்கப்படும் இன்னும் இரு கேள்விகள்: வெயில் காலங்களில் ஐஸ் வாட்டர் குடிக்கலாமா? உணவு ஜீரணமாகும் செயல்பாடுகளின் வேகத்தை அது குறைக்குமா?

'குளிர்ந்த நீர் நம் ஜீரணத்தைக் குறைப்பதில்லை' என்பதே பதில். நாம் குடிக்கும் நீர் உணவுக்குழாய் மூலமாக இரைப்பைக்குச் சென்ற ஓரிரு நிமிடங்களிலேயே அது நம் உடலின் வெப்பமான 37 டிகிரி செல்சியஸுக்கு மாறிவிடும். நாம் நினைப்பதுபோல அது 2-3 மணி நேரம் உடலில் அப்படியே இருந்து நம்மைக் குளிரவைக்காது. நாம் அதிகபட்சம் குடிப்பது 200 மி.லி. ஆனால் 60 கிலோ எடையுள்ள நபரின் உடலில் இருக்கும் தண்ணீரின் அளவு 36 கிலோ. எனவே இந்தக் குளிர்ந்த நீரால் ஜீரணம் குறையாது.

இந்தியா போன்ற நாடுகளில் குளிர்ந்த நீரைக் குடிப்பது, குளிர்ப்பிரதேசத்தில் சுடுநீர் குடிப்பதெல்லாம் பல காலமாகப் பின்பற்றப்படுவதுதான். எனவே, ஃப்ரிட்ஜ் தண்ணீரை தாராளமாகக் குடிக்கலாம். ஆனால், மிகவும் குளிராக, அதாவது ஐஸ் போன்ற நிலையில் தண்ணீரைக் குடிப்பது பற்களில் பிரச்னை உள்ளவர்களுக்கு நல்லதல்ல.

சூடான தண்ணீரை அடிக்கடி குடித்தால் உடல் எடை குறையும் என்று நிறைய பேர் நம்புகிறார்கள். குளிர்ந்த நீரைக் குடித்தால் உடல் எடை கூடும் என்றும் சிலர் சொல்லக் கேட்டுள்ளேன். இவையெல்லாம் உண்மை கிடையாது. உடல் பருமனைப் பற்றி அடுத்த சில அத்தியாயங்களில் விரிவாகப் பேசுவோம். அது ஒரு காம்ப்ளெக்ஸ் ப்ராசஸ். சூடான தண்ணீர் குடித்தால் நம் உடலின் கொழுப்பு அனைத்தும் கரைந்துவிடாது. இது ஒரு தவறான புரிதல். அதேபோல சாதாரண தண்ணீரை அதிகம் குடித்தாலும் உடல் எடை கூடும் என்று சிலர் நம்புகிறார்கள். ஜிம்களில் பயிற்சி செய்யும் சிலர் உடல் எடையைக் குறைக்கிறேன் என்று தண்ணீர்கூடக் குடிக்கமாட்டார்கள். அதற்குப் பெயர், எடைக் குறைப்பு அல்ல, *Dehydration*. நீர்ச்சத்து குறைவதால் சிலருக்கு உடல் எடையும் குறையும். அது உண்மையான எடைக் குறைப்பு கிடையாது. உண்மையைச் சொல்வதென்றால், எடையைக் குறைக்க விரும்புவோர் நல்ல உணவுகளைச் சாப்பிட்டு, நன்கு உடற்பயிற்சிகள் செய்து, அதிக தண்ணீர் குடிப்பது நல்லது.

அதேபோல காலை எழுந்தவுடன் முதல் வேலையாகத் தண்ணீர் குடிக்க வேண்டும் என்று சிலர் சொல்வதுண்டு. இதிலும் பெரிய பயன்கள் இல்லை. சிலருக்கு எழுந்தவுடன் தண்ணீர் குடிப்பது *Gastro Colic Reflex*-ஐ ஆக்டிவேட் செய்யும். இதனால் மலம் கழிக்கும் உணர்வு உண்டாகும். மற்றபடி நாம் குடிக்கும் தண்ணீர் நச்சுகளை உடனடியாக வெளியேற்றும் என்றெல்லாம் கிடையாது. நாம் தூங்கும் நேரத்தில் நம் உடலின் மெட்டபாலிசம் சற்று குறைவாக நடப்பதால் பகலில் உருவாகும் அளவுக்கு இரவில் சிறுநீர் உருவாகாது.

அதனால்தான், காலை எழுந்தவுடன் கழிக்கும் சிறுநீர் அதிகம் மஞ்சளாகக் காணப்படும். இரவு முழுவதும் உடலை விட்டு நீர் வெளியேறாமல் இருந்ததே இதற்கான காரணம். இவையெல்லாம், இயற்கையாய் நடப்பதுதான். எனவே, இந்த 8 மணி நேரம் தண்ணீர் குடிக்கவில்லை என்றால் ஒன்றும் ஆகாது. நாம் வழக்கம்போல எழுந்து நம் வேலைகளைத் தொடங்கினால் போதுமானது. எழுந்தவுடன் தண்ணீர் குடிப்பது தவறில்லை. ஆனால் அதைக் கஷ்டப்பட்டுப் பின்பற்ற வேண்டியதில்லை.

சிக்ஸ்பேக் போன்றவற்றை முயற்சி செய்பவர்கள் உடலில் உள்ள கொழுப்பின் சதவிகிதத்தை நன்கு குறைத்து தசைகள் அனைத்தும் கட்டுக் கட்டாகத் தெரிய போட்டிக்கு முன்தினம் தண்ணீர் குடிக்காமல் இருப்பார்கள். இந்த Dehydration ஓர் ஆபத்தான முறை. இதனால் நிறைய பேருக்கு சிறுநீரக பாதிப்புகூட ஏற்பட்டுள்ளது. உடற்பயிற்சி செய்தால் நிறைய வியர்வை வெளியேறும்; நீர் மற்றும் உப்புச்சத்துக் குறைபாடு உண்டாகும். எனவே, தண்ணீரையும், நீர்ச்சத்துள்ள உணவுகளையும் போதிய அளவில் எடுத்துக்கொள்ள வேண்டும். உடற்பயிற்சிகளால் நம் கொழுப்புதான் குறைய வேண்டுமே தவிர, தண்ணீரின் அளவைக் குறைத்துவிட்டு உடல் எடை குறைந்துவிட்டது என்று சொல்வது மிகவும் தவறான எண்ணம்.

இன்று தண்ணீர் என்றால் RO தண்ணீர்தான் என்றாகி விட்டது. முன்பெல்லாம் மண்ணின் தன்மைக்கேற்ப ஊருக்கு ஒரு சுவையில் தண்ணீர் இருக்கும். இப்போது எல்லா ஊர்களிலும் ஒரே சுவை. கேன் தண்ணீர்தான். மினரல் வாட்டர் என்று சொல்லப்படும் கேன் வாட்டர், பானைத் தண்ணீர், பிளாஸ்டிக் பாட்டில் தண்ணீர், ஃப்ரிட்ஜ் தண்ணீர், செம்புப் பாத்திரத் தண்ணீர்... இவற்றில் எது நல்லது?

அந்தக் காலத்தில் வீட்டுக்குப் பின்புறம் அல்லது ஊருக்குப் பொதுவாகக் கிணறு இருக்கும். அந்தத் தண்ணீரைத்தான் குடித்தோம். வாய்க்கால், ஆறுகளில் இருந்தும் தண்ணீர் எடுத்துவந்து பயன்படுத்தினோம். நகரங்கள் விரிவானபோது கிணறுகள் தூர்ந்துபோயின. பிறகு ஆற்றுத் தண்ணீர் குழாய்கள் மூலம் விநியோகிக்கப்பட்டது. இந்தத் தண்ணீரின் உப்புத்தன்மை குறைவாக இருந்தாலும், கிணற்று நீருடன் ஒப்பிட்டால் சுத்தம் குறைவாகத்தான் இருக்கும். எனவே, வாந்தி, பேதி, காலரா முதலிய நோய்களைத் தடுக்க நாம் எப்போதும் சொல்லும் அறிவுரை, 'தண்ணீரை நன்கு காய்ச்சிய பிறகே குடிக்க வேண்டும்.'

காய்ச்சிக் குடிக்க வேண்டும் என்பதைப் பலரும் 'சூடாகக் குடிக்க வேண்டும்' என்று நினைத்துக்கொள்கிறார்கள். அப்படி இல்லை. தண்ணீரில் உள்ள பாக்டீரியா, வைரஸை அழிக்க வேண்டுமென்றால் அதை நன்கு கொதிக்க வைக்க வேண்டும். கொதிநிலையிலே 10 நிமிடம் வரை

வைத்திருக்க வேண்டும். அதன்பின் அதைப் பாத்திரத்தில் சேமித்து வைத்துக் குடிக்கலாம். இருப்பதிலேயே சுத்தமான தண்ணீரை 'கோல்டு ஸ்டாண்டர்டு' என்று சொல்வோம். இந்த நன்கு காய்ச்சி ஆறவைத்த தண்ணீர்தான் சிறந்தது.

RO தண்ணீர் எப்படி வந்தது? RO என்றால் ரிவர்ஸ் ஆஸ்மாசிஸ் (Reverse Osmosis). அதாவது தண்ணீரின் உப்புத்தன்மையை நீக்கும் தொழில்நுட்பம். பெரிய தொழிற்சாலைகள் பலவற்றிலும் பிரமாண்ட இயந்திரங்கள் இருக்கும். அவர்களின் பயன்பாட்டுக்கு போர்வெல் மூலம் தண்ணீர் எடுக்கப்படும். அந்தத் தண்ணீரின் உப்புத்தன்மை காரணமாக இயந்திரங்கள் பழுதாக வாய்ப்பிருக்கிறது. அந்த உப்புத்தன்மையை நீக்கக் கண்டுபிடிக்கப்பட்டதே *RO* தொழில்நுட்பம். மக்கள் அருந்துவதற்காக உருவானதல்ல.

ஆஸ்மாசிஸ் என்பது ஓர் அடிப்படை உயிரியல் பிராசஸ். அதாவது நம் ஒவ்வொரு செல்லிலும் நடக்கும் ஒரு விஷயம். செல் ஜவ்வுக்கு இருபுறமும் தண்ணீர் மற்றும் உப்புச்சத்துகள் இருக்கின்றன. உப்புச்சத்து குறைவாக இருக்கும் பக்கத்திலிருந்து உப்புச்சத்து அதிகமாக உள்ள பக்கத்துக்கு அந்த ஜவ்வு வழியாகத் தண்ணீர் மட்டும் செல்லும். அதை 'ஆஸ்மாசிஸ்' என்போம்.

ரிவர்ஸ் ஆஸ்மாசிஸில் *'Semi permeable membrane'* என்ற ஒரு விஷயத்தைச் சொல்வார்கள். அதாவது சில தேர்ந்தெடுக்கப்பட்ட பொருள்களை மட்டும் வெளியே

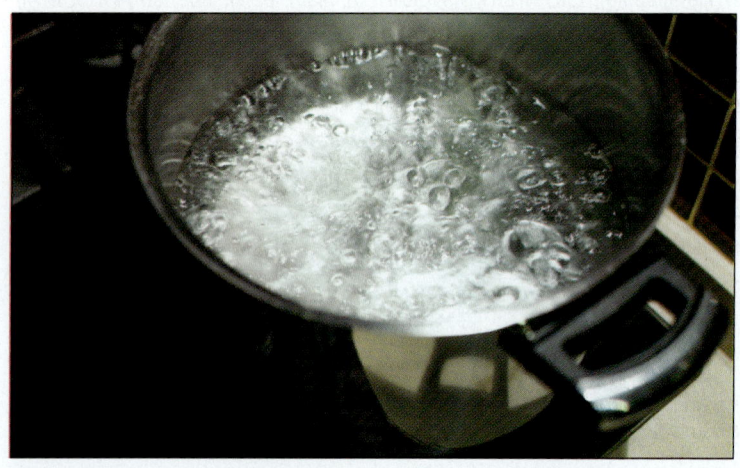

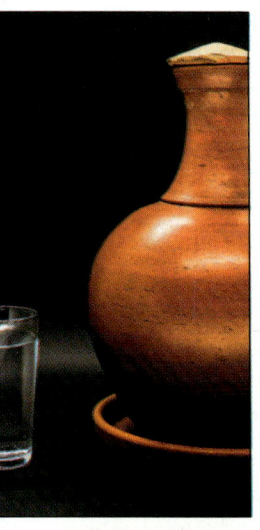

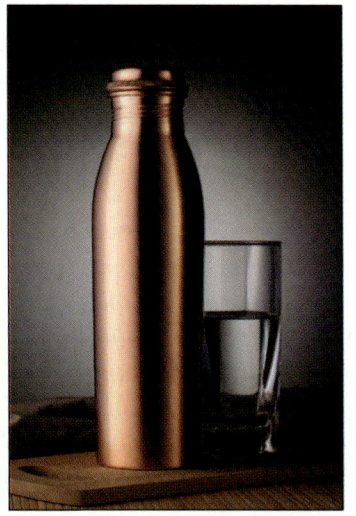

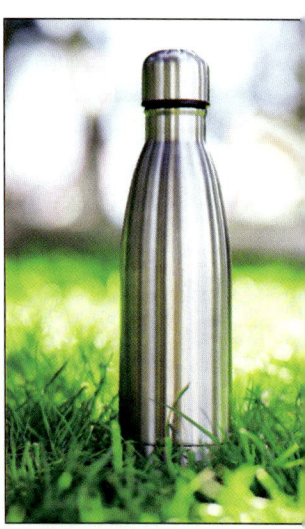

விடக்கூடிய ஜவ்வு இது. இங்கு துளைகள் மிகச் சிறிய அளவில் இருக்கும். அதில் உப்புத் தண்ணீரை அதிக அழுத்தத்தில் செலுத்துகையில் உப்புகள் அனைத்தும் ஒருபுறம் தங்கிவிட்டு மீதமுள்ள சிறு *Molecules* மறுபுறம் வந்துவிடும். எனவேதான் போர் தண்ணீர் போன்ற அதிக உப்புத்தன்மையுடைய தண்ணீரை *RO* செய்தால் உப்புச்சத்து இல்லாத சுத்தமான தண்ணீர் கிடைக்கிறது. ரிவர்ஸ் ஆஸ்மாசிஸ் முறையில் கிடைக்கக்கூடிய தண்ணீரின் உண்மையான பெயர் '*Demineralised water.*' அதாவது, உப்புச்சத்துகள் அனைத்தும் நீக்கப்பட்ட நீர். இது மிகவும் சுவையாக இருக்கும்.

தண்ணீரில் எவ்வளவுக்கு உப்புச்சத்து அதிகமாக இருக்கிறதோ அவ்வளவுக்கு அதன் சுவை குறையும். நாம் சமையலுக்குப் பயன்படுத்துவதைப் போன்ற உப்பு வகைகள் தண்ணீரில் இருப்பதில்லை. கால்சியம் மற்றும் மெக்னீசியம் உப்புகள் அதில் அதிகம் இருக்கும். இவைதான் தண்ணீருக்கான கனத்தன்மையை (*Hardness*) அளிக்கிறது. ஆற்று நீரில் சோப் போட்டால் நுரை வருவதற்கும், போர் தண்ணீரில் வராததற்குமான காரணம் இந்த கனத் தன்மைதான்.

RO செய்யப்பட்ட தண்ணீரை எதேச்சையாக ருசி பார்த்த ஒருவருக்கு, 'இதை ஏன் நாம் குடிநீராகப் பயன்படுத்தக் கூடாது' என்ற யோசனை வந்திருக்கிறது. அதன்பிறகு

பாட்டிலில் அடைத்து மினரல் வாட்டர் என்று விற்கத் தொடங்குகிறார்கள். என்ன முரண் பாருங்கள், உப்புச்சத்து அனைத்தும் நீக்கப்பட்ட Demineralised தண்ணீர்தான் இங்கே 'மினரல் வாட்டர்' என்ற பெயரில் விற்கப்படுகிறது. மக்களும் இதில் நிறைய சத்துகள் இருக்கின்றதென்று நம்பி வாங்கி அருந்துகிறார்கள்.

தண்ணீரில் உப்புச்சத்து அதிகரிப்பு, தொற்று நோய்கள் பரவல் போன்றவை காரணமாக மினரல் வாட்டரின் பயன்பாடு அதிகரித்து, அதைத் தயாரிக்கப் பெரும் தொழிற்சாலைகள் அமைக்கப்படுகின்றன. தற்போது நாம் சர்வசாதாரணமாக வீடுகளில் வாங்கிப் பயன்படுத்துகிற கேன் வாட்டரும் RO செய்யப்பட்டதுதான். நம்மில் பலர் வீடுகளில்கூட RO மெஷின் அமைத்திருக்கிறோம்.

சரி, சுவை தாண்டி இதில் என்னென்ன பயன்கள் இருக்கின்றன என்பதையும் பார்த்துவிடுவோம். இந்த RO முறைக்கு கிருமிகளை நீக்கக்கூடிய தன்மை இருக்கிறது. அதன் Membrane சரியாக இருக்கும்பட்சத்தில் 99.99 சதவிகித பாக்டீரியா, வைரஸ் போன்ற நோய்க் கிருமிகளை நீக்கிவிடுவதாகச் சொல்கிறார்கள். சுவையாகவும் சுத்தமாகவும் இருக்கிறது என்பதால் இதைக் குடிக்கலாம் என்று மக்கள் மனதில் ஆழமாய்ப் பதிந்துவிட்டது.

இத்தண்ணீரில் உப்புச்சத்து சிறிதும் இல்லாததால் ஏதேனும் ஆபத்து ஏற்படுமா? எலும்புச்சத்துக் குறைபாடு ஏற்படுமா, கிட்னியில் கல் வந்துவிடுமா, மாரடைப்பு வருமா எனப் பல கேள்விகள் இருக்கின்றன.

தண்ணீரில் உப்புச்சத்தின் அளவை அறிந்துகொள்வதற்கு Total Dissolved Solutes (TDS) என்ற அளவீட்டு எண்ணைப் பயன்படுத்துவோம். பொதுவாக போர் தண்ணீரின் TDS அளவு 500, 1000, 2000 என இருக்கும். RO தண்ணீரின் அளவு 50 என இருக்கும். அத்தண்ணீரை மேலும் சுத்திகரித்தால் TDS அளவு இன்னும் குறைய வாய்ப்பிருக்கிறது. இயற்கையாகக் கிடைக்கக்கூடிய ஆற்று நீர் 50-100 வரை இருக்கும். இதே கடல்நீரின் TDS 30,000-40,000 வரை இருக்கும். மழைநீரின் TDS அளவு 6-7தான். TDS-ன் அளவு 50-க்குக் கீழிருக்கும் தண்ணீரை தினசரி குடிப்பது நல்லதல்ல. ஆற்று நீரின் TDS அளவுக்கு இணையான

தண்ணீரை *RO* அளிக்குமானால் அதைத் தாராளமாகப் பயன்படுத்தலாம். அதன் அமிலத்தன்மையும் குறைவாக இருக்கும். உப்புச்சத்துகளும் மிகச்சிறிய அளவில் இருக்கும்.

இந்த *Demineralised* தண்ணீர் குறித்து உலக சுகாதார நிறுவனம் 1970-80-களில் இருந்தே ஆராய்ச்சி செய்துவருகிறது. 2005-ம் ஆண்டில் *'Nutrients in Drinking water'* என்ற பெயரில் ஓர் புகழ்பெற்ற ஆராய்ச்சிக் கட்டுரையை வெளியிட்டுள்ளார்கள். அதில், *Demineralised* தண்ணீர் குறித்த நிறைய குற்றச்சாட்டுகள் வைக்கப்பட்டன. ஓரளவுக்கு உப்புச்சத்தைக் கொண்ட தண்ணீரைக் குடிப்பவர்களுக்கு மாரடைப்பு குறைவாக ஏற்படுகிறது என்றும் உப்புச்சத்து நீக்கிய இந்த நீரைக் குடிப்பவர்களுக்கு மாரடைப்பு அதிகமாக ஏற்படுகிறது என்றும் இதில் சொல்லப்பட்டது. மேலும், குழந்தைகளுக்கு எலும்புகள் பலவீனம் அடைந்து அதனால் எளிதில் எலும்பு முறிவு ஏற்படுகிறது என்றும் அதில் கூறப்பட்டது. ஒட்டுமொத்தமாக *RO* தண்ணீரால் நம் உடலில் உப்புச்சத்துக் குறைபாடு ஏற்படலாம் என்று ஆய்வு முடிவுகள் கூறின.

மாரடைப்பு குறித்தான இம்முடிவுகள் பெரும் பரபரப்பை ஏற்படுத்தின. மெக்னீசியம் சத்துகள் நாம் குடிக்கும் தண்ணீரில் குறைந்து ரத்தத்திலும் குறைந்தால் *Atherosclerosis* ஏற்பட்டு ரத்தக் குழாய்களில் அடைப்பு ஏற்படும் என்பதுதான் இந்த ஆய்வு சொல்லும் தியரி. காலங்காலமாக *TDS* குறைவாக உள்ள ஆற்று நீரைத்தான் நாம் பயன்படுத்தி வருகிறோம். மேற்சொன்ன காரணத்தால்தான் மாரடைப்பு ஏற்படுகிறது என்றால் அப்போதிலிருந்தே மாரடைப்பு அதிகமாக இருக்க வேண்டுமல்லவா? இது தவிர உப்புச்சத்துக் குறைபாடு ஏற்படுதல் மற்றும் குழந்தைகளின் எலும்பு பலவீனமாதல் ஆகியவையும் நிரூபிக்கப்படவில்லை. காரணம், கால்சியம் மற்றும் மெக்னீசியம் சத்துகள் நாம் குடிக்கும் தண்ணீரில் இருக்கும் அளவைவிடப் பல மடங்கு நாம் சாப்பிடும் உணவு வழியாகக் கிடைக்கின்றன. எனவே உப்புச்சத்து இல்லாத தண்ணீரைக் குடித்தால் உடலில் உப்புச்சத்துக் குறைபாடு ஏற்படும் என்பது அறிவியலுக்கு சற்று அப்பாற்பட்டதாகவே இருக்கிறது.

2017-ம் ஆண்டு *'Guidelines for Drinking Water Quality'*

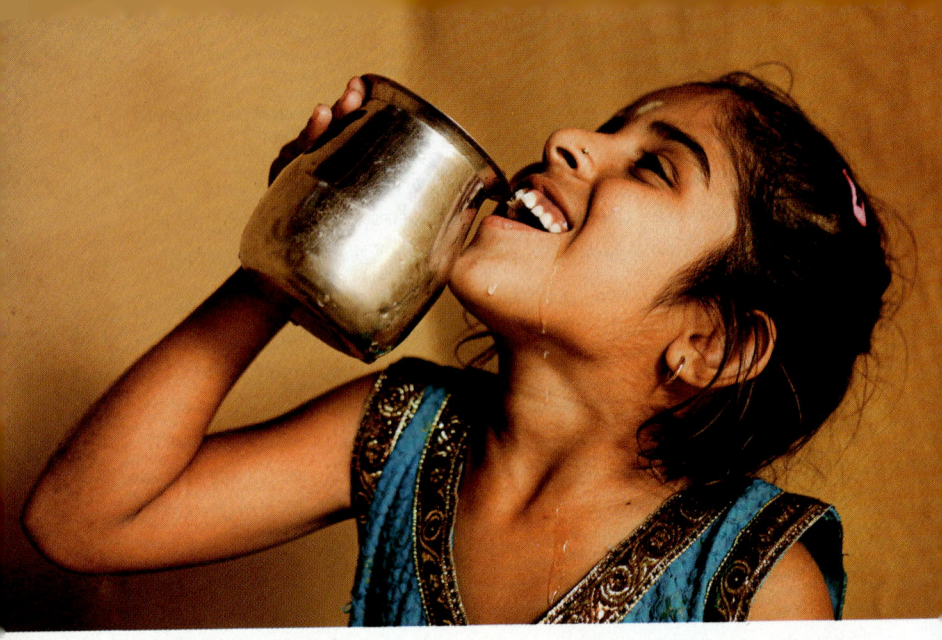

என்ற பெயரில் மற்றுமொரு ஆராய்ச்சிக் கட்டுரையை வெளியிட்டது உலக சுகாதார நிறுவனம். அதில் TDS-ன் அளவு 50-க்கு மேல் இருக்கும்பட்சத்தில் Demineralised தண்ணீரை எடுத்துக்கொள்வதில் எந்தப் பிரச்னையும் இல்லை என்று தெரிவித்தது. முன் சொன்ன குற்றச்சாட்டுகள் எதையும் நிரூபிக்க முடியவில்லை என்றும் கூறியது.

தற்போது TDS அளவைக் கட்டுப்படுத்தக்கூடிய RO யூனிட்கள் விற்பனைக்கு வந்திருக்கின்றன. இவை தண்ணீரின் TDS அளவை 100-150 வரை பார்த்துக் கொள்வதாகக் கூறப்படுகிறது. இரண்டாவது, RO யூனிட்களைப் பராமரிப்பது மிகவும் அவசியம். சரியாகப் பராமரிக்கவில்லை என்றால் கிருமிகள் நீங்காமல் இருக்கக்கூடும். UV எனப்படும் ultraviolet சுத்திகரிப்பு முறை இந்த RO யூனிட்களில் இருந்தால் இன்னும் நல்லது. மேற்சொன்னவற்றை சரியாகப் பின்பற்றினால் RO தண்ணீரை தாராளமாகக் குடிக்கலாம். வீடுகளில் பயன்படுத்தும் கேன் வாட்டர்கள் எந்த அளவுக்கு சுத்தமாக இருக்கிறது என்பது தெரியாது. நம்பகமான இடங்களில் வாங்குங்கள். இல்லையென்றால் இருக்கவே இருக்கிறது கார்ப்பரேஷன் குடிநீர். அதை நன்கு காய்ச்சிக் குடித்தால் எந்தப் பிரச்னையும் இல்லை.

சரி, தண்ணீரை சுத்தம் செய்தாயிற்று, அதை எதில் வைத்துப் பயன்படுத்துவது? அந்தக் காலத்தில் பானையில் சேமித்துத் தண்ணீரை உபயோகித்தோம். பின்னர் செம்பு,

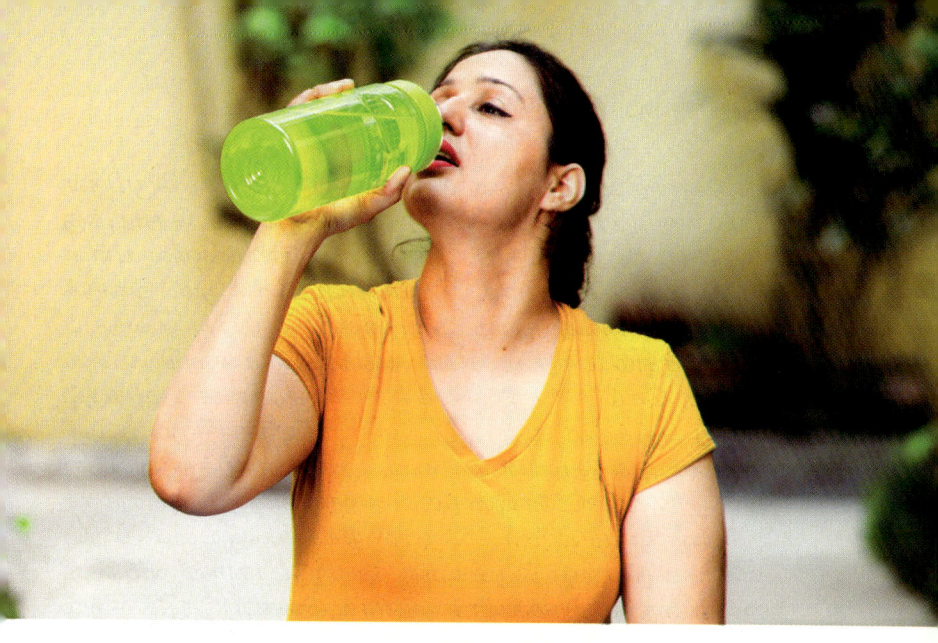

எவர்சில்வர், பித்தளைப் பாத்திரங்களில் வைத்துப் பயன்படுத்தினோம். தற்போது பிளாஸ்டிக் பாட்டில்களைப் பெருமளவு பயன்படுத்திவருகிறோம்.

பானைத் தண்ணீர் நல்லது. ஆனால், தண்ணீரைப் பானையில் வைத்துக் குடித்தால் கூடுதல் நன்மைகள் கிடைக்கின்றன என்பதற்கு அறிவியல் ஆதாரங்கள் இல்லை. எவர்சில்வர் என்று சொல்லக்கூடிய ஸ்டெய்ன்லெஸ் ஸ்டீல் பாத்திரங்களைப் பயன்படுத்துவதிலும் எந்தப் பிரச்னையும் இல்லை. மிகவும் நல்லது என்று சொல்லப்படும் செம்புப் பாத்திரங்கள் குறித்து இரண்டு விஷயங்கள் உண்டு. அதில் தண்ணீரை சேமித்துக் குடிக்கையில் அச்செம்பு தண்ணீரில் கலந்து நமக்குச் சில நல்ல விஷயங்களைக் கொடுக்கிறது என்று சொல்லப்படுகிறது. இது உண்மையில்லை. காரணம், அத்தனை எளிதில் பாத்திரத்திலிருந்து தண்ணீரில் கலக்கும் தன்மை செம்புக்குக் கிடையாது. இரண்டாவது, செம்புத் தட்டுப்பாடு என்ற ஒன்று நமக்கு இயற்கையிலேயே கிடையாது. நாம் சாப்பிடும் பெரும்பாலான உணவுகளில் கிடைக்கக்கூடிய ஓர் உப்புச்சத்து அது. எனவே, செம்புப் பானைகள் மற்றும் பாட்டில்கள் மூலமாகத்தான் அச்சத்து நமக்குக் கிடைக்க வேண்டும் என்பதில்லை.

ஆனால், *Direct Oxidising effect, Direct Antibacterial effect* போன்ற சில நல்ல குணங்களும் செம்புக்கு உண்டு. அதாவது, செம்பின் மீது வேறொரு பொருள் படும்போது

அங்கு எளிதில் கிருமிகள் உருவாகாது. அல்லது கிருமிகள் இருப்பினும் அதை அழிக்கக்கூடிய தன்மை செம்புக்கு இருக்கிறது. அதனால்தான், முக்கிய ஆய்வகங்களில் உள்ள கைப்பிடிகள் செம்பால் செய்யப்பட்டிருக்கும். இதைக் காரணமாக வைத்துதான் தண்ணீரை செம்பில் வைத்துப் பயன்படுத்தும்போது கிருமிகள் அழிக்கப்படும் என்கிறார்கள். ஆனால், செம்பு எந்த அளவுக்குக் கிருமிகளை அழிக்கும் என்பது குறித்தும் எந்த ஆராய்ச்சி ரீதியான நிரூபணமும் இல்லை. அசுத்தமான தண்ணீரைக் கொதிக்க வைத்து அல்லது UV ஃபில்டரேஷன் மூலம் சுத்தப்படுத்தும் அளவுக்குச் செம்பினால் முடியுமா என்றால் நிச்சயம் இல்லை. சிறிய அளவில் உருவாகும் கிருமிகளை வேண்டுமானால் அழிக்கும் தன்மை அதற்கு இருக்கலாம். ஆனால் மிகைப்படுத்திக் கூறும் அளவுக்கு அது பெரிய விஷயம் கிடையாது. அதேநேரத்தில், விருப்பப்பட்டவர்கள் பயன்படுத்திக்கொள்வதில் எந்தத் தவறும் இல்லை.

அடுத்து, பிளாஸ்டிக் பாட்டில்கள். இவற்றைப் பொறுத்த வரையில் 1, 2, 3, 4 போன்ற Grading இருக்கிறது. அதில் டைப்-1 என்று சொல்லப்படுகிற PET பாட்டில்களைப் பயன்படுத்துவது பிரச்னை இல்லை. சில பாட்டில்கள் ஒரு தடவை மட்டுமே பயன்படுத்த உகந்தவை. உதாரணத்துக்கு ரயில் நிலையங்களில் விற்கப்படுகிறதல்லவா... அவற்றை ஒருமுறை மட்டுமே பயன்படுத்த வேண்டும். HDPE என்று சொல்லப்படும் Grade-2 பாட்டில்களை நாம் வீட்டு உபயோகத்துக்குக்கூடப் பயன்படுத்தலாம். அதில் எந்தக் கெடுதலும் கிடையாது. அதேநேரத்தில், மிக சூடான தண்ணீரை இந்த HDPE பாட்டிலில் ஊற்றக்கூடாது. சூடான தண்ணீர்பட்டால் ஆவியாகும் தன்மையை அப்பிளாஸ்டிக் கொண்டிருப்பதால் அதை முழுவதுமாகத் தவிர்ப்பது நல்லது.

இன்னும் விரிவாக வேறொரு முக்கிய விஷயத்தை அடுத்து அலசலாம்!

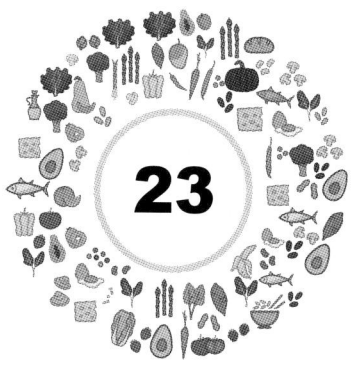

23

தண்ணீர் பற்றி நிறைய அலசிவிட்டோம். 'காற்று, தண்ணீருக்கு அடுத்தபடியாக மனிதனுக்கு மிக முக்கியத் தேவை உப்பு' என்று மகாத்மா காந்தியே ஒருமுறை கூறியிருக்கிறார். இப்போது உப்பைப் பற்றிப் பார்த்துவிடலாம். இவ்வுலகில் மனிதன் கண்டறிந்த முதல் சுவை, அனேகமாக உப்பாகத்தான் இருக்கும். மனிதன் பல கண்டங்கள் தாண்டிப் புதிய நிலங்களைத் தேடிச் சென்றதற்குத் தங்கமும் உப்புமே முக்கிய காரணம். சில இடங்களில் தங்கத்துக்கு இணையாக உப்பு பரிமாறிக்கொள்ளப்பட்ட வரலாறும் உண்டு.

அதேநேரத்தில் மருத்துவ உலகில் உப்பு பற்றி நிறைய தவறான எண்ணங்கள் இருக்கின்றன. மருத்துவர் ஒரு அர்த்தத்தில் சொல்வார், நோயாளி வேறு ஒரு அர்த்தத்தில் புரிந்துகொள்வார். அதேபோல பெரும்பாலான நோய்களை உப்போடு சம்பந்தப்படுத்துவார்கள். அரிப்பு வந்தால் உடலில் உப்பு அதிகமாகிவிட்டது; சிறுநீரகம் பாதிப்படைந்துவிட்டால் அதற்கு உப்புதான் காரணம்; அதேபோல மூட்டுவலி, முதுகுப் பிடிப்பு, ரத்த அழுத்தம் என அனைத்துக்கும் உப்பு மீதுதான் பழி போடப்படுகிறது. இவை எந்த அளவு உண்மை?

முதலில் ஓர் அடிப்படை விஷயத்தைப் புரிந்துகொள்ள வேண்டும். அதாவது, உப்பு என்று கூறியவுடன் நம் நினைவுக்கு வருவது நாம் அன்றாடம் உணவில் பயன்படுத்தும் 'டேபிள் சால்ட்' (சோடியம் குளோரைடு). ஆனால் வேதியியலில் பல பொருள்கள் உப்பின்கீழ்தான் வகைப்படுத்தப்படுகின்றன. உதாரணத்துக்கு, சிறுநீரகச் செயலிழப்பின்போது நம் ரத்தத்தில் அதிகமாகும் யூரியா, கிரியாடினின் ஆகியவை உப்புக்களே. அதேபோல மூட்டு வலியின்போது ரத்தத்தில் அதிகம் இருப்பது, யூரிக் ஆசிட் எனும் உப்பு. தசைப்பிடிப்பு வந்தால் தட்டுப்பாடு ஏற்படுவது பொட்டாசியம் எனும் உப்பு. இப்படி ஒவ்வொன்றுக்கும் வெவ்வேறு உப்பு வகை காரணமாக இருக்கையில், அனைத்துக்கும் காரணமாக சமையல் உப்பை நினைத்துக்கொண்டு அதைக் குறைக்க முயற்சிகளை மேற்கொள்கிறோம். இது அறியாமையால் செய்யும் செயல்.

உயர் ரத்த அழுத்தத்துக்காக சிகிச்சைக்குச் செல்லும்போது 'உப்பைக் குறைக்க வேண்டும்' என்று மருத்துவர்கள் பொதுவாக அறிவுரை சொல்வார்கள். சிலர் 'உப்பை அதிகம் சேர்த்துக்கொள்வதால்தான் ரத்த அழுத்தமே வருகிறது' என்றுகூட நினைக்கிறார்கள். அதேபோல உப்பு சாப்பிடுவதால்தான் இதயத்தில் பிரச்னை வருகிறது என்றும் சிலர் நம்புகிறார்கள்.

'மனிதன் மட்டுமே தனியே உப்பை உணவில் சேர்த்துக் கொள்கிறான்... விலங்குகள் உப்பில்லாமல்தானே உணவு உண்கின்றன' என்பது ஓர் அடிப்படை வாதம். கடல் பகுதிகளுக்கு அருகில் வசிக்கும் விலங்குகளுக்கு பெரிதாக உப்புப் பற்றாக்குறை ஏற்படுவதில்லை. அதேநேரத்தில் விலங்குண்ணிகளுக்கும் உப்புப் பற்றாக்குறை ஏற்படுவதில்லை. காரணம், பிற மிருகங்களைச் சாப்பிடும்போது அந்த இரையின் உடலில் இருக்கும் உப்பு இவ்விலங்குகளுக்கும் கிடைத்துவிடுகிறது. ஆனால் தாவர உண்ணிகளுக்கு உப்புப் பற்றாக்குறை உண்டு. வீட்டில் வளர்க்கப்படும் விலங்குகளுக்கு உப்புப் பற்றாக்குறை ஏற்படுகையில் உப்புக் கல்லைச் சாப்பிடத்தரும் வழக்கம்கூட இங்கு உண்டு. இதை Salt Lick என்று சொல்வார்கள். எனவே, மறைமுகமாக அவற்றுக்கும் உப்புச்சத்து தேவைதான். மேலும் சில எறும்பு

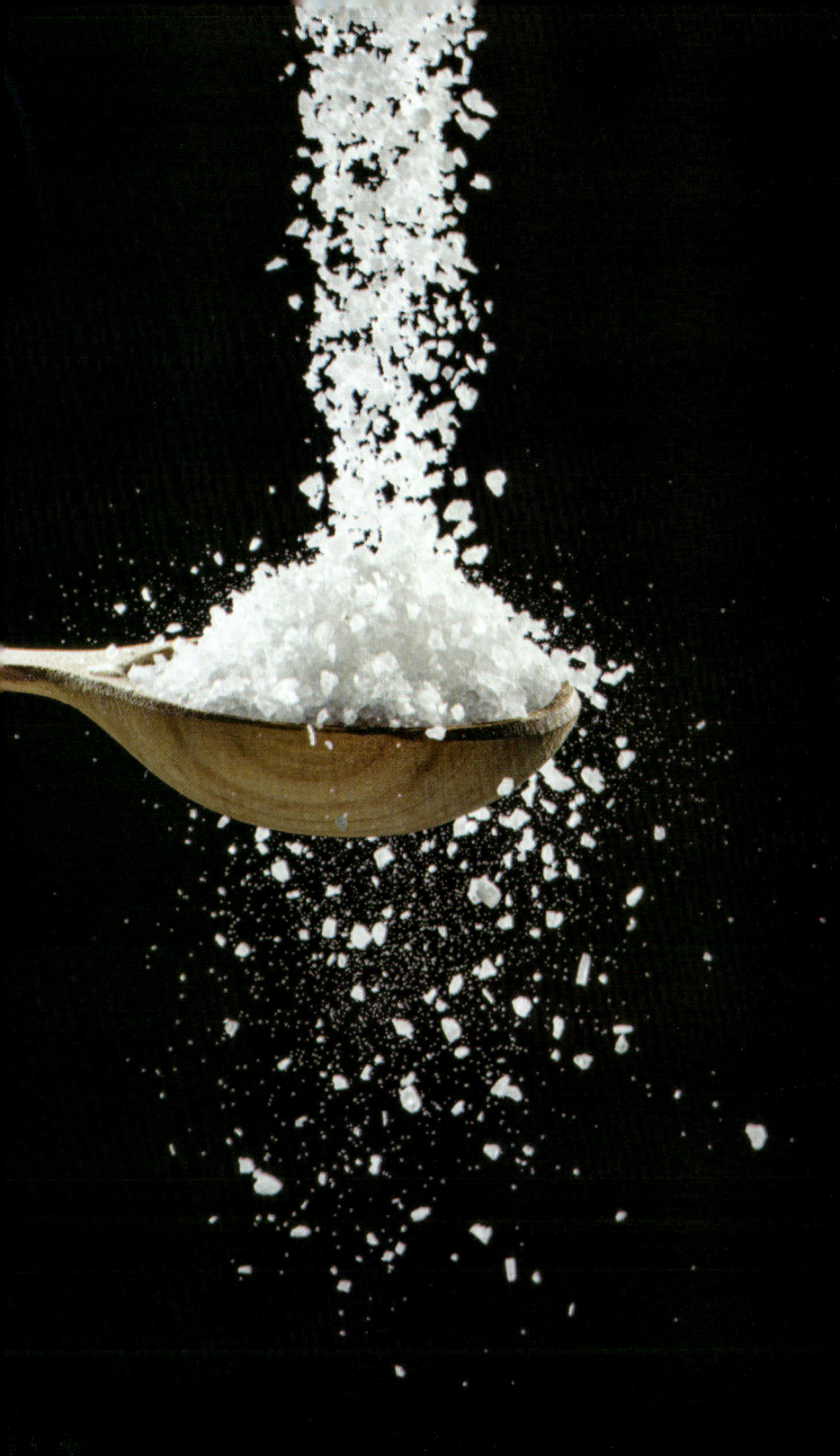

காலையில் வெறும் வயிற்றில் சுடுநீர் குடித்தால் உடலில் கொழுப்பு கட்டாது என்று ஒரு டயட்டீஷியன் கூறுகிறார்... இது உண்மையா?

- கிடையூர் மாணிக்கம்.

மிகவும் தவறான கூற்று. சுடுநீர் குடித்தால் உடல் கொழுப்பு ஏறாது என்பது போன்ற தவறான எண்ணம் வேறு எதுவும் இல்லை.

வேர்க்கடலை தினசரி சாப்பிடலாமா... எப்படி, எவ்வளவு சாப்பிட வேண்டும்?

- விஸ்வநாதன் கருப்பையா

தாராளமாக வேர்க்கடலை சாப்பிடலாம். ஆனால், நீங்கள் வெறும் தின்பண்டமாக இதைச் சாப்பிடுகிறீர்களா அல்லது உடல் எடைக்குறைப்பு, சர்க்கரை நோய்க் கட்டுப்பாடு போன்ற காரணங்களுக்காக சாப்பிடுகிறீர்களா என்பதைப் பொறுத்து அளவு மாறுபடும்.

அவித்த அல்லது ஊறவைத்த பச்சை வேர்க்கடலை நல்லது. வறுத்த அல்லது மசாலா சேர்த்த கடலை வகைகளை எப்பொழுதாவது எடுத்துக்கொள்ளலாம்.

வகைகளை ஆராய்ச்சி செய்து பார்க்கையில், இந்த உப்புப் பற்றாக்குறை காலத்தில் அவை விலங்குண்ணிகளாக மாறி மற்ற எறும்புகளைச் சாப்பிடும் நிலைகூட ஏற்படுகிறது என்று கண்டுபிடித்திருக்கிறார்கள். எனவே, விலங்குகளுக்கும் உப்பு மிக அவசியத் தேவை.

அவை எடுத்துக்கொள்ளும் உணவின் வழியாகவே அந்த உப்பு அவற்றுக்கு மறைமுகமாகக் கிடைத்துவிடுகிறது. ஆனால் மனிதனுக்கு, பேலியோலித்திக் காலத்தில் உணவில் உப்பு சேர்த்து சாப்பிடும் வழக்கம் கிடையாது. காரணம், அப்போது வேட்டையாடிச் சாப்பிடும் உணவிலிருந்தே அவர்களுக்கான உப்பு கிடைத்துவிட்டது. விவசாயம் செய்து, தாவர உணவை அதிகமாக சாப்பிடத் தொடங்கிய பின்புதான் தனியாக உப்பு சாப்பிடும் சூழ்நிலை உருவானது. அதனால்தான், பழைமையான ஆசியப் பழங்குடியினர் பேசும் மொழியில் உப்பு என்ற பொருளுக்கு வார்த்தையே கிடையாது. காரணம், அதை அவர்கள் பயன்படுத்தியதே கிடையாது. அதாவது விலங்குகளைப் போலவே, உப்பு அவர்களுக்குத் தனியாகத் தேவைப்படவில்லை. ஆனால், சில பழங்குடிச் சமூகங்கள் உப்புக்காக விலங்குகளின் ரத்தத்தைக் குடிப்பது, அவற்றின் சிறுநீரைக் குடிப்பது என சில அதிர்ச்சி யளிக்கும் பழக்கங்களைப் பின்பற்றியிருக்கிறார்கள்.

உப்பு சார்ந்து இன்னொரு சுவாரஸ்யமும் இருக்கிறது. சம்பளம் என்பதற்கான ஆங்கில சொல் '*Salary*.' இந்த வார்த்தை *Salarium* என்ற சொல்லில் இருந்து வந்தது. அதன் உண்மையான பொருள் '*Salt Money*.' ஏனென்றால் அக்காலத்தில் உப்பு மிகவும் மதிப்புமிக்க விஷயமாகக் கருதப்பட்டது. உப்பு விற்பனையும் அது சார்ந்த வணிகமும் மிக முக்கியமான ஒன்றாகக் கருதப்பட்டது. அதுமட்டுமல்லாமல், உப்புக்கு வரி போட்டதுதான் பிரெஞ்சுப் புரட்சிக்கே காரணம். பிரிட்டிஷ் அரசுக்கு எதிராக மகாத்மா காந்தி தொடங்கிய ஒத்துழையாமைப் போராட்டத்துக்கும் இதுதான் காரணம். எனவே, மனித குல வரலாற்றில் உப்புக்கு மிக முக்கிய இடம் உண்டு.

வரலாற்றைத் தாண்டி இப்போது அறிவியலுக்குச் செல்வோம். நாம் உணவில் பயன்படுத்தும் சோடியம் குளோரைடு உப்பு நம் ரத்த அழுத்தத்தை அதிகரிக்கச் செய்யும் என்பது உண்மையா?

இந்தக் கேள்விக்கு விடைதேட சோடியம் மற்றும் குளோரைடு ஆகிய இரண்டின் பண்புகளைத் தெரிந்து கொள்ளவேண்டும். நம் ரத்தத்தில் *Osmolarity* என்று சொல்லக்கூடிய ரத்தத்தின் அடர்த்தியை சீராக வைப்பதில் உப்பு மிக முக்கியப் பங்கு வகிக்கிறது. அதனால், ரத்தத்தில் சோடியம் அளவு அதிகரிக்கையில் அது நீரை ஈர்த்துக் கொள்ளும். அது நீரின் அளவை அதிகரித்து ரத்த அழுத்தத்தையும் அதிகரிக்கும்' என்று நம்பினார்கள். ரத்த அழுத்தம் அதிகரிக்கையில் இதயம் துடிக்க சிரமப்பட்டு இதயக் கோளாறுக்கு வழிவகுக்கும். 'நாம் தினசரி சோடியம் குளோரைடு உப்பை எடுத்துக் கொள்வதால் அது ரத்தத்தில் சோடியத்தின் அளவை அதிகரிக்கச் செய்யும். எனவே ரத்த அழுத்தம் மற்றும் இதயப் பிரச்னைகள் உள்ளவர்கள் குறைவான உப்பையே எடுத்துக்கொள்ள வேண்டும் என்று வலியுறுத்தப்பட்டது.

1980-90களில் நடத்தப்பட்ட ஆராய்ச்சிகளிலும் உப்புக்கும் ரத்த அழுத்தத்துக்கும் சிறிது சம்மந்தம் இருப்பது தெரியவந்தது. அதுமட்டுமல்லாமல், உப்பைக் குறைக்கும்போது ரத்த அழுத்தமும் சற்று குறைவது போன்ற முடிவுகளும் கிடைக்கப்பெற்றதால் அனைத்து மருத்துவக் கூட்டமைப்புகளும் சேர்ந்து, 'உணவில் உப்பின் அளவைக்

குறைக்க வேண்டும். அப்படிச் செய்தால் மாரடைப்பு போன்ற பிரச்னைகள் ஏற்படும் அபாயம் குறைகிறது' என்றார்கள்.

இதன் அறிவியலை இன்னும் சிறிது ஆழமாகப் பார்ப்போம். நாம் சாப்பிடும் உப்பு நேரே ரத்தத்துக்குச் சென்று அங்கிருக்கும் தண்ணீரை ஈர்த்து ரத்த அழுத்தத்தை அதிகரிக்கச் செய்வது கிடையாது. நம் ரத்தத்தில் சோடியத்தின் அளவைக் கட்டுப்படுத்துவதற்கு 'Renin', 'Aldosterone' போன்ற சில முக்கிய ஹார்மோன்கள் நம் சிறுநீரகத்தில் உண்டு. ரத்தத்தில் உப்பு அதிகரிக்கையில் இந்த ஹார்மோன்கள் வேலை செய்யத் தொடங்கி அதை நம் சிறுநீர் மூலமாக வெளியேற்றிவிடும். ஒருவேளை, ரத்தத்தில் உப்பு குறைந்தாலும் இதே ஹார்மோன்கள் உதவியுடன் உப்பு வெளியேற்றத்தைக் குறைத்து பேலன்ஸ் செய்துவிடும். எனவே, நாம் நினைப்பதுபோல உப்பானது நேரே போய் நம் ரத்தத்தில் படிவது கிடையாது.

இதில், இரண்டு விஷயங்களைத் தெரிந்துகொள்ள வேண்டும். நான் நிறைய ஆராய்ச்சிகள் பற்றிக் கூறினேன். அதில் முக்கியமான ஆராய்ச்சியாளர்களின் கூட்டமைப்பால் நிறுவப்பட்ட ஒன்று 'Intersalt' என்ற ஆராய்ச்சி. அந்த ஆராய்ச்சியில் இதுபற்றிய எந்த வலுவான முடிவுகளும் கிடைக்கவில்லை. இறுதி முடிவாக, உப்பைக் குறைப்பதால் சுமார் 4 பாயின்ட் வரை ரத்த அழுத்தம் குறைவதாக அவர்கள் கூறினர். இந்த முடிவுகள் ரத்த அழுத்தம் அதிகம் உள்ளோருக்கு மட்டுமே பொருந்தும். மேலும் cochrane review போன்ற பல்வேறு உயர்தர ஆராய்ச்சிகளும், ஏற்கெனவே உயர் ரத்த அழுத்தப் பிரச்னை இருப்பவர்கள் உப்பு எடுத்துக்கொள்வதை நன்கு குறைத்தால் 4 பாயின்ட் வரை குறைவதாகக் கூறுகின்றன. ரத்த அழுத்தம் நார்மலாக இருக்கும் மக்கள், உப்பின் அளவைக் குறைத்தால் எந்தவித மாற்றமும் ஏற்படுவதில்லை. அது, சிலமுறை ரத்த அழுத்தத்தின் அளவை அதிகமாக்கவும் செய்கிறது என்று அறியப்பட்டது.

நார்மலான ரத்த அழுத்தம் இருப்பவர்கள் உப்பின் அளவைக் குறைத்தால் 'Secondary Aldosterone' ஆக்டிவேட் ஆகும். அதாவது உப்பின் அளவு குறையும்போது நம் சிறுநீரகம் Aldosterone-ஐ தூண்டிவிட்டு உப்பை வெளியேற்றாமல்

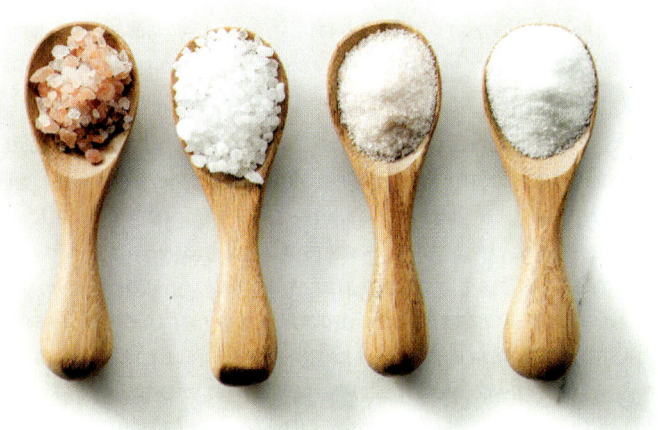

சோடியத்தின் அளவை அதிகரிக்க முயல்கிறது. அப்போது சிலருக்கு ரத்த அழுத்தம் அதிகரிக்கக்கூட செய்கிறது என்பது கண்டறியப்பட்டிருக்கிறது. உப்பை வெவ்வேறு அளவுகளில் எடுத்துக்கொள்ளும் பல்வேறு பகுதிகளைச் சார்ந்த மக்கள் இந்த ஆராய்ச்சிக்கு உட்படுத்தப்பட்டனர். உதாரணத்துக்கு சீனாவின் டையான்ஜின் (Tianjin) மாகாணத்தில் 16-20 கிராம் உப்பு சாப்பிடுகிறார்கள். இதே அமெரிக்காவின் சிகாகோவில் குறைவாகவே உப்பு எடுத்துக்கொள்கிறார்கள். ஆனால் இந்த இரு வேறு மக்களின் ரத்த அழுத்தமும் ஒரே அளவில்தான் இருக்கிறது. சீனா, ஜப்பான், தாய்லாந்து ஆகிய நாடுகளின் உணவுகளில் மிக அதிக உப்பு இருக்கும். ஆனால் அங்கே உயர் ரத்த அழுத்தம், மாரடைப்பு போன்ற இதயக் கோளாறு பிரச்னைகள் குறைவாகவே இருக்கின்றன. பெரிதாக உப்பு எடுத்துக்கொள்ளாத பபுவா நியூ கினியா மற்றும் ஆப்பிரிக்க நாடுகளில் இந்தப் பிரச்னைகள் சற்று அதிகமாகக் காணப்படுகின்றன.

இந்த உப்பால் ஏற்படும் பிரச்னைகளை 'J-Shaped curve' என்று சொல்வோம். உப்பை நல்லது என்று நான் கூறவில்லை, மிகவும் அதிக அளவில் எடுத்துக்கொண்டால் ரத்தக்குழாய் சார்ந்த பாதிப்புகள் மற்றும் மாரடைப்பு ஏற்படும் என்பதிலும் மாற்றமில்லை. மீடியமான அளவில் உப்பு எடுத்துக்கொள்பவர்களுக்கு இந்தப் பிரச்னைகள் ஏற்பட பெரிதாக வாய்ப்பில்லை. ஆனால் உப்பின்

அளவை ரொம்பவும் குறைத்தாலும் இறப்புகள் ஏற்படுவதை ஆராய்ச்சியாளர்கள் கண்டுபிடித்திருக்கின்றனர். மிக அதிகமாகவும் இல்லாமல், மிகக் குறைவாகவும் இல்லாமல் ஓரளவுக்கு உப்பு எடுத்துக்கொள்வதே நல்லது.

ஒரு நாளைக்கு 5 கிராம் அளவுக்கு உப்பு பயன்படுத்த வேண்டும் என்பதே மருத்துவர்களின் அறிவுரை. அப்படிச் செய்தால் 2.5 கிராம் அளவு சோடியம் நம் உடலுக்குக் கிடைக்கும் என்பது கணக்கு. அதன்மூலம் 4 பாயின்ட் அளவுக்கு ரத்த அழுத்தம் குறைகிறது. ஆனால், யோகா செய்தால் 5 பாயின்ட் வரை ரத்த அழுத்தம் குறைகிறது. இதே உடற்பயிற்சி செய்தால் 7-8 பாயின்ட் அளவுக்கு ரத்த அழுத்தம் குறைகிறது. உடல் எடையைக் குறைத்தால் 10-15 பாயின்ட் குறைகிறது. பழங்கள் சாப்பிட்டால் 7-8, மது அருந்தும் பழக்கத்தை விட்டால் 5 பாயின்ட் குறைகிறது என ஆராய்ச்சி முடிவுகள் கூறுகின்றன.

கஷ்டப்பட்டு உப்பைத் தவிர்த்து 3-4 பாயின்டாகக் குறையும் ரத்த அழுத்தத்தின் அளவு, அதைவிட எளிதான வாழ்க்கை முறை மாற்றங்களைப் பின்பற்றுகையில் 10-15 பாயின்ட் வரை மிக எளிதாகக் குறைகிறது. இதைப் பார்க்கும்போது வாட்ஸ்அப்பில் படித்த ஒரு காமெடிதான் என் நினைவுக்கு வருகிறது. அதாவது அமெரிக்காகாரன் விண்வெளியில் எழுதுவதற்கு 100 கோடி ரூபாய் செலவு செய்து பேனா கண்டுபிடித்தானாம். வேறொரு நாட்டுக்காரன் இரண்டே ரூபாய் பென்சிலில் வேலையை முடித்தானாம். அப்படித்தான் இருக்கிறது இந்தக் கதை.

140 பாயின்டில் இருந்து 137-க்குக் கொண்டு வர உப்புச்சப்பு இல்லாத உணவுகளை தினமும் எடுத்துக்கொள்வதைவிட, மிக எளிதாக பழங்கள் சிலவற்றை எடுத்து மாவுச்சத்தைக் குறைத்து உடற்பயிற்சியை மேற்கொண்டால் ரத்த அழுத்தம் 20 பாயின்ட் வரைகூட குறைய வாய்ப்பிருக்கிறது.

என்ன டாக்டர், மாவுச்சத்தை இங்கேயும் கொண்டு வந்துவிட்டீர்களா என்கிறீர்களா? ஆம், கட்டாயம் தொடர்பிருக்கிறது. உடல் பருமன், சர்க்கரை நோய் முதலிய இன்சுலின் எதிர்ப்புத்தன்மை உடலில் அதிகம் இருக்கையில் 'Renin', 'Aldosterone' முதலிய ஹார்மோன்கள் அளவு பாதிப்பு அடைகிறது. இதுமட்டுமல்லாமல் நம்

உடலின் 'Sympathetic system' அதிகம் வேலை பார்க்கிறது. நிறைய உள்காயங்கள் ஏற்படுகின்றன. இவையெல்லாம் சேர்த்து உயர் ரத்த அழுத்தத்துக்குக் காரணமாக அமைகின்றன. அதனால்தான் மாவுச்சத்தைக் குறைத்து, உடல் எடையைக் குறைத்து, சர்க்கரை நோயைக் கட்டுக்குள் கொண்டுவருவது, உயர் ரத்த அழுத்தத்தைக் குறைக்க உப்பைக் குறைப்பதைவிடச் சிறந்த வழி. இது ரத்தக்குழாயில் உள்ள உப்பின் அளவை நேரடியாகக் குறைக்கும். உப்பை நேரடியாகக் குறைத்தால்கூட அதன் வெளியேற்றத்தைத் தடுக்க சில ஹார்மோன்கள் தூண்டப்பட்டு அதைத் தேக்கி வைக்க முயற்சிகள் மேற்கொள்ளப்படும். ஆனால் மாவுச்சத்தை ஓரளவுக்குக் குறைத்தால் இன்சுலின் அளவு ரத்தத்தில் குறைந்து, ஹார்மோன்களும் கட்டுக்குள் வந்து, ரத்தத்தில் உள்ள உப்பின் அளவும் குறைந்து, உயர் ரத்த அழுத்தத்தையும் குறைக்கும்.

உப்பைக் குறைப்பதைவிட, இன்சுலின் எதிர்ப்புத் தன்மையைக் குறைப்பதற்கு மாவுச்சத்துகளைக் குறைத்தால் அது அதிகபட்ச பலனைத் தருகிறது. பல உயரிய ஆராய்ச்சிகளின் முடிவுகளே இவை. இதை மருத்துவ உலகம் சீக்கிரம் புரிந்துகொள்ள வேண்டும். உப்பு பற்றிய பயம் எதுவும் தேவையில்லை. மிதமான அளவு உப்பை நாம் தினசரி உணவில் தாராளமாகச் சேர்த்துக்கொள்ளலாம். ஆனால் அதிகமாக சேர்க்க வேண்டாம். அதற்காக உப்புச் சப்பில்லாத உணவுகளைச் சாப்பிடுவதும் தேவையில்லை. இதய மற்றும் சிறுநீரகப் பிரச்னை இருப்பவர்களுக்கு உடலில் சீக்கிரம் நீர் கோத்துவிடும் என்பதால் அவர்கள் மட்டும் மருத்துவர்களின் அறிவுரைப்படி உப்பு குறைவாகச் சேர்த்துக்கொள்வது நல்லது. தேவையான அளவு உப்பு சேர்த்துக்கொண்டு ஆரோக்கியமான உணவை எடுத்துக்கொள்ளுங்கள். அதே நேரத்தில் உடற்பயிற்சி செய்து தொப்பையைக் குறையுங்கள். ரத்த அழுத்தமும் மற்ற பிரச்னைகளும் தானாகக் குறைந்துவிடும்.

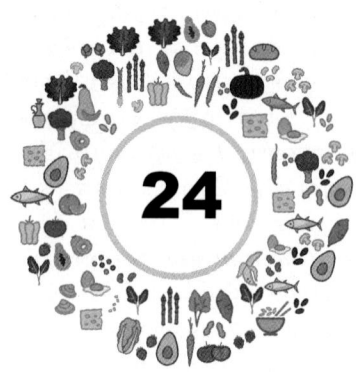

24

உப்பு பற்றிய பல கற்பிதங்களையும் நம்பிக்கைகளையும் பார்த்தோம். இப்போது உப்பின் வகைகளைப் பார்க்கலாம். நாம் பயன்படுத்தக்கூடிய டேபிள் சால்ட் தொடங்கி நிறைய உப்புகள் இங்குண்டு. நாம் வழக்கமாகப் பயன்படுத்துவது கல்லுப்பு. இந்துப்பு என்ற வாசனையான ரோஸ் நிற உப்பு ஒன்றும் கிடைக்கிறது. வட இந்தியாவில் 'காலா நமக்' என்ற கறுப்பு உப்பு உள்ளது.

இப்படியான உப்புகளுக்கெல்லாம் என்ன வித்தியாசம்? எது நல்லது, எது கெட்டது? 'தூளாக நாம் பயன்படுத்தும் உப்பு அதிகம் சுத்திகரிக்கப்படுவதால் அது கெடுதல், மற்ற உப்பு வகைகள் மிகவும் நல்லது' என்கிறார்கள். இன்னொரு பக்கம் 'தூள் உப்பில் அயோடின் இருப்பதால் அது மிகவும் நல்லது. மற்றவற்றில் அது கிடையாது' என்றும் சிலர் சொல்கிறார்கள். இதில் எதுதான் உண்மை? உப்பில் நிறைய சத்துகள் இருப்பதாகவும் சொல்லப்படுகிறது. நுரையீரலுக்கு நல்லது என்பதில் தொடங்கி மூப்பைக் குறைக்கும், தூக்கத்தை வரவழைக்கும், எலும்புகளை வலுவாக்கும் என்றெல்லாம் நிறைய சொல்கிறார்கள். இதில் எதெல்லாம் உண்மை, எதெல்லாம் கற்பனை?

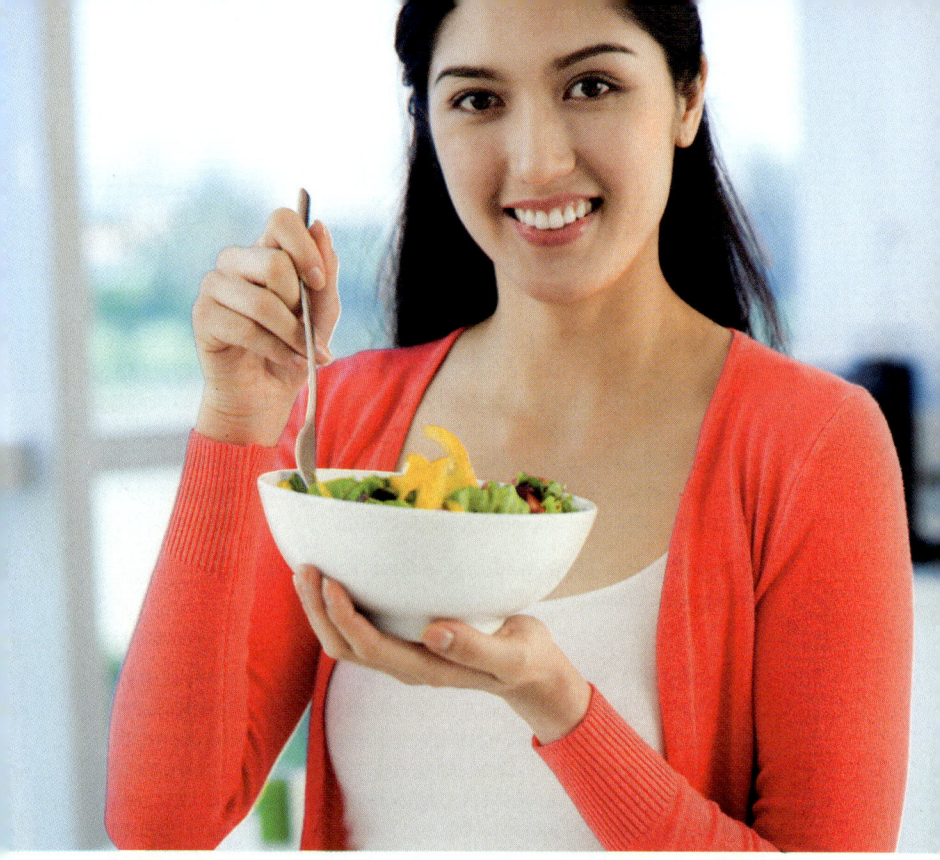

முதலில் இந்த உப்புகள் எங்கிருந்து வருகின்றன என்பதைத் தெரிந்துகொள்ள வேண்டும். நாம் காலங்காலமாகப் பயன்படுத்துவது கல்லுப்பு. இது கடலிலிருந்து வருகிறது. பாத்தி கட்டிவைக்கப்பட்ட கடல் நீர் வெயிலில் காய்ந்து கல்லுப்பு கிடைக்கிறது. சோடியம் குளோரைடே அதில் பெரும்பான்மையான அளவில் இருக்கும். மேலும் 1% முதல் 10% வரை கால்சியம், பொட்டாசியம், மெக்னீசியம் சத்துகள் அதில் இருக்கின்றன. கடல் எப்போதும் வற்றாது என்பதால் பெட்ரோல், டீசல் தீர்ந்துபோனாலும் உப்புக்குப் பஞ்சம் இருக்காது. பெரும்பாலும் கடல் இருக்கும் எல்லா நாடுகளிலும் உப்பு உற்பத்தி நடக்கிறது.

இந்தக் கல்லுப்பு தவிர, இமாலயன் இந்துப்பு என்ற வகை பாகிஸ்தானிலிருந்து வருகிறது. இதற்கென அங்கு 'கேவ்ரா சால்ட் மைன்' என்ற மிகப்பெரிய உப்புச் சுரங்கம் இருக்கிறது. அதுவும் கடல் உப்புதான். இமயமலை எப்படி உருவானது என்று புரிந்தவர்களுக்கு இதுவும் புரியும். பல

“பீட்ஸா, பர்கர்களில் அதிக அளவு சீஸ் பயன்படுத்தப்படுகிறது. சீஸ் நல்லதா? வேறு உணவுகளோடு அதைச் சேர்த்துக்கொள்ளலாமா?”

– *M.ஜெயலக்ஷ்மி*

“சீஸ் என்பது, ஆரோக்கியமான பால் கொழுப்பு மற்றும் புரத உணவு. ஆனால் அதை நீங்கள் பிரெட், பீட்ஸா போன்ற அதிக மாவுச்சத்து உணவுகளோடும் பொறித்த இறைச்சி போன்ற உணவுகளோடும் சேர்த்து சாப்பிட்டால் தீமையே விளையும். சீஸை தினம் தினம் உணவில் சேர்த்துக்கொள்ளும் ஐரோப்பிய மக்கள் ஆரோக்கியமாகவே இருக்கிறார்கள். உங்களுக்கு சீஸ் பிடிக்கும் என்றால் காய்கறிப் பொரியல் அல்லது ஆம்லெட் போன்றவற்றைச் சமைக்கும்போது சிறிதளவு சேர்த்துக்கொள்ளலாம்.”

“ஜலதோஷம் இருக்கும்போது தயிரை உணவில் சேர்த்துக்கொள்ளலாமா?”

– *எம்.சுரேஷ்*

“ஜலதோஷம் வைரஸ், பாக்டீரியாக்களால் வரலாம். இல்லையென்றால் அலர்ஜியால் ஏற்படலாம். கிருமியால் வரும் ஜலதோஷம் இருக்கும்பொழுது தயிர் தாராளமாகச் சேர்த்துக்கொள்ளலாம். ஒருவேளை உங்களுக்கு அலர்ஜியால் தினம் தினம் ஜலதோஷம் பிடிக்கிறது என்றால், அலர்ஜி உள்ளவர்களில் சிலருக்கு மட்டும் பால் பொருள்கள் ஒத்துக்கொள்ளாது. அவர்கள் பால், தயிர், மோர் போன்ற பொருள்களைத் தவிர்ப்பது நலம். எல்லாருமே தயிர், மோரைத் தவிர்க்க வேண்டும் என்பது சரியான கூற்று அல்ல.”

லட்சம் ஆண்டுகளுக்கு முன்னர் இந்தியா, சீனா ஆகிய இரு நாடுகளுக்கு இடையேயும் கடல் இருந்தது. கண்டங்கள் நகர்ந்து இரண்டும் ஒன்று சேர்கையில் அங்கிருக்கும் தண்ணீர் பனிக்கட்டிகளாக மாறி இமயமலை உருவானதாகப் படித்திருப்போம்.

எனவே, கேவ்ரா சால்ட் மைனில் கிடைப்பதும் கடல் உப்புதான். ஆனால் ஐஸ் கட்டியாக மாறி இருப்பதால் இதையும் சுரங்கத்தில் இருந்து எடுத்துப் பயன்படுத்துகிறோம். இதை ‘ஹேலைட்’ (*Halite*) என்று சொல்வோம். அந்த உப்பு சற்று பிங்க் நிறத்தில் இருப்பதற்கான காரணம், அதில் உள்ள இரும்பு ஆக்சைடு. மேலும் மெக்னீசியம், கால்சியம், பொட்டாசியமும் அதில் சற்று கலந்திருக்கின்றன. மேலும் கடல் உப்பைவிட இதில் சோடியத்தின் தன்மை சற்று குறைவாக இருக்கும். இப்படியொரு உப்பு இருக்கிறது என்பதைக் கண்டுபிடித்தவர் மாவீரர் அலெக்சாண்டர்.

'காலா நமக்' என்ற பெயருடைய வட இந்தியாவில் பயன்படுத்தப்படும் உப்பு, இங்கு அதிக அளவில் பழக்கத்தில் இல்லை. இது தயாரிக்கப்படும் ஒருவகை உப்பு. உப்பில் நெல்லிக்காய் தொடங்கி வேறு சில விதைகள், இலைகள், மூலிகைகள் சேர்த்து வறுத்துத் தயாரிக்கப்படுவது. கறுப்பு அல்லது அடர் ஊதா நிறத்தில் இருக்கும் இந்த உப்பு அழுகிய முட்டை வாசனையைக் கொடுக்கும். இந்த உப்பு ஆயுர்வேத மருத்துவம், சாட் கடைகளில் பயன்படுத்தப்படுகிறது.

இப்போது நாம் தினமும் பயன்படுத்தும் தூள் உப்புக்கு வருவோம். தூள் உப்பைத் தொழிற்சாலைகளில் கெமிக்கல் போட்டுத் தயாரிப்பதாக நிறைய பேர் நினைக்கிறார்கள். நான் முன்பு கூறிய இமாலயன் உப்பு மற்றும் கல்லுப்பு ஆகிய இரண்டில் இருந்துமே இந்தத் தூள் உப்பைத் தயாரிக்க முடியும். நாட்டுச் சர்க்கரையிலிருந்து வெள்ளைச் சர்க்கரை தயாரிக்கப்படுகிறதல்லவா, அதைப்போல!

நாம் பயன்படுத்துகிற தூள் உப்பு, கடலில் இருந்து கிடைக்கும் உப்பைச் சுத்தப்படுத்துவதன் மூலம் கிடைக்கிறது. *Centrifugation, Evaporation* முதலிய நிறைய ப்ராசஸ்கள் இதில் உள்ளன. இதில் அயோடினைச் சேர்க்க தற்போது அரசு வலியுறுத்தியிருக்கிறது. இதெல்லாம் சேர்த்தே இந்த உப்பு தயாரிக்கப்படுகிறது. 99.5% இந்த உப்பில் சோடியம் குளோரைடுதான் உள்ளது. மற்ற உப்புகளில் இயற்கையிலேயே சுமார் 10% வேறு சில விஷயங்கள் நிறைந்திருக்கும். ஆனால், இந்தத் தூள் உப்பில் மற்ற அனைத்தும் நீக்கப்படுவதால் பெரும்பான்மை அளவு சோடியம் குளோரைடே இருக்கிறது. இந்த உப்பில் அதிக உப்புத்தன்மை இருக்கக் காரணம் இதுவே. மற்றபடி மற்ற உப்புகளைப் போன்றதே இதுவும்.

சரி, இப்போது 'எந்த உப்பு நல்லது' என்ற கேள்விக்கு வருவோம். இதை நாம் நிறைய கோணங்களில் இருந்து அணுக வேண்டும். கல்லுப்பு, இமாலயன் இந்துப்பு போன்றவை நல்லது என்று சொல்லப்பட முக்கிய காரணம், அதில் உள்ள மற்ற உப்புச்சத்துகள். அந்தக்கூற்று உண்மையா என்று அலசுவோம்.

இமாலயன் இந்துப்பில் பொட்டாசியம் இருப்பதால், அது ரத்த அழுத்தம், தசைப் பிடிப்பு மற்றும் ரத்தத்தில் உள்ள அமிலத்தன்மையையும் சேர்த்துக் குறைக்கிறது என்று சொல்லப்படுகிறது. உப்பில் பொட்டாசியம் இருப்பது

சரிதான். ஆனால் பொட்டாசியத்தால் கிடைக்கும் பயன்களெல்லாம் உப்பு சாப்பிட்டால் கிடைத்துவிடுமா என்ற கேள்வி முக்கியமானது. ஒரு கிலோ இந்துப்பில் வெறும் மூன்றரை கிராம் அளவுக்குத்தான் பொட்டாசியம் இருக்கிறது. நாம் தினசரி சமையலில் இரண்டு ஸ்பூன், அதாவது சுமார் 10 கிராம் அளவுக்கு உப்பு சேர்ப்பதாக வைத்துக்கொள்வோம். இந்த 10 கிராம் இந்துப்பில் வெறும் 33 மில்லி கிராம்தான் பொட்டாசியம் இருக்கும். ஆனால் நம் உடலின் தினசரி பொட்டாசியத் தேவை, கிட்டத்தட்ட மூவாயிரம் மில்லி கிராம். நமக்கான பொட்டாசியத் தேவை உப்பு மூலமாகக் கிடைக்க வேண்டும் என்றால் இமாலயன் இந்துப்பை தினமும் 1 கிலோ வரை எடுத்துக்கொள்ள வேண்டும். வெறுமனே பொட்டாசியம் இருக்கிறது என்று மட்டும் சொல்கிறோமே தவிர, அதில் எந்த அளவுக்கு அந்த சத்து இருக்கிறது என்று கணக்கிடுவதில்லை.

கால்சியம் மற்றும் மெக்னீசியம் இருப்பதால் இது எலும்புக்கு நல்லது என்று சொல்லப்படுகிறது. முன்பு சொன்னதுபோல ஒரு கிலோ இந்துப்பில் 4 மில்லி கிராம் அளவுக்குத்தான் கால்சியம் இருக்கிறது. மெக்னீசியம் ஒரு மில்லி கிராமுக்குக் குறைவாகவே இருக்கிறது. தேவையான அளவு கால்சியத்தைப் பெற ஒன்றே கால் கிலோ உப்பும், மெக்னீசியத்தைப் பெற இரண்டு கிலோ உப்பும் எடுத்துக்கொள்ள வேண்டும். இது சாத்தியமில்லை.

இரும்புச்சத்தின் கதை இன்னும் காமெடியானது. 'ரத்தசோகை இருப்பவர்கள் எல்லாம் இந்துப்பு சாப்பிடுங்கள்'

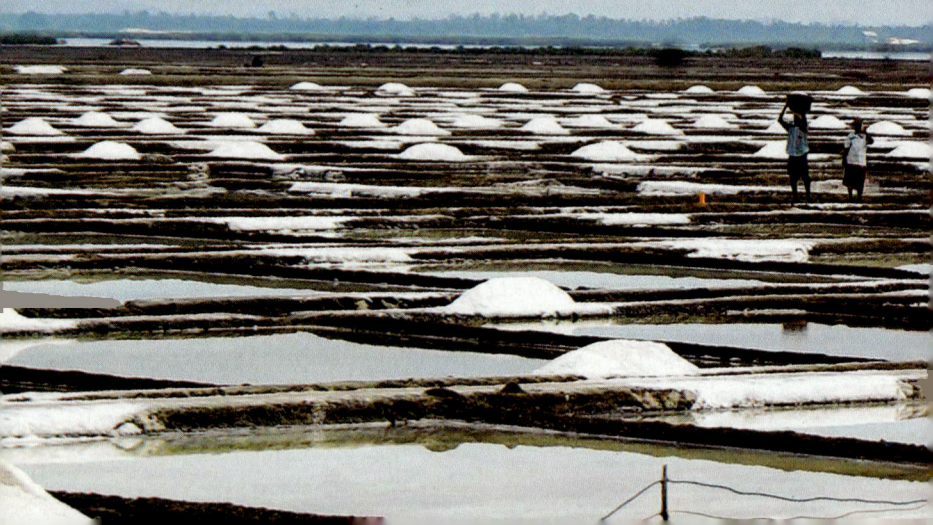

என்பார்கள். நம்முடைய தினசரி இரும்புச்சத்தின் தேவை 10-15 மில்லி கிராம். ஆனால் ஒரு கிலோ இந்துப்பில் இருக்கும் அளவு வெறும் 0.5 மில்லி கிராம் மட்டுமே. எனவே, தேவையான அளவு இரும்புச்சத்தைப் பெற நாம் எடுத்துக் கொள்ள வேண்டிய இந்துப்பின் அளவு 20 கிலோ.

அதிர்ச்சியாக இருக்கிறதா? இந்துப்பில் தாதுப் பொருள்கள் இருப்பதை நான் மறுக்கவில்லை. ஆனால் மிகக்குறைந்த அளவிலேயே உள்ளது. நாம் சேர்க்கும் இரண்டு ஸ்பூன் உப்பால் மட்டும் அனைத்து சத்துகளும் கிடைக்கப்போவதில்லை. நாம் எடுத்துக்கொள்ளும் மற்ற உணவுகள் மூலமாகவே இந்தச் சத்துகள் நம் உடலுக்குக் கிடைக்கின்றன. எனவே, 'இந்தச் சத்துக்காக இந்த உப்பைப் பயன்படுத்துகிறேன்' என்று சொல்வது அறிவியலுக்குப் புறம்பானது.

இந்துப்பு வயதாவதைத் தடுக்கிறது, நுரையீரலைப் பாதுகாக்கிறது என்பதெல்லாம் போகிற போக்கில் 'மானே... தேனே...' என்று அடித்துவிடப்படுவைதான். "எனில், அனைத்து உப்புகளும் ஒன்றுதானா" என்று நீங்கள் கேட்கலாம். இங்கு இதன் இன்னொரு பக்கத்தைப் பார்க்கவேண்டியிருக்கிறது.

உப்பைப் பற்றிப் பேசும்போது அயோடின் பற்றிப் பேசாமல் இருக்க முடியாது. அந்தக் காலத்தில் அயோடின் தட்டுப்பாடு மிகவும் பரவலாக இருந்தது. அதனால் 'காய்ட்டர்' என்று சொல்லக்கூடிய தைராய்டு சுரப்பி வீக்கமடையும் பிரச்னையும் மிக சகஜமாக ஏற்படும்.

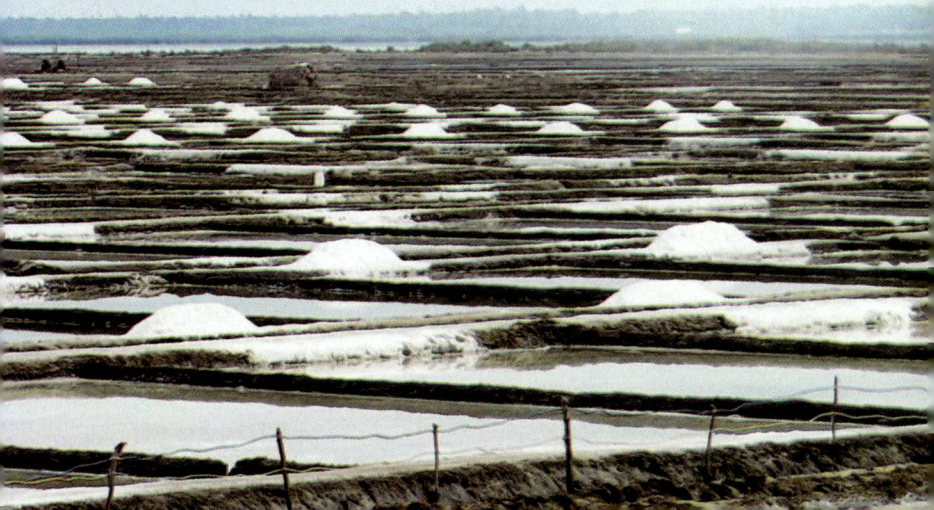

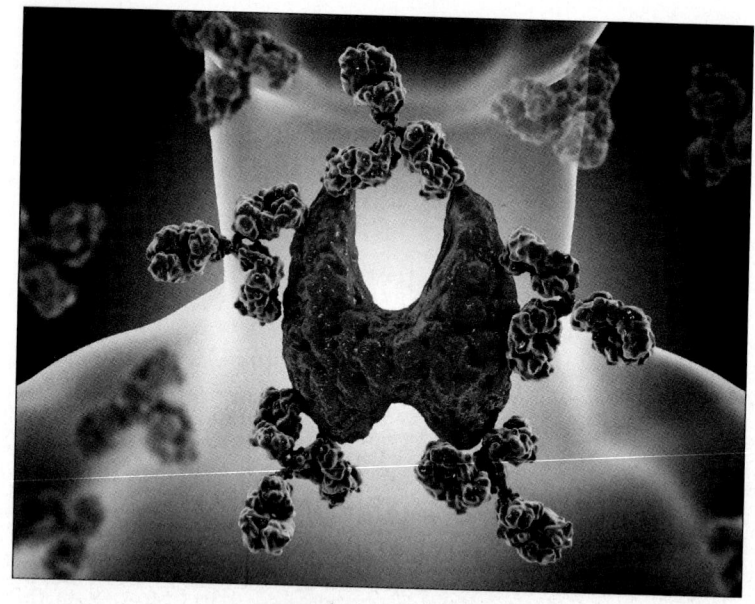

ஹைப்பர் தைராய்டு

குறிப்பாக வட இந்தியாவில், அதுவும் இமயமலைப் பக்கம் வசிக்கும் மக்களுக்கு இந்தத் தட்டுப்பாடு அதிக அளவில் இருந்தது. மேலும் அயோடின் தட்டுப்பாடு இருக்கும் பெண்களுக்குப் பிறக்கும் குழந்தைகள் 'கிரெட்டினிஸம்' (Cretinism) என்ற பிரச்னையோடு பிறந்தன. மலைப்பகுதிகளில் வசிக்கும் பெண்களுக்கு இந்தப் பிரச்னை சற்று அதிகமாகவே ஏற்பட்டது. நம்மூர் மண்ணைவிட இமயமலைப் பகுதியில் உள்ள மண்ணில் இயற்கையாகவே அயோடின் அளவு குறைவு. அதனால், சாதாரணமாக சாப்பிடும் உணவின் வழியாக அவர்களுக்குப் போதிய அளவு அயோடின் கிடைக்காமல்போவதால் 'காய்ட்டர்' பிரச்னை அதிக அளவில் ஏற்பட்டது. ஆனால், தென்னிந்தியாவில் இந்தப் பிரச்னை அதிகம் கிடையாது.

இங்குள்ள மண்ணில் போதிய அளவு அயோடின் இருப்பதால், இங்கு விளையும் தாவரங்கள் மூலமாக நமக்குத் தேவையான அளவு அயோடின் கிடைத்துவிடுகிறது. 1931-ம் ஆண்டில் நடத்தப்பட்ட ஆராய்ச்சியிலேயே இதெல்லாம் உறுதி செய்யப்பட்டுள்ளன. அயோடின்

குறைபாட்டைப் போக்க உடலுக்கு எதன்மூலமாக அந்தச் சத்தை அளிக்கலாம் என்று ஆராயப்பட்டு, இறுதியில் உப்பில் சேர்த்து அளிக்கலாம் என்று முடிவு செய்யப்பட்டது. Iodized உப்பை நாம் பயன்படுத்துவதன் காரணம் இதுதான். இதனால் 'காய்ட்டர்' பிரச்னை வெகுவாகக் குறைந்துள்ளது. அதுவும் சில ஊர்களில் 50%-ல் இருந்து 5% என்ற அளவுக்குக் குறைந்துள்ளதாக ஆய்வுகள் சொல்கின்றன.

இதோடு இன்னொரு விஷயத்தையும் நாம் தெரிந்து கொள்ள வேண்டும். நம் தைராய்டு ஹார்மோனில் மிக முக்கியப் பங்கு வகிக்கும் ஒன்று அயோடின். அதன் உற்பத்திக்கும் அயோடின் தேவை மிகவும் அவசியம். மக்கள் தினசரி எந்த அளவுக்கு உப்பைச் சேர்த்துக்கொள்கிறார்கள் என்று கணக்கிடப்பட்டு அதற்கேற்பவே உப்பில் அயோடின் சேர்க்கப்படுகிறது. அதாவது ஒரு கிராம் உப்பு சாப்பிட்டால் அதில் 45 மைக்ரோ கிராம் அயோடின் சத்து நமக்குக் கிடைக்கும். ஒரு நாளுக்குத் தேவையான அயோடின் அளவு 150 மைக்ரோ கிராம். இதை நாம் 3 கிராம் உப்பிலிருந்து எடுத்துக்கொள்ளலாம். ஒரு நாளைக்கான தேவை இவ்வளவுதான். இது நமக்கு அரை ஸ்பூனிலேயே கிடைத்துவிடுகிறது.

இங்குதான் பிரச்னை ஆரம்பமாகிறது. மூன்று கிராம் உப்பு தேவைப்படும் இடத்தில் நாம் 4-5 ஸ்பூன் போட்டு உணவை வெளுத்துக் கட்டுகிறோம். இப்போது அயோடின் தட்டுப்பாட்டால் ஏற்படும் தைராய்டு பிரச்னைகளைவிட 'Auto-immune தைராய்டு' என்ற பிரச்னை அதிகமாகிவிட்டது. தற்போதைய காலகட்டத்தில், தைராய்டு பிரச்னை என்று நம்மைச் சுற்றி இருப்பவர்கள் கூறுவது இதைத்தான். இந்த ஆட்டோ இம்யூன் தைராய்டு நோய்க்கு பல்வேறு காரணங்கள் இருந்தாலும், அளவுக்கு அதிகமாக அயோடின் சேர்த்துக்கொள்வது முக்கியக் காரணங்களுள் ஒன்று. உப்பில் அயோடின் சேர்த்து சாப்பிடுவதால், அயோடின் தட்டுப்பாட்டால் ஏற்படும் பிரச்னையின் எண்ணிக்கை 50%-ல் இருந்து 5% ஆகக் குறைந்துள்ள அதேநேரத்தில், இந்த 'Auto-immune disease' 3%-ல் இருந்து 9% சதவிகிதமாக உயர்ந்திருக்கிறது.

டேபிள் சால்ட்

கல் உப்பு

இந்துப்பு

பிளாக் சால்ட்

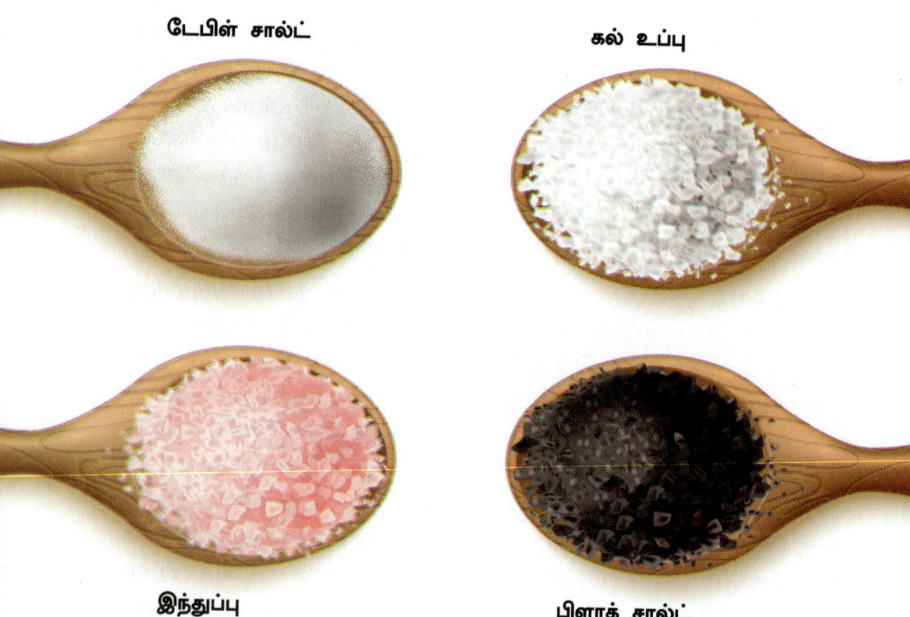

இதைக் கட்டுப்படுத்த என்ன செய்ய வேண்டும்?

தமிழகத்தில் *Non-iodized* உப்பு விற்பனை செய்யத் தடை உள்ளது. இதுகுறித்து அரசு நிறுவனங்கள் சற்று யோசித்து இதைச் சமநிலைக்குக் கொண்டுவர நடவடிக்கை மேற்கொள்ள வேண்டும்.

அயோடின் உள்ள உப்பை சுமார் 5 கிராம் வரை பயன்படுத்திக்கொண்டு, கூடுதல் தேவைக்கு அயோடின் இல்லாத உப்பைப் பயன்படுத்துக்கொள்ளலாம். இப்படிச் செய்தால் நமக்குத் தேவையான அடிப்படை அயோடினும் கிடைத்துவிடும். *'Auto-immune'* நோய்கள் ஏற்படாமலும் பார்த்துக்கொள்ளலாம். இதுபற்றி மருத்துவத் துறையினர் யோசிக்க வேண்டும் என்பது என் கோரிக்கை. மற்றபடி உப்பைச் சேர்த்துக்கொள்ளாமலும் இருக்க முடியாது. மிதமான அளவு சேர்த்துக்கொள்வது நம் உடல் நலத்துக்கு நல்லது.

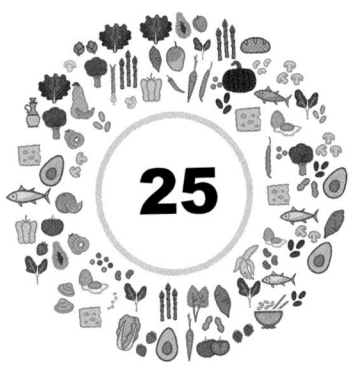

25

உப்பு பற்றி விரிவாகப் பார்த்தோம். இப்போது இன்னொரு முக்கியமான உணவுப்பொருளைப் பற்றிப் பார்க்கலாம். பால், நாம் காலங்காலமாகப் பயன்படுத்திவரும் உணவு. பாலூட்டி இனங்கள் அனைத்தும் தாய்ப்பாலை நம்பியே வளர்கின்றன. அந்த அளவுக்கு முக்கியத்துவம் வாய்ந்த பால் பற்றி இங்கே நிறைய குழப்பங்கள் நிலவுகின்றன. அதை 'வெள்ளை விஷம்' என்று ஒரு தரப்பினர் கூற, இன்னொரு தரப்பினர் அதை 'அமிர்தம்' என்கின்றனர்.

தவிர, பாலில் நிறைய கலப்படம் இருப்பதாகவும் சொல்கிறார்கள். A1, A2 என்றெல்லாம் ஏதேதோ கணக்கீடுகளைச் சொல்கிறார்கள். சிலர் 'நாட்டுப் பசுவின் பாலே நல்லது' என்கிறார்கள். சிலர் 'எருமைப் பாலில்தான் அதிக சத்துகள் இருக்கின்றன' என்கிறார்கள். இன்னும் சிலர், 'ஒட்டகப் பாலில் நிறைய இன்சுலின் இருக்கிறது', 'ஆட்டுப் பாலில் நுண்சத்துகள் நிறைந்திருக்கின்றன' என்றெல்லாம் சொல்கிறார்கள். சில பகுதிகளில் ஒரு லிட்டர் கழுதைப் பால் 5,000 ரூபாய்க்குக்கூட விற்கப்படுவதாகக் கேள்விப்பட்டேன்.

இப்படி பால் குறித்து நிறைய குழப்பங்கள் இருக்கின்றன. அதனால் அதன் அடிப்படையிலிருந்து நாம் அலச

சாப்பிட்ட உடனே நடந்தால் நன்றாகச் செரிமானம் ஆகும் என்கிறார்கள். அது உண்மையா? சாப்பிட்ட உடனே குளிக்கலாமா?

– கோ.குப்புசுவாமி

சாப்பிட்ட உடனே நடப்பது உண்மையில் நல்லது. சர்க்கரை நோய் இருப்பவர்களுக்கும் உடல் பருமன் இருப்பவர்களுக்கும் மிகவும் நல்லது. ஏனென்றால் நாம் சாப்பிட்ட பிறகு ஒரு மணி நேரத்திலிருந்து ஒன்றரை மணி நேரத்துக்குள்ளாக நமது மாவுச்சத்து ஜீரணமாகி ரத்தத்தில் குளுக்கோஸ் சர்க்கரை அளவுகள் அதிகரிக்கும். அந்தச் சமயத்தில் நாம் நடந்தால் இந்தச் சர்க்கரை அளவுகள் மிகவும் அதிகமாகாமல் கட்டுப்பாட்டில் வரும். உடல் பருமன் இருப்பவர்களுக்கும் இந்த அதீத சர்க்கரை அளவு கொழுப்பாக மாறாமல் இருக்க நடை உதவி செய்யும். அதேபோல சாப்பிட்டவுடன் குளிப்பதும் தவறில்லை.

எண்ணெய்க் குளியல், பேதி முறையில் வயிறு சுத்தம் செய்வது போன்ற மரபுமுறைப் பழக்கங்கள் நல்லவையா?

– திலகர் ஈஸ்வரன்

எண்ணெய்க் குளியல் சூட்டைத் தணிக்கும் என்று சொல்லப்படுகிறது. அதீத உடல் சூடு என்பது உண்மையா, பொய்யா என்பதைப் பற்றி ஏற்கெனவே பார்த்துள்ளோம். ஆனால் சருமத்தைப் பொலிவாக்கவும் வறட்சியான சருமத்தை குணப்படுத்தவும் எண்ணெய்க் குளியல் பயனளிக்கும். 'பேதி மருந்து மூலம் வயிற்றைச் சுத்தப்படுத்துவது உடலுக்கு நல்லது, நச்சுக்களை வெளியேற்றும்' என்று சொல்லப்படுகிறது. ஆனால் குடலை எல்லோரும் நினைக்கும்படி முழுமையாகவெல்லாம் சுத்தம் செய்ய இயலாது. என்னதான் பேதி மருந்து கொடுத்தாலும் கோடானுகோடி நல்ல பாக்டீரியாக்கள் உடலில் எப்பொழுதும் இருந்துகொண்டேதான் இருக்கும். உணவுக்கழிவுகள் மட்டுமே பேதி மருந்து கொடுக்கும்பொழுது காலியாகும். பேதி மருந்து எடுப்பதால் சில குறிப்பிட்ட நச்சுக்கள் உடலில் குறைகிறது என்று எந்த ஆராய்ச்சிகளிலும் நிரூபணம் ஆகவில்லை. அதனால் அவ்வப்பொழுது பேதி மருந்து எடுப்பது என்பது பெரும்பாலும் தேவையில்லை.

வேண்டியுள்ளது. மனிதனுக்குப் பால் என்ற உணவு உண்மையிலேயே தேவைதானா? மனிதன் தோன்றிய காலத்திலிருந்து பாலை உணவாக உட்கொண்டானா? இந்தக் கேள்விகளுக்கு முதலில் விடை தேடலாம்.

பாலூட்டி இனங்கள் தம் இரையைத் தாமே தேடி உண்ணத் தொடங்கும் வரை பாலையே பிரதான உணவாக உட்கொள்கின்றன. உணவை சுயமாகத் தேடத் தொடங்கியதும் தாய்ப்பால் அருந்துவதை நிறுத்திக்கொள்கின்றன.

வேறொரு விலங்கின் பாலை வாழ்நாள் முழுவதும் ஓர் உணவுப்பொருளாக எடுத்துக்கொள்ளும் ஒரே உயிரினம் மனிதன்தான்.

இதில் ஒரு முக்கியமான சுவாரஸ்யம் இருக்கிறது. வேறு எந்த விலங்குகளாலும், குறிப்பாக நமக்கு லிட்டர் கணக்கில் பாலைச் சுரந்து தரும் பசுவால்கூட ஒரு குறிப்பிட்ட காலத்துக்குப் பிறகு பாலை அருந்தினால் ஜீரணம் செய்ய இயலாது. தாய்ப்பால் எடுத்துக்கொள்ளும் காலத்தைத் தாண்டிய பிறகு எல்லா உயிரினங்களுமே பாலை ஜீரணிக்கும் திறனை இழந்துவிடும். காரணம், பாலில் இருக்கும் முக்கிய சர்க்கரைச் சத்து 'லேக்டோஸ்.' இந்த லேக்டோஸை ஜீரணம் செய்ய நம் வயிற்றில் 'லேக்டேஸ்' என்ற என்ஸைம் இருக்கிறது. பெரும்பாலான விலங்குகளுக்கு இந்த என்ஸைமை உற்பத்தி செய்யும் மரபணு, தாய்ப்பால் எடுத்துக்கொள்ளும் காலம் முடியும்போது செயலிழந்துவிடுகிறது. இதனால் பிற உணவுகளை மட்டுமே அந்த விலங்குகளால் சாப்பிட இயலும். மனிதர்களால் மட்டும் எப்படி வாழ்நாள் முழுக்க பாலை எடுத்துக்கொள்ள முடிகிறது என்ற கேள்வி உங்களுக்கு எழும். இதற்கு மனித இனத்தின் வரலாற்றை நாம் தெரிந்துகொள்ள வேண்டும்.

பேலியோலிதிக் காலத்தில் வாழ்ந்த கற்கால மனிதனின் எலும்புகள் மற்றும் டி.என்.ஏ-க்கள் ஆராய்ச்சிக்கு உட்படுத்தப்பட்டன. அந்த ஆராய்ச்சியில் மற்ற விலங்குகளைப்போலவே மனிதர்களுக்கும் இந்த 'லேக்டேஸ்' செயலிழந்து போகும் தன்மையே இருந்திருப்பது தெரியவந்தது. காலப்போக்கில் வாழ்நாள் முழுக்க லேக்டேஸ் செயல்படுமாறு மனித உடல் மாற்றமைடைந்தது. நவீன கற்காலம் என்று சொல்லக்கூடிய நியோலிதிக் காலம், அதாவது சுமார் 10,000 வருடங்களுக்கு முன் மனிதர்கள் விவசாயம் பழகியபோது பல விலங்கு களைப் பண்ணைகளில் வளர்க்கத் தொடங்கினார்கள். அவை வெறும் இறைச்சிக்காக மட்டுமே வளர்க்கப்பட்டன. ஆனால் அவை வளர நீண்ட காலம் ஆனது. அதனால் தேவைக்கேற்றவாறு அவற்றை உணவாக்கிக்கொள்ள முடியவில்லை. இந்தச் சூழலில் சில மனிதக் குழுக்கள் புதியதொரு முயற்சியை மேற்கொண்டார்கள். 'மனிதனால்

புற்களைச் சாப்பிட இயலாது. ஆனால் அந்தப் புல்லை உண்ணும் ஆடு மாடுகள் தம் குட்டிகளுக்குத் தேவையான அளவைவிட அதிகமாகப் பாலை உற்பத்தி செய்கின்றன. நாம் ஏன் அதைக் குடிக்கக்கூடாது' என்று பரிசோதித்துப் பார்க்கிறான். பால் மனித உடலுக்கு சிறிது சிறிதாக ஒத்துக் கொள்ளத் தொடங்கியிருக்கிறது.

இப்போதுபோல அந்தக் காலத்தில் மனிதன் உணவைப் பெறுவது அவ்வளவு எளிதான காரியம் அல்ல. அந்தச் சூழலில் எந்தெந்த மனிதக் குழுக்கள் தங்களின் உணவில் பாலைச் சேர்த்துக்கொண்டார்களோ அவர்களுக்கு வருடம் முழுவதும் குறிப்பிட்ட அளவுக்கு சத்துகள் கிடைத்துக்கொண்டே இருந்தன. அதனால், பால் குடிப்பவர்களின் உயிர் பிழைக்கும் சதவிகிதம் இயற்கையிலேயே அதிகமானது. மற்ற உணவுகள் இருக்கின்றனவோ இல்லையோ, ஆடு மாடுகள் தரும் பாலைப் பஞ்ச காலங்களில் எடுத்துக்கொண்டு அவர்கள் உயிர் பிழைத்தார்கள். இதை ஆதரிக்கும் விதமாக மனித உடலில் சில மரபணு மாற்றங்கள் ஏற்பட்டன. உலகின் எந்தெந்தப் பகுதிகளில் மக்கள் அதிகம் பாலை எடுத்துக்கொண்டார்களோ அவர்களின் மரபணுக்கள் மட்டுமே இயற்கைத் தேர்வின்படி பெருகத் தொடங்கி அதிக காலம் உயிர் வாழ்ந்தார்கள்.

அதுமட்டுமல்லாமல், உடலில் இருக்கும் 'லேக்டேஸ்' குறிப்பிட்ட காலத்தில் செயலிழந்துபோகாமல், வாழ்நாள் முழுவதும் பாலை ஜீரணிக்கும்விதமாக மரபணு மாற்றம் நிகழ்ந்தது. இந்த மாற்றம் நிகழ்ந்த மனிதர்களின் இனப்பெருக்கம் அதிகரித்ததால் நம்மால் எந்த வயதிலும் பாலை எடுத்துக்கொள்ள முடிகிறது. ஆனால், இம்மாற்றம் உலகம் முழுக்க மாறுபட்ட அளவிலேயே நிகழ்ந்திருக்கின்றன. சுமார் 65 சதவிகித உலக மக்கள், ஒரு குறிப்பிட்ட வயதுக்கு மேல் பாலை ஜீரணிக்கும் தன்மையைக் கொண்டிருக்கவில்லை. சிறிய அளவு டீ, காபி மட்டுமே குடிப்பதால் இவை எதுவும் நமக்குத் தெரியவில்லை.

பெரும்பாலானவர்களுக்குத் தயிர், மோர் வடிவில் இல்லாமல் பாலாக 150 முதல் 200 மி.லி-க்கு மேல் எடுத்துக் கொண்டால் ஜீரணப் பிரச்னைகள் ஏற்படுகின்றன. எம்.எஸ். தோனியைப் போல ஒரு நாளுக்கு இரண்டு லிட்டர் பாலைக்

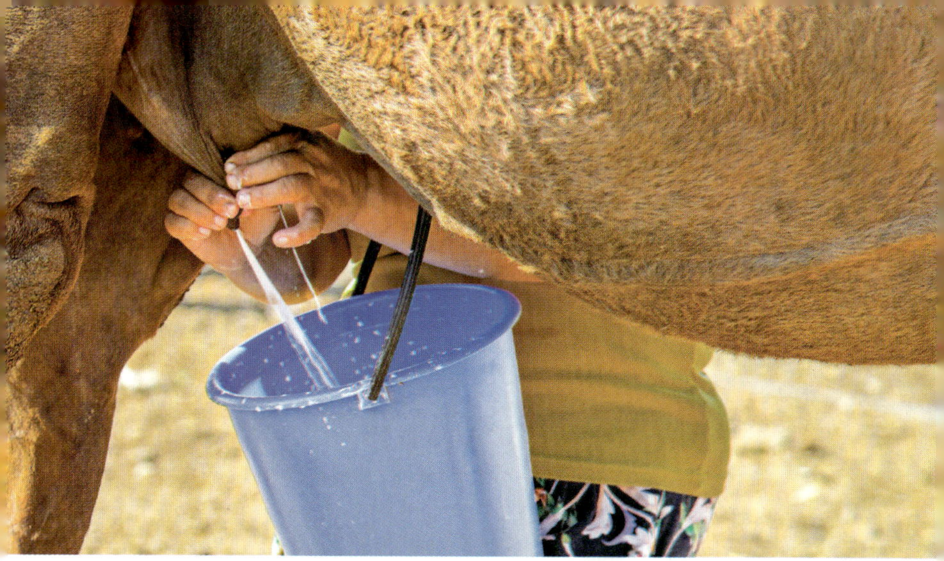

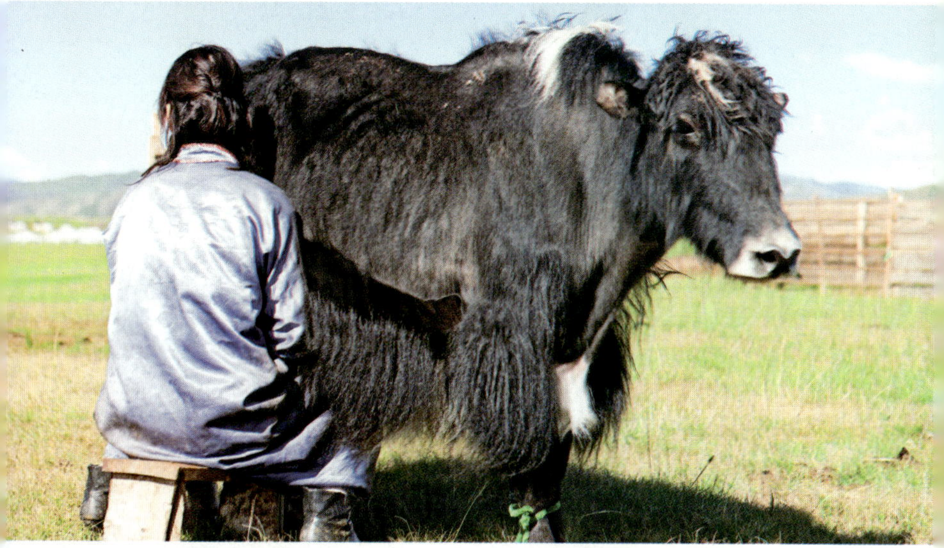

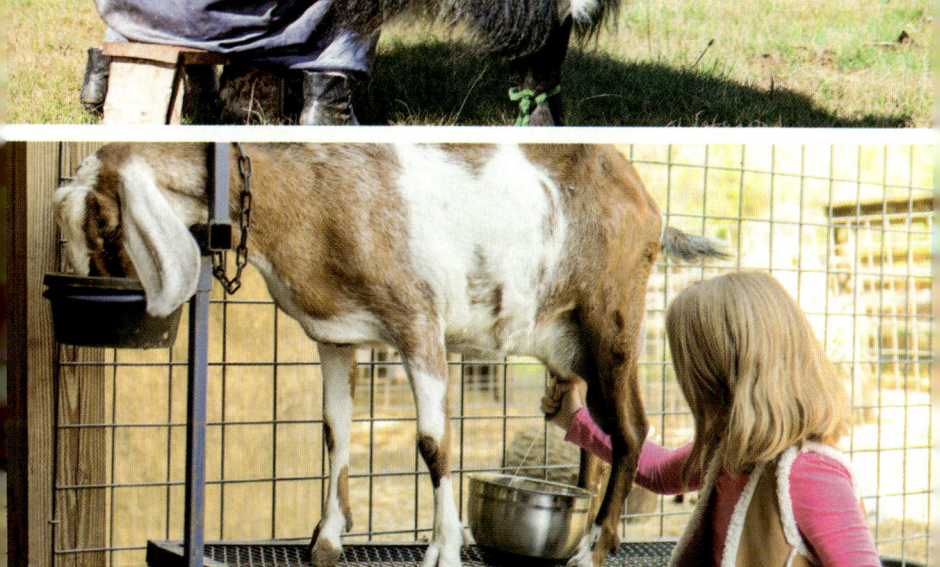

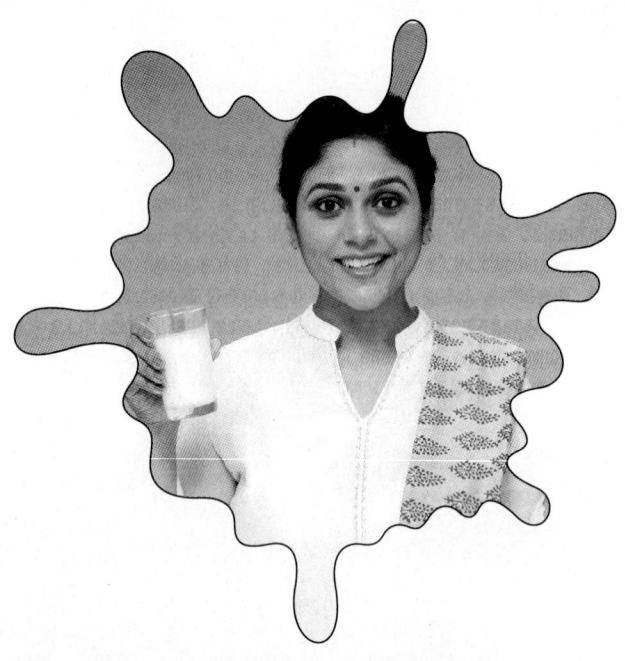

குடிக்கும் திறன் சிலருக்கே இருக்கும். பிறருக்கு தினசரி அரை லிட்டர் பாலை ஜீரணிப்பதே கடினமான காரியம். முன்பு சொன்னதுபோல மிகக்குறைந்த அளவில் டீ, காபியை மட்டும் குடித்துவருவதால் பால் ஒத்துக்கொள்ளுமா இல்லையா என்றே நமக்குத் தெரிவதில்லை. எனவே, 65 சதவிகித மக்கள் இன்னமும் லேக்டோஸ் இன்டாலரன்ஸாகவே (Lactose intolerance) இருக்கிறார்கள்.

அந்த மரபணு மாற்றம் வெறும் 35 சதவிகிதத்தினருக்கு மட்டுமே நடந்திருக்கிறது. இந்தத் தன்மையும் உலகின் பல்வேறு இடங்களில் மாறுபடுகிறது. அதாவது 90 சதவிகித ஐரோப்பிய மக்களுக்குப் பாலை ஜீரணிக்கும் தன்மை இருக்கிறது. பழங்குடிகள் அதிகம் வாழும் தென்கிழக்கு ஆசிய நாடுகளில் இது அப்படியே நேர்மாறாக இருக்கிறது. 200 மி.லி-க்கு மேலான பாலை சுமார் 65 சதவிகித மக்களால் ஜீரணிக்க முடியாது என்பதே உண்மை. பாலை மனிதனின் அத்தியாவசிய உணவாகக் கூறுவது தவறு. பாலை உணவாக எடுத்துக்கொள்ளத் தோதான மரபணு மாற்றங்களுக்கு மனித உடல் இத்தனை காலம் எடுத்திருக்கிறது.

சரி, பாலில் என்னென்ன சத்துகளெல்லாம் இருக்கின்றன என்பதைப் பார்ப்போம்.

சர்க்கரைச் சத்தில் முக்கியமாக இருப்பது லேக்டோஸ். பசு, எருமைப் பாலைவிட தாய்ப்பாலில் இந்த லேக்டோஸ் அதிகம் உள்ளது. கொழுப்பு, புரதம் ஆகியவற்றை எடுத்துக் கொண்டால், தாய்ப்பாலைவிட பசு மற்றும் எருமைப் பாலில்தான் அதிகம். 100 மி.லி தாய்ப்பாலில் 1.2 கிராம் அளவே புரதம் இருக்கிறது. இதே பசு மற்றும் எருமைப் பாலில் 3.5 முதல் 4 கிராம் வரை புரதம் இருக்கிறது. கொழுப்பின் அளவு தாய்ப்பால், பசும்பால் இரண்டிலுமே கிட்டத்தட்ட ஒன்றுதான். ஆனால் எருமைப்பாலில் இரண்டு மடங்கு உள்ளது. இவை மட்டுமன்றி நிறைய நுண்சத்துகள், தாதுப்பொருள்களும் உள்ளன.

பால் எடுத்துக்கொள்ள நாம் கூறும் முக்கிய காரணம், கால்சியம். இச்சத்து தாய்ப்பாலைவிட பசு மற்றும் எருமைப் பாலில் நான்கைந்து மடங்கு அதிகமாகவே இருக்கிறது. இந்த அளவு இருந்தாலும், கால்சியத்தோடு சேர்த்து பாஸ்பரஸின் அளவு சரிபாதியளவில் இல்லாத காரணத்தால் ஒரு வயது வரையிலான குழந்தைகளால் அனைத்துக் கால்சியத்தையும் உபயோகிக்க இயலாது. குறைவான அளவில் இருந்தாலும் தாய்ப்பாலில் இருக்கும் கால்சியத்தைத்தான் குழந்தைகளால் முழுமையாகப் பயன்படுத்திக்கொள்ள முடியும். இதுவும் பலருக்குத் தெரியாது. எனவே, அரை லிட்டர் பாலைக் குழந்தைகளுக்குக் கொடுத்துவிட்டு அவர்களுக்குத் தேவையான கால்சியம் கிடைத்துவிடும் என்று நினைப்பது தவறு.

பெரும்பாலான விலங்குகளின் 100 மி.லி பால் 65-67 கலோரிகளைக்கொண்டிருக்கிறது. தாய்ப்பால், மாட்டுப் பாலிலும் கிட்டத்தட்ட இதே அளவுதான். மேலும் பசுக்களில் பல்வேறு வகையான இனங்கள் உண்டு. அனைத்தும் ஒரே அளவையே கொண்டிருக்கின்றன. ஆனால் எருமைப்பால் இரண்டு மடங்கு அதாவது சுமார் 115 கலோரிகள் வரை கொண்டிருக்கிறது. எருமைப்பால் குடித்துவிட்டு உடல் மந்தமாக இருக்கிறது என்று சொல்வதற்குக் காரணம், அதன் மூன்று மடங்கு அதிகமான கொழுப்பும், இரண்டு மடங்கு அதிகமான கலோரி சத்தும்தான்.

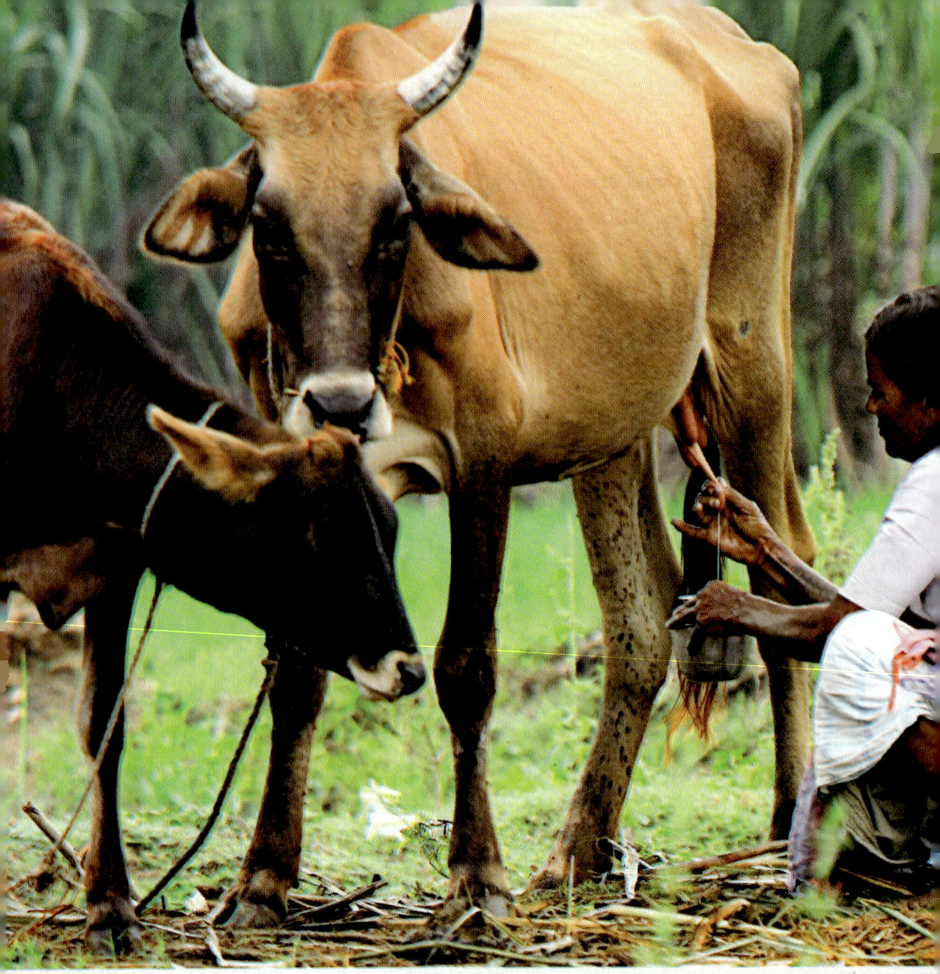

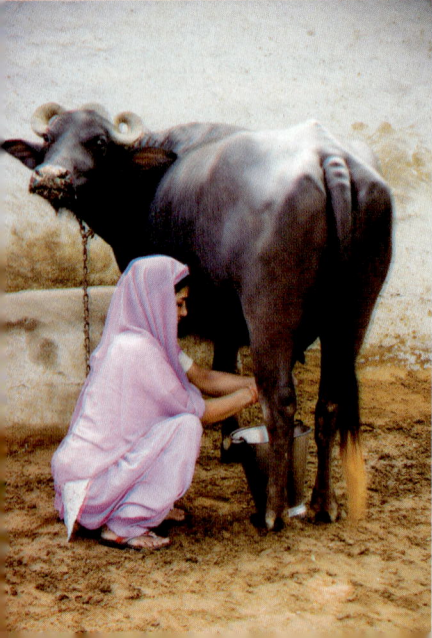
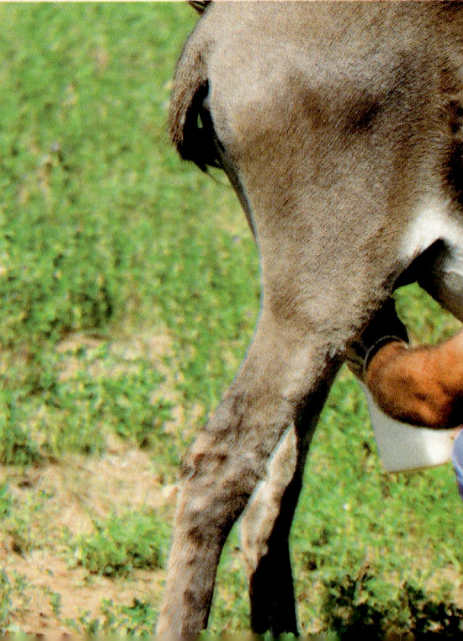

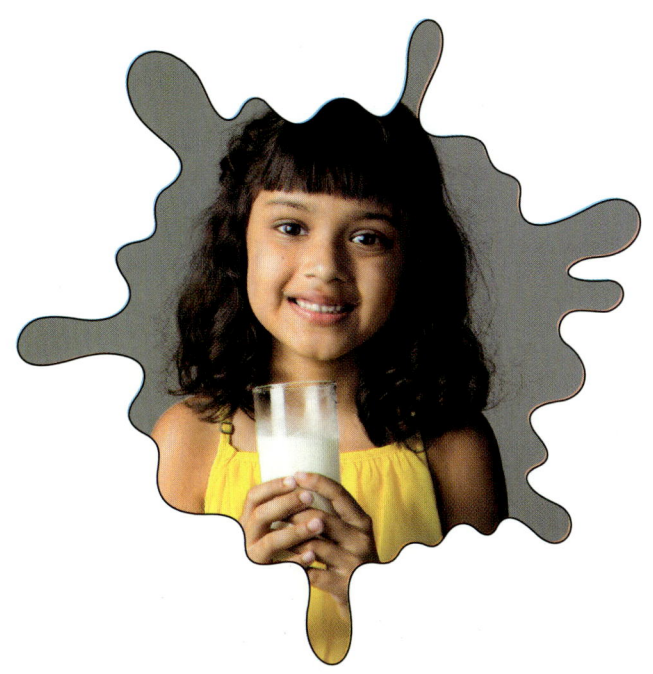

குழந்தைகளைப் பொறுத்தவரை சில விஷயங்களைச் சொல்ல விரும்புகிறேன். இரண்டு வயது வரையிலான குழந்தைகளுக்குத் தாய்ப்பாலைத் தவிர வேறு பாலைக் கொடுக்கக்கூடாது. காரணம், இயற்கையில் நம்முடைய மரபணு, தாய்ப்பாலை மட்டுமே ஜீரணிக்கும் வகையில் வடிவமைக்கப்பட்டுள்ளது. இதில் A1, A2 பாலைத் தொடர்புப்படுத்தி நிறைய பேர் குழப்பிக்கொள்கிறார்கள். "பிறந்து மூன்று மாதங்களான குழந்தைக்கு நாட்டுப் பசுவின் பால்தான் சார் கொடுக்கிறேன், அதுவும் ஒற்றை மாட்டுப்பால்" என நிறைய பேர் ஸ்டைலாகச் சொல்வதைக் கேட்டிருக்கிறேன். சொந்தப் பண்ணையிலேயே வளர்க்கப் பட்ட மாட்டின் பாலைக் கொடுத்தால் அது நமக்கு நன்கு ஒத்துக்கொள்ளும் என்று நினைக்கிறார்கள். இது தவறான எண்ணம். முதல் ஒரு வருடத்தில் அது அமிர்தமாகவே இருந்தாலும் மனித உடல் மாட்டுப்பாலை ஏற்றுக்கொள்ளாது. அதை முழுவதுமாகத் தவிர்க்க வேண்டும் என்பதில் எந்த சந்தேகமும் இல்லை. லேக்டோஸ் இன்டாலரன்ஸ் இதற்கு முதல் காரணம்.

26

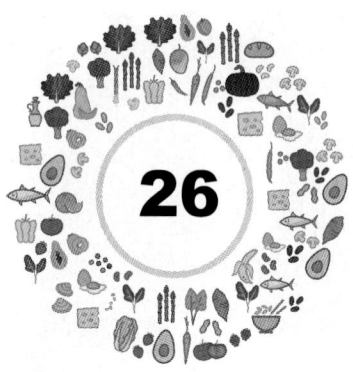

பால் பற்றி பேசி வருகிறோம். பசும்பால் புரத ஒவ்வாமை (*Cow Milk Protein Allergy*) பற்றி நாம் அறியவேண்டிய விஷயங்கள் கொஞ்சம் உள்ளன. இது குழந்தைகளுக்கு மட்டுமல்லாமல் பெரியவர்களுக்கும் மறைமுகமாக பிரச்னைகளை ஏற்படுத்துவதாக ஆராய்ச்சிகள் கூறுகின்றன. 5-10% குழந்தைகளுக்கு பாலில் இருக்கக்கூடிய புரதங்களால் அலர்ஜி ஏற்பட வாய்ப்பிருக்கிறது.

பசும்பால் அதிகம் குடிக்கும் குழந்தைகளுக்கு இரும்புச்சத்து குறைவாக இருப்பது, மலத்தில் ரத்தம் கலந்துபோவது என நிறைய பிரச்னைகள் ஏற்படும். அதேபோல ஹீமோகுளோபின் எண்ணிக்கை குறைந்து, நிறைய குழந்தைகளுக்கு ரத்தம் ஏற்றும் நிலையும் ஏற்படலாம். எல்லோருக்கும் இப்படி ஆகும் என பயப்படத் தேவையில்லை. தாய்ப்பால் குடிக்காமல் தினமும் அதிகமாகப் பசும்பால் குடிக்கும் குழந்தைகளுக்கு மட்டும் இதுமாதிரியான பாதிப்புகள் வரலாம். குழந்தைகளுக்கு மாதக்கணக்கில் இரும்புச்சத்தை ஏற்றினாலும் பாலை நிறுத்தாதவரை இது சரியாகாது.

குழந்தைகள் நல மருத்துவர்கள் இதுமாதிரியான பிரச்னைகளை தற்போது அதிகம் சந்திக்கிறார்கள். தாய்ப்பாலில் இரும்புச்சத்தின் அளவு குறைவாக இருந்தாலும், அதைக் குழந்தைகளின் உடல் முழுவதுவாக ஏற்றுக்கொள்ளும். பசும்பாலில் இரும்புச்சத்தின் அளவு மிகவும் குறைவு. குழந்தைகளுக்கு ஒரு நாளைக்கு 5 மில்லி கிராம் அளவுக்கு இரும்புச்சத்து தேவை என்று சொல்கிறோம். தேவைப்படும் அளவை எடுத்துக்கொள்ள சுமார் 13 லிட்டர் பசும்பாலைக் குழந்தைகள் குடிக்க வேண்டும். இது சாத்தியமே கிடையாது. ஒன்றிரண்டு லிட்டர் குடித்தாலும் அது 10 சதவிகிதத்துக்குக் குறைவான அளவே. இதன் விளைவாக குழந்தைகளுக்கு தீவிர ரத்த சோகை ஏற்படுகிறது. இதுமட்டுமல்லாமல், பசும்பாலில் இருக்கும் அதிக அளவிலான கால்சியம், அதன் கொஞ்ச நஞ்ச இரும்புச்சத்தையும் கிடைக்காமல் செய்துவிடும். குழந்தைகளுக்குப் பால் கொடுப்பதில் இதுபோன்ற நிறைய சிக்கல்கள் இருக்கின்றன.

இரண்டு வயது வரை குழந்தைகளுக்குத் தாய்ப்பாலைத் தவிர வேறெதுவும் கொடுக்கக்கூடாது என்பதே என் பரிந்துரை. பெரிய குழந்தைகள் மற்றும் பெரியவர்கள் நாள் ஒன்றுக்கு அதிகபட்சம் 150-200 மி.லி பாலை எடுத்துக்கொள்வது நல்லது. சுமார் 10,000 ஆண்டுகளாகத்தான் நாம் பாலை உணவுப் பொருளாக எடுத்துவருகிறோம். அதற்கு முன்னர் அதை ஏற்றுக்கொள்ளக்கூடிய மரபணுவே நமக்குக் கிடையாது. கஷ்டப்பட்டு நிறைய பாலைக் குடிக்க எந்த அவசியமும் இல்லை.

'பால் சார்ந்த மற்ற பொருள்களான தயிர், மோரை சாப்பிடலாமா' என்று கேட்டால் ஓரளவுக்கு எடுத்துக் கொள்ளலாம் என்றே சொல்வேன். காரணம், பாலில் இருக்கும் லேக்டோஸ் சர்க்கரை, தயிரில் லேக்டிக் அமிலமாக மாறிவிடுகிறது. அதனால், தயிர், மோர் ஓரளவுக்கு ஜீரணமாகும். தீவிர லேக்டோஸ் பற்றாக்குறை இருப்பவர்களுக்கு தயிர், மோரை ஜீரணிப்பதிலும் சிக்கல் ஏற்படும். மேலும் தயிரில் சில நல்ல பாக்டீரியாக்களும் இருப்பதால் வயிறின் நன்மைக்கும் அவை நல்லது. பாலைக் குடித்தவுடன் வயிறு பிரட்டுதல் தொடங்கி அதிக அளவில் ஏப்பம் ஏற்படுதல், நிறைய வாயு வெளியேறுவது போன்ற

> **சர்க்கரை நோய் இருப்பவர்கள் பப்பாளிப்பழம் சாப்பிடலாமா?**
>
> – வண்ணை கணேசன்.
>
> அதிக அளவு மாவுச்சத்து உள்ள உணவுகளையும் சர்க்கரைச் சத்துள்ள உணவுகளையும் சர்க்கரை நோயாளிகள் தவிர்க்க வேண்டும். பொதுவாக, பழங்களில் இனிப்பு அதிகம் என்று சொல்லப்பட்டாலும், சாதம் போன்ற உணவுகளுடன் ஒப்பிடுகையில் இதில் மாவுச்சத்து குறைவுதான். 100 கிராம் வெந்த அரிசி சாதத்தில் 28 கிராம் மாவுச்சத்து இருக்கும். ஆனால் அதே 100 கிராம் பப்பாளிப்பழத்தில் 11 கிராம் மட்டுமே மாவுச்சத்து இருக்கும். அதனால் 100 கிராம் அரிசி சாதத்தை சாப்பிடுவதைவிட 100 கிராம் பப்பாளிப்பழம் சாப்பிடுவதால் சர்க்கரை அளவு குறைவாகவே அதிகரிக்கும். ஆனாலும் அதில் இனிப்புத்தன்மைக்குக் காரணமான பிரக்டோஸ் சர்க்கரை உள்ளதால் பழங்களைக் குறைவாகச் சாப்பிடுவது நல்லது.
>
> **மரபணு மாற்றப்பட்ட தானியங்கள், காய்கறிகள், பழங்கள் சாப்பிடலாமா?**
>
> – கே.விஸ்வநாதன்
>
> மரபணு மாற்றப்பட்ட தானியங்கள், காய்கறிகள், பழங்கள் பற்றி அமெரிக்காவிலும் ஐரோப்பிய நாடுகளிலும், உலக சுகாதார நிறுவனத்திலும் 25 ஆண்டுகளாக ஆராய்ச்சிகள் நடந்துவருகின்றன. 130-க்கும் மேற்பட்ட ஆராய்ச்சிகள் செய்யப்பட்டுள்ளன. மற்ற சாதாரண காய்கறிகள், தானியங்களுடன் ஒப்பிடுகையில் இதில் எந்தவித அதீத தீய விளைவும் ஏற்படவில்லை என்பதே பல ஆராய்ச்சிகளின் முடிவு. ஆனாலும் பொதுமக்களிடையே இருக்கும் பெரும் பயத்தாலும், இந்தப் பயிர்களை விளைவிக்கும்போது நிலம் கெட்டுவிடும் என்பது போன்ற விவசாயிகளின் கருத்துகளாலும் இது பரவலாக்கப்படவில்லை. உடனடியாக தீமை தரவில்லை என்றாலும் ஒவ்வாமை ஏற்படுத்துவது, நமது உடலில் உள்ள நல்ல நுண்ணுயிரிகளில் மாற்றம் செய்வது, ஆன்டிபயாட்டிக் மருந்துகள் வேலை செய்யாமல் போவது போன்ற வேறு பல பிரச்னைகளை எதிர்காலத்தில் உருவாக்குமா என்ற கேள்விகளும் இதில் உள்ளன. அதனால் இதைப்பற்றி நன்கு ஆராய்ச்சி செய்த பின்னர்தான், இதன் பயன்பாடு பற்றி அரசுகள் முடிவெடுக்க வேண்டும்.

பிரச்னைகள் ஏற்பட்டால் அவர்களுக்கு லேக்டோஸ் இன்டாலரான்ஸ் இருக்கிறது என்று அர்த்தம். அவர்கள் பாலை முடிந்த அளவுக்குக் குறைப்பது அல்லது தவிர்ப்பது நல்லது. இவை அனைத்தும் பாலைப் பற்றிய பொதுவான விஷயங்கள்.

சரி, எந்தப் பால் நல்லது?

உலகத்தில் ஓராண்டுக்கு 73 கோடி டன் பால் உற்பத்தியா கிறது என்று சொல்கிறார்கள். இந்தியாவே மிகப்பெரிய

ஆரோக்கியம்
ஒரு பிளேட்

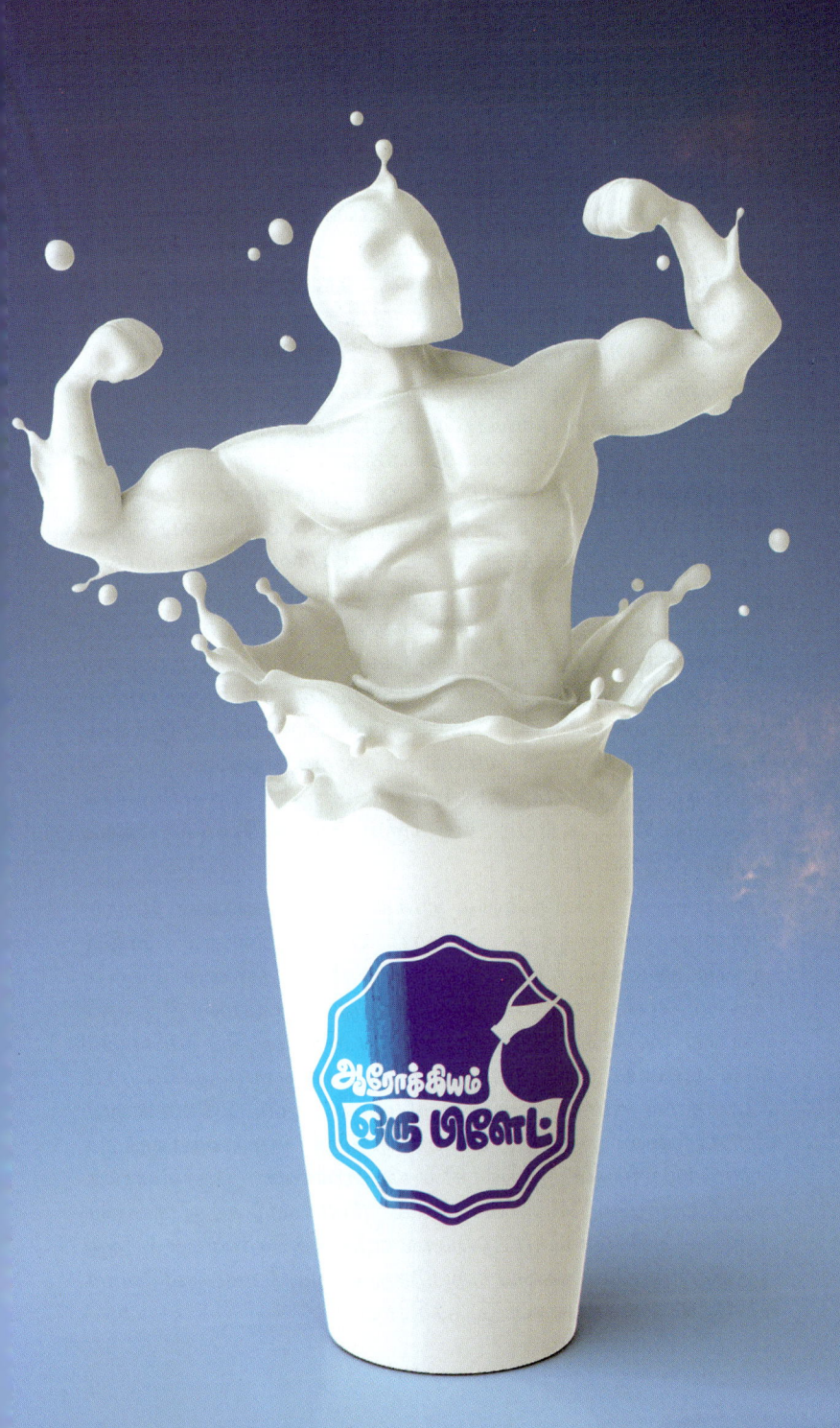

பால் உற்பத்தியாளர். கிட்டத்தட்ட 19 கோடி டன் பால் இந்தியாவில் மட்டுமே உற்பத்தி செய்யப்படுகிறது. இதில் 85% பசு மாடுகளில் இருந்தும் 11% எருமை மாடுகளில் இருந்தும் தயாராகிறது. 2% ஆட்டுப்பால். ஒட்டகப்பால் 1.5%. இவை தவிர, கழுதைப்பால், அந்தந்தப் பகுதிகளில் இருக்கும் விலங்குகள் தரும் பாலும் மனிதர்களால் பயன்படுத்தப்படுகிறது. இதில் எந்தப் பால் சிறந்தது என்று கேட்டால் அதற்குத் தெளிவான பதில் கிடையாது.

ஏனென்றால், ஆதிமனிதர்கள் தங்களுக்கு அருகில் வாழ்ந்த பாலூட்டிகளின் பாலைப் பயன்படுத்தத் தொடங்கினார்கள். நம் மக்கள் ஆடு, மாடுகளை வளர்த்தார்கள். அதனால் இங்கு அவற்றின் பால் குடிக்கப்படுகிறது. இமயமலைப் பகுதியில் யாக் என்ற பாலூட்டி விலங்கின் பால் பயன்படுத்தப் படுகிறது. அரபு நாடுகளில் ஒட்டகப்பால் குடிக்கிறார்கள். ஒவ்வொரு விலங்கின் பாலுக்கும் சில வித்தியாசங்கள் உண்டு. உதாரணமாக, ஒட்டகத்தின் பாலில் இன்சுலின் இருக்கிறது என்று டைப்-1 சர்க்கரை நோய் இருப்பவர்கள் அதைக் குடிக்கிறார்கள். அடிப்படையாகத் தெரிந்துகொள்ள வேண்டிய விஷயம், ஒட்டகத்தின் பாலில் இன்சுலின் இல்லை. மேலும், இன்சுலினை வாய்வழியாக எடுத்துக்கொண்டால் வயிற்றில் இருக்கும் அமிலங்கள் அதைச் செயலிழக்கச் செய்துவிடும். அப்படி எடுக்கும் இன்சுலினால் எந்தப் பயனும் இல்லை.

கழுதைப்பாலில் நன்மை தரக்கூடிய விஷயங்கள் நிறைய உள்ளன என்பதற்கு ஆதாரம் ஏதும் இல்லை. அதில் ஆன்டி மைக்ரோபியல் (Anti-microbial) தன்மை ஓரளவு அதிகம் என்பதால் எளிதில் கெட்டுப்போகாமல் இருக்கும் என்பது மட்டுமே கழுதைப்பாலின் சிறப்பு. பெரும்பாலும் நாம் பாலை நன்கு காய்ச்சியே பயன்படுத்துகிறோம் என்பதால் நமக்குக் கழுதைப்பால் அப்படியொன்றும் சிறப்பில்லை. ஆட்டுப் பாலை நிறைய குழந்தைகளுக்குக் கொடுக்கிறார்கள். அதில் சில பிரச்னைகள் இருக்கின்றன. ஆட்டுப்பாலில் ஃபோலிக் ஆசிட் (Folic acid) சத்து குறைவு. எனவே அதிகமாக ஆட்டுப்பால் எடுத்துக்கொண்டால் அது ஒருவித ரத்தசோகையை ஏற்படுத்தும். இதுபோல ஒவ்வொரு பாலிலும் பிரச்னைகள் இருக்கின்றன.

இரண்டாவது, ஆரம்ப காலத்தில் மனிதர்கள் தாங்கள் வாழ்ந்த இடத்தில் கிடைத்த பாலைப் பயன்படுத்தினார்கள். ஆனால் இன்று பால் மிகப் பெரிய வர்த்தகமாக மாறிவிட்டது. லூயி பாஸ்டர் என்பவர், பாலை டப்பாவில் அடைத்து எங்கு வேண்டுமானாலும் கொண்டுசென்று விற்கலாம் என்பதைக் கண்டறிந்த பிறகுதான் உலகம் முழுக்க பலவிதமான பால்பொருள்கள் கிடைக்கத் தொடங்கின.

பாலில் இன்னொரு முக்கியமான கேள்வி: A1 பால் குடிப்பதா, A2 பால் குடிப்பதா?

"A1 பால் குடிப்பது ஆபத்து, A2 பால் நல்லது' என்பது போன்ற வதந்திகள் சமீபத்தில் அதிகமாகியுள்ளன. A2 பால் என்ற பெயரில் சாதாரண பாலைவிட மூன்று நான்கு மடங்கு அதிக விலை வைத்துக் கடைகளில் விற்பனை செய்தார்கள். இதற்குப் பின்னால் இருக்கும் அரசியலை அறிய, A1, A2 என்றால் என்ன என்று தெரிந்துகொள்ள வேண்டும்.

பாலில் புரதங்கள் இருப்பது குறித்து நாம் ஏற்கெனவே பேசியிருக்கிறோம். பாலில் 80 சதவிகிதத்துக்கு மேல் இருக்கக்கூடிய புரதம் கேசின் (Casein). இந்த கேசினில் 35% இருப்பது 'Beta Casein' என்கிற புரதம். இந்த 'Beta Casein' புரதத்தில் A1, A2 என்று இரண்டு வகை உண்டு. A1 வகையில் 'Beta casomorphin-7' என்று சொல்லக்கூடிய புரதம் இருக்கிறது. 'அது மிக அரிதாக குழந்தைகளுக்கு ஏற்படும் டைப்-1 சர்க்கரை நோயையும் அலர்ஜிகளையும் தூண்டுகிறது. ஆட்டிசம் ஏற்படவும் காரணமாக இருக்கிறது' என்று 1992-ல் நியூசிலாந்து நாட்டின் மருத்துவ ஆராய்ச்சி ஒன்றில் தெரியவந்தது. இதுதான் பல குழப்பங்களுக்கும் காரணம். இதற்குப் பிறகு, 'பால் குடிப்பதால் பல பிரச்னைகள் ஏற்படும். பால் குடிப்பதும் விஷம் குடிப்பதும் ஒன்று' என்ற அளவுக்கு பல்வேறு வதந்திகள் பரவத் தொடங்கின.

உண்மையில் பால் அந்த அளவுக்கு விஷமாகுமா?

A2 என்பது புரதம் என்பதைத் தாண்டி ஒரு பிராண்ட். A2 என்பது நியூசிலாந்து நாட்டில் இருக்கும் ஒரு நிறுவனம். A2 புரதம் நிறைந்த பாலை உற்பத்தி செய்து விற்பனை செய்யும் இந்த நிறுவனம் மேற்கொண்டதுதான், மேலே நான் சுட்டிக்காட்டிய ஆராய்ச்சி முடிவுகள். தாங்களே

செய்த ஆராய்ச்சியின் முடிவுகளைக்கொண்டு, தாங்கள் தயாரித்த A2 பாலை விளம்பரப்படுத்தினர். அதன்பிறகு இதுகுறித்து நிறைய ஆராய்ச்சிகள் நடத்தப்பட்டன. ஆனால் எந்த ஆராய்ச்சியின் முடிவும், குழந்தைகளிடையே சர்க்கரை நோயைப் பால் தூண்டுகிறது என்றெல்லாம் சொல்லவில்லை. ஐரோப்பாவின் 'EFSA' (European Food Safety Authority) என்ற இயக்கம், பால்மீதான மக்களின் இந்த அச்சம் குறித்து நிறைய ஆராய்ச்சிகளை நடத்தி 2009-ம் ஆண்டில் வெளியிட்ட முடிவுகள், 'A1 புரதம் சாப்பிடுவது கெடுதல் ஏற்படுத்தும் என்பதற்கு எந்தவோர் ஆதாரமும் இல்லை' என்று தெளிவாகச் சொல்லின. 'EFSA' மிகவும் நம்பகமான நிறுவனம். வேறு சில உணவுகள் குறித்தும் மிகவும் தெளிவான ஆராய்ச்சிகள் செய்து, எந்த வியாபார நோக்கமும் இல்லாமல் நடுநிலையான கருத்துகளை வெளியிட்டிருக்கிறது. அதன் ஆராய்ச்சியின் அடிப்படையில் A1 பால் கெடுதல் இல்லை என்பது நிரூபிக்கப்பட்ட உண்மை.

எனினும் சிலர் 'நான் இதை நம்ப மாட்டேன்' என்று சொல்லலாம். அப்படியானால் எந்தெந்த மாடுகளில் A1 மற்றும் A2 பால் இருக்கின்றன என்று நாம் தெரிந்துகொள்ள வேண்டும். மேலை நாட்டு மாடுகளின் பால் எல்லாமே A1 புரதம் கொண்டது என்றும், நம் நாட்டு மாடுகளின் பால் A2 புரதம் கொண்டது என்றும் நம்மில் சிலர் நம்புகிறார்கள். ஆனால் மேலைநாட்டு மாடுகளில் நாம் அனைவரும் அறிந்த ஜெர்சி மாடு A2 பாலே கொடுக்கிறது. 'ஐயர்ஷயர்' மற்றும் 'HF' மாட்டு இனங்கள்தான் A1 பால் கொடுக்கின்றன. நாட்டு மாடுகள் 98% A2 பால்தான் கொடுக்கின்றன. நம்மூரில் இருப்பவை பெரும்பாலும் கலப்பின மாடுகளே. இதுகுறித்து கால்நடை மருத்துவர்கள், ஆராய்ச்சியாளர்கள் பலரிடமும் பேசி, தகவல்களைச் சேகரித்தேன். மேலை நாட்டு மாடுகளுடன் நம் ஊர் மாடுகள் இணை சேர்க்கப்பட்ட Cross-Breed வகைகளே இங்கு நிறைய இருக்கின்றன.

நம்மூரில் உள்ள 90% கலப்பின மேலைநாட்டு மாடுகளே A2 பாலைத்தான் கொடுக்கின்றன என்பதே அறிவியல் உண்மை. இன்னொரு முக்கியமான விஷயமும் உண்டு. எருமைப் பாலும் சுத்த A2தான். அதில் A1 வகை இல்லவே இல்லை. எனவே, A2 என்று சொல்லிக்கொண்டு ஏதோவொரு

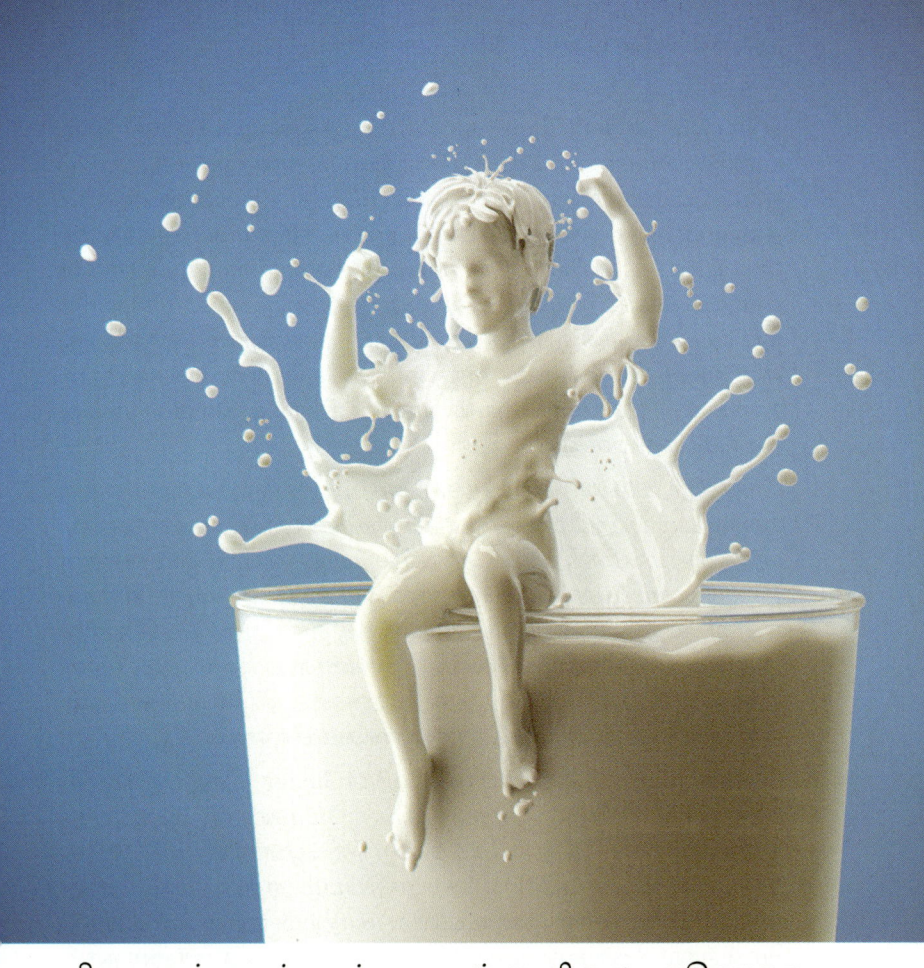

நிறுவனம் நான்கைந்து மடங்கு விலை அதிகமாக விற்கும் பாலை வாங்க வேண்டிய அவசியம் கிடையாது. A1 மற்றும் A2 இரண்டுக்கும் பெரிய வித்தியாசமில்லை என்று சந்தேகத்திற்கு இடமில்லாமல் ஆராய்ச்சிகள் நிரூபித்துள்ளன.

அப்படியும் சந்தேகம் தீராதவர்கள், கலப்பின மாடுகளின் பாலைக் குடிக்கலாம். அதில் 90% இந்த வகைதான் இருக்கிறது. அல்லது நாட்டு மாடு, எருமை மாட்டுப் பாலை எடுத்துக் கொள்ளலாம். எந்தப் பாலாக இருந்தாலும் ஒரு நாளைக்கு 150-200 மி.லி-க்கு மேல் பால் உட்கொள்ள வேண்டாம். அந்த அளவில் ஒன்றும் பெரிய பிரச்னையில்லை. A1, A2-க்குப் பெரிய முக்கியத்துவம் அளிக்கத் தேவையில்லை.

பால் குடித்தால் கேன்சர் முதலிய பல்வேறு நோய்கள்

ஏற்படும் என்று ஒரு காலகட்டத்தில் நம்பினார்கள். பாலில் Saturated கொழுப்பு இருப்பதால் மாரடைப்பும் ஏற்படலாம் என்று சொல்லப்பட்டது. இவையெல்லாம் தவறான கற்பிதங்கள் என்று ஆராய்ச்சிகளில் தெளிவாகி விட்டன. பாலில் இருப்பவை நல்ல கொழுப்புகளே என்றும் கண்டறியப்பட்டுள்ளது. இதுமட்டுமல்லாமல், பால் குடிப்பவர்களுக்கு ரத்த அழுத்தம் குறைவாக இருக்கிறது என்றுகூட முடிவுகள் வந்தன. அதேபோல பக்கவாதம், சர்க்கரை ஆகியவற்றையும் பால் அதிகரிப்பதில்லை என்று தெரியவந்துள்ளது.

மேலும், 200 மி.லி அளவுக்கு தினமும் பால் குடிப்பவர்களுக்கு மலக்குடல் புற்றுநோய் ஏற்படுவதற்கான வாய்ப்புகள் குறைவு. அதேநேரம் மிக அதிக அளவில் பால் குடிப்பவர்களுக்கு 'Prostate cancer' ஏற்படுவதற்கான வாய்ப்புகள் சற்று அதிகம் என்று கூறப்பட்டாலும் அடுத்தடுத்த ஆராய்ச்சிகளில் அதுவும் நிரூபணமாகவில்லை. அதனால் பாலை 'வெள்ளை விஷம்' என்று சொல்வதிலும், அதனால் பல்வேறு நோய்கள் ஏற்படும் என்று கூறுவதிலும் உண்மையில்லை.

சாதாரணமாக தாய்ப்பாலில் ஹார்மோன் இருப்பதுபோல மாட்டுப்பாலிலும் அதன் ஹார்மோன்கள் இருப்பது இயல்புதான். அது மிகக்குறைந்த அளவில் மட்டுமே இருப்பதால் உடலில் எந்த பாதிப்பும் ஏற்படாது. அந்த ஹார்மோன்களால் நம் உடலில் மாற்றம் ஏற்பட வேண்டு மென்றால் நாள் ஒன்றுக்கு சுமார் 5,000 லிட்டர் பாலை நாம் குடிக்க வேண்டும். எனவே, பாலில் உள்ள ஹார்மோன்களால் உடல் பாதிப்படையும் என்பது உண்மையல்ல.

அடுத்து பாக்கெட்டில் அடைத்துவரும் பால் பற்றிப் பார்ப்போம்.

பாக்கெட் பாலில் யூரியா கலக்கப்படுகிறது என்று சிலர் சொல்கிறார்கள். பாலில் உள்ள சத்துகள், அது சார்ந்த அறிவியல் பற்றி மட்டுமே என்னால் தெளிவாக விளக்க முடியும். கலப்படம் செய்யப்படுகிறதா என்ற கேள்விக்கு என்னிடம் பதில் இல்லை. யூரியா கலந்தால் பால் அதன் இயல்பான சுவையில் இருக்குமா என்பதும் எனக்குத் தெரியவில்லை. அரசு நிர்வாகம், உணவுப் பாதுகாப்புத் துறை அதிகாரிகள்தான் இந்தக் கேள்விக்கு விடை சொல்லவேண்டும். இது மிகைப்படுத்தப்பட்ட

விஷயமா அல்லது உண்மையிலேயே நடக்கிறதா என்பது தெரியவில்லை.

இறுதியாக, பால் என்பது அத்தியாவசிய உணவா என்று கேட்டால், உண்மையில் இல்லை. அது இல்லாமல் நாம் தாராளமாக உயிர் வாழலாம். பாலில் கிடைக்கக்கூடிய அனைத்து சத்துகளும் நமக்கு மற்ற உணவுகள் மூலமாக தாராளமாகக் கிடைத்துவிடுகின்றன. அசைவம் சாப்பிடு பவர்களுக்குப் பால் கட்டாயமில்லை. ஆனால் சைவர்கள் சிறிதளவு பாலைச் சேர்த்துக்கொள்வது சில முக்கிய சத்துக்குறைபாடுகளைத் தடுக்கும். நனி சைவர்கள் (vegan) எனப்படும், பால்கூட சேர்த்துக்கொள்ளாத மக்கள் சில சத்துக்குறைபாடுகளுக்கு ஆளாவதற்குக் காரணம் பாலைச் சிறிதளவுகூடச் சேர்த்துக்கொள்ளாமல் இருப்பதுதான்.

அதேபோல தயிர், மோரை தினமும் குறிப்பிட்ட அளவில் எடுத்துக்கொள்வதில் எந்தப் பிரச்னையும் இல்லை. அதன் தீமைகளும் மிகைப்படுத்தப்பட்ட தகவல்களே!